회복의 정신병원 이야기

| 신경정신과 전문의 **권 영 탁** 지음 |

圖書出版 하나醫學社

서 문

최근 거제에서 3년간 근무하는 동안 정신병원에 입원했던 환우들을 이해시키기 위하여 간호사들과 공부했던 환우들의 이야기입니다. 「정신분열병을 이겨낸 사람들」 책의 내용을 인용하기도 했지만 병원 근무자들이나 환우 가족들도 함께 알고 있으면 좋으리라 여겨지는 정신병원 이야기입니다. 심지어 소량의 약물로 최소 유지용량을 찾고자 하는 후배 정신과의사에게는 좋은 지침서가 되리라 봅니다. 무엇보다 조현병은 약물치료로 정상생활이 가능하다는 사실, 클로자핀 개발 이후에는 조현병의 정신병적인 증상들은 다 호전된다는 사실을 기억하기 바랍니다.

지난 봄부터 경북 의성에 와서 사례연구 38번을 쓰며 약물치료의 마지막 지식을 습득한 기분이라 스스로 놀라워하며 기쁜 시간을 보냈습니다. 환우들에게 정성을 다하는 의사는 환자를 통하여 진갑의 이 나이에도 배웁니다. 치료의 가장 좋은 방법을 찾아내게 됩니다. 그리하면 대부분 원래의 본인 모습으로 곧 돌아오게 되며 돌아오게 해야만 합니다. 20세 전후의 젊은 날 1, 2년은 대단히 중요한 시기입니다. 주로 이 시기에 발병하는 병이라 빠른 시일 내에 원래의 모습으로 돌려놓지 못하면 평생을 후회와 좌절 속에서 헤매게 되는 경우를 너무도 많이 발견하게 됩니다. 정신과 질환들이 대부분 건강한 일상이 가능함으로 꼭 그 길을 찾기 바랍니다. 원래의 모습이 아니라면 주치의가 아무리 유명한 교수의사라도 그냥 있지 마십시오. 필자가 운영 중인 다음카페 「정신분열병을 이겨낸 사람들」로 와서 공부하고 psyfree 상담실에 글을 올려서라도 해결 방법을 찾아야 합니다.

안 된다면 그 이유라도 알아야 합니다. 건강한 일상으로 회복하지 못하는 가련한 환우들의 이야기가 필자의 마음을 울리며 새벽마다 통곡하는 기도 소리가 있습니다. 정신과의사의 자성하는 울음소리가 들려오고 있으니 그 이유라도 찾기 바랍니다.

환자 상태도 원래의 모습으로 회복되어야 하지만 진료에 임하는 정신과전문의들도 의사 본연의 모습으로 회복되어야만 합니다. 겉모습으로 드러난 언행으로만 환우를 평가하고 과량의 약물로 치료되어서는 일상에서 멀어질 뿐입니다. 지난 32년 6개월간 임상 진료에서 터득한 진실은 정신과 질환들이 대부분 소량의 약물로 별다른 부작용 없이도 정상상태가 유지된다는 사실입니다. 따라서 과량의 약물로 젊은이들의 일상이 허물어지고 있다면 환자를 위해서 주치의인 자신보다 더 나은, 긍정적인 동료 정신과의사에게 인도해야 하는 것이 아닌가를 고민해야만 합니다.

회복의 정신병원 이야기는 필자가 임종을 맞이하기 전에는 계속 이어질 것입니다. 이는 정신과의사로서 본연의 처지로 회복하는 과정입니다. 이는 인간 본연의 위치로 회복되는 모습입니다. 필자가 인간 본연의 모습으로 돌아오는 과정이 하늘나라의 비밀을 조금이라도 더 깨우쳐서 환우들이 인간 본연의 모습으로 회복하는 데에 기여하기를 기도합니다. 주변의 모든 잡다한 일들을 물리치고 오로지 젊은이들의 정신을 바로 가다듬는 이 일에 남은 모든 열정을 바칠 것을 새삼 다짐합니다. 하늘은 필자의 이런 기원을 한 세대 더 지켜주시리라 믿습니다.

경북 의성에서

2013. 8. 28. 새벽 2:30

목 차

사례 연구 1

물 중독

5월 3일 2병동에서 강OO씨에게 일어난 사건입니다.

환자가 갑자기 간질 발작이 왔습니다. 원래 간질이 없던 조현병 환자였습니다. 2009년 봄에 제가 보았던 차트를 검토하였더니 할돌 1.5mg까지 줄이자 다시 정신병적인 증상이 나타나 붉은 글씨로 '할돌 2.5mg~5mg/day는 유지시킬 것'이라고 크게 적혀 있었습니다. 2008년 8월 7일부터 우리 병원에 입원하였던 환자는 2010년 1월 20일 간질 발작을 보여서 경상대병원에 갔다가 뇌파소견이 정상이었고 간질 약을 복용하며 1월 22일 우리 병원으로 다시 돌아왔습니다. 이후 4월 30일까지 항정신병약물은 중지되었으나 정신병적인 증상은 나타나지 않았습니다. 정신과에 근무하는 간호사라면 알고 있어야 할 몇 가지 사실들이 있어서 타 병원에서 경험한 것까지 첨부하여 이 메일을 보냅니다. 1월 22일 재차 입원한 이후 3개월이 넘도록 항정신병약이 중단되었으나 왜 정신병적인 증상들이 나타나지 않았는지 이해해야 합니다. 작년 봄에는 약을 끊은 것이 아니라 줄여서 먹고 있는데도 재발했던 환자가 약을 3개월 넘게 안 먹어도 정신병적인 증상이 나타나지 않았던 이유는 간질 발작이 정신병적인 증상을 호전시키는 효과가 있기 때문입니다. 정신과의 전기충격요법도 정신병이 있는 환자가 간질을 함께 앓고 있는 경우 발작을 하고 나면 정신병적인 증상들이 호전된다는 사실을 발견하고 인위적으로 발작을 유도하는 치료방법입니다. 특히 1952년 클로르프로마진이 개발되기 전에는 인술린요법과 함께 전기충격요법이 탁월한 치료 방법이었습니다. 또한 고열이 있거나 신체적인 질환이 심해지면 정신병적인 증상들이 완화되는 경향이 있다는 것도 알고 계십시오.

문제는 이 환자의 차트 어디에도 물을 많이 마시고 발작이 오게 되었다는 얘기가 적혀 있지 않았습니다. 저는 다른 환자들의 이야기와 간호사의 이야기를 듣고 알게 되었습니다. 차트는 환자를 위한 치료진들의 소중한 기록입니다. 원래 간질이 없던 환자가 저전해질 상태에 이르면 혼수상태에 빠지기 전에 간질 발작이 오는 것은 우리 신체의 자연적인 방어기제입니다. 응급으로 전해질 검사를 시켰더니 Na 106, Cl 66, K ?로 혼수상태에 이르지 않은 것이 다행이었습니다. 우리 병원의 원장님이 가정의학과 전문의여서 빠른 응급처치를 하여서 다행이었습니다. 입원 환자가 있어서 새벽 1시에 깨이어 환자를 입원시킨 후 이 글을 쓰기 위하여 강OO 씨의 차트를 제 방에 가져오게 했더니 차트 어디에도 전해질의 검사 결과가 없습니다. 퇴근 무렵에 응급으로 검사를 했으니 다음 날 아침에 결과 용지가 차트로 오겠지만, 간호사 기록에 그런 수치가 적혀 있다면 더 좋겠다는 생각입니다. 정신과 차트의 간호 기록은 별 특이점이 없는 분은 하루 한 줄 '잘 잤다'는 내용만 있어도 됩니다. 우리가 알아야 할 정보는 꼭 기록하는 습관을 가지시길 당부합니다. Na와 Cl의 농도는 제 머리에 입력된 것이고 K는 생각이 안 나네요. 또한 물을 많이 마시면 물 중독 상태에 빠지기 전에 간질 발작이 오는 것은 당연하다고 보고 항전간제 약은 점차 감량하여서 중지해 봄이 마땅합니다. 우선 할돌 5mg은 유지시키고 하트만에 전해질을 다량 투여하고 있으니 물 중독의 위험에서 벗어나게 한 것 같아서 다행입니다. 아래의 글은 물 중독에 관해서 타 병원에서 있었던 일이니 잘 보시고 참조하시길 바랍니다.

환자 한 명 한 명 무슨 일이 생길 때마다 의사들의 처치가 무엇을 하고자 하는 것인지를 간호사들이 이해하시길 바랍니다. 이해가 안 된다면 언제든지 묻고 알게 되기를 희망합니다. 여러분들도 일하는 보람과 감동을 느끼게 될 사건들일 뿐만 아니라 재현되는 사고를 막을 수 있는 방법입니다. 오늘의 이 글도 나무람이 결코 아니고 우리 함께 좋은 병원을 만들자는 의도입니다. 간호사들의 세심한 관찰과 관심은 환자의 생명을 구해내는 보람된 일입니다. 그런 희열을 일하는 현장에서 경험하지 못하면 평생 간호사 일을 한다는 사실 자체가 지겨울 뿐입니다. 제가 여러분들의 좋은 길잡이가 될 터이니 우리 일에서 감동을 느끼며 일하는 병원을 함께 만들어가기를 기원합니다.

2010. 5. 4. 새벽 2시

2012. 12. 10. 현재도 입원중인 환우로 여전히 물을 많이 마셔서 저전해질 상태로 내과 치료를 수시로 받고 지냅니다.

NPO(non per oral, nil per os, 절식, 금식 상태)의 위험성

2009년 10월 6일 아침 10시 자의로 입원한 남자환자가 있었습니다. 전날까지 소주 2~3병을 10일간 계속 마셨다고 했습니다. 전반적인 몸 상태가 허약해 보였습니다. 의사처치 명령서에 TD(tolerable diet)라 함은 본인이 감당할 수 있는 식사를 하게 하라는 뜻입니다. 지속된 과음으로 인하여 허약해 보여서 링거를 주면 좋겠다는 전화가 간호사에게서 와서 알코올 대사에 필요한 티아민(thiamine)까지 함께 정맥주사를 하게 했습니다.

그런데 배가 아프다고 호소하여서 금식을 시켰다는 사실을 10월 7일 오후 4시에 주치의가 병동에 올라가서야 알게 되었습니다. 아침 식사 전에, 오전에, 오후에 2층 병동에 더 들어갔었으나 주치의는 보고를 받지 않아서 금식 상태인 줄도 몰랐습니다. 그리고 링거는 계속 맞고 있는 상태였습니다. 환자는 허기가 심하니 뭘 먹게 해달라고 했습니다.

별생각 없이 얼른 링거를 다 맞히고 뭐든 먹게 하라고 했습니다. 피검사 결과를 가져오라고 했더니 10월 7일 채혈하여서 아직 병동에 도착하지 않았다고 하여서 찾아오라 했습니다. 간염 수치가 오르고, 전해질이 다 떨어져 있다고 전화를 받았습니다. 입원 전에는 계속 술을 마셨고, 입원 후에는 2일이나 굶겼으니 당연하다는 생각으로 다시 병동으로 가서 환자를 보았으나 큰 문제는 없어 보였습

니다.

차트를 다시 보았더니 5% D/W만 4,000cc가 혈관으로 들어갔습니다. 속이 무지 상했습니다. 금식 중이라면 적어도 반 이상은 D/S를 사용해야 합니다. 하루 2,000cc의 수분 공급에 전해질 공급이 중단되면 당연히 물 중독을 떠올려야 합니다. 며칠 이어진다면 더욱 그러합니다. 생리학의 기본입니다. 포타슘이 낮으면 너무 가라져서 못 움직일 수가 있는데 하는 생각으로 포타슘의 먹는 약이 있는가를 물었으나 우리 병원에는 없었습니다. 저녁때에 죽이라도 먹이라 하고 5% D/S를 더 주게 했습니다. 퇴근하면서 계속 찜찜했습니다. 소금이라도 좀 먹이고 나올 걸 그랬나 싶기도 하고 저녁 식사 후에 2차 술자리로 이동하자는 것을 혼자 우겨서 병원으로 들어와서 다시 올라가 보았습니다. 별문제가 없으니 그냥 잠이 들었다가 새벽 1시에 깨이었습니다. 내과전문의가 없는 곳이니 오랜만에 나라도 내과 지식을 알아야겠다 싶어 뒤져본 결과는 아래와 같습니다. 그리고 행여나 불행한 사고가 생길까 봐 두려운 마음으로 기본적인 지식을 여러분에게 전하는 것입니다.

- 간호사의 결정으로 금식을 시킨다면 금식은 항상 비상상태로 보아야 합니다.
- 24시간을 넘긴다면 이는 즉각 주치의에게 보고해야 합니다.
- 두 끼만 걸러도 주치의가 알게 하십시오. 절대 주치의가 몰라서는 안 됩니다.

- 과음한 환자가 복통을 호소함은 당연하다 보시고 죽이라도 먹다가 피를 토한다거나 응급상황이 생기면 그때에 금식시켜도 됩니다.

- 제가 낸 의사처치명령은 항상 TD였지 금식은 한 번도 없었습니다.

- 우리 병원은 외과의 수술대기실이 아닙니다.

- 신환 환자가 무언가 먹겠다는데 못 먹게 해서는 안 됩니다.

- 알코올환자는 영양상태가 나빠져서 입원함으로 전해질도 대부분 부족한 상태입니다. 링거는 D/S를 활용하면 더 좋겠습니다. 적어도 반 이상은 D/S를 사용하십시오.

- 그리고 오전에 입원한 환자의 채혈을 당일로 하십시오. 다음날로 미루지 마십시오.

저를 포함하여 다 같이 알고 있어야 할 기본적인 의학상식을 올리는 것입니다.

물 중독 water intoxication = 수분 과잉 overhydration = 물 과잉

수분이 과량으로 체내에 머물면서 저나트륨혈증 및 저삼투압, 역자극성, 경련, 구토, 혼수 등의 증상을 일으켜 죽음에 이를 수도 있는 증상. 체내에 물의 양이 과도하여 나타나는 증상. 수분 과잉은 체내 수분의 처리 능력이 과도한 양의 수분 흡수를 감당하지 못할 때 발생한다. 또한 과도한 수분의 배출 기제가 손상되었을 때에도 발생하고, 신체의 필요량보다 항이뇨호르몬(바소프레신)이 많이 분비되는 경우도 그렇다. 항이뇨호르몬은 신장에 의해 수분량을 조절하는 호르몬이다. 과다한 수분 섭취에 의한 물 중독이 드물기는 하지만 정신질환자나 운동선수, 맥주를 많이 마시는 맥주광(beer potomania)들에게서 나타날 수 있다.

수분섭취를 과도하게 해버리면 저염분화를 일으키는 중독 증상입니다. 콩팥의 수분처리능력은 보통 1분당 16mL입니다. 이걸 넘어버리는 속도로 물을 마시면 체내 수분이 늘어나 버립니다. 그리고 체내 세포가 팽창하게 되고 세포 내 염분농도를 낮추게 됩니다. 그 후 수분은 희석된 혈액에서 수분이 부족한 세포와 장기로 이동하게 되고 이와 같은 현상이 뇌에서도 일어나게 됩니다. 뇌세포 안으로 급속하게 유입된 수분에 의해 뇌에서는 부종이 발생하고 두개골에 대한 압력 증가로 두통이 일어나며 수분에 의해 뇌가 압축되어서 호흡 등에 관여하는 생체 신호 조절 부위를 압박하게 됩니다. 그리고 결국 호흡이 멈추고 사망하게 됩니다.

인간의 몸은 70%의 수분으로 이루어지는데 너무 많이 마시면 목숨을 앗아가게 됩니다. 인간의 수분량은 신생아는 80%, 성인은 60%, 노인은 50%로 이루어져 있습니다.

점점 수분량이 줄어드는 건 노화와 함께 인간의 뇌에서 물의 감도가 낮아지기 때문이라고 합니다.

1일 인간의 수분 출입을 계산하면 다음과 같습니다.

1일 배출 수분량(ml)		1일 섭취 수분량(ml)	
오줌	1400	식품, 체내보충	1300
땀	600	물 마시기	1200
흡	400		
대변	100		
합계	2500	합계	2500

이런 상황에서 한번에 1200ml가 넘는 수분을 섭취하면 물 중독 현상이 나타나는 것입니다.

* 올바른 물 마시는 방법

• 아침에 일어나면 먼저 물을 마신다.
☞ 릴렉스를 시켜주고 스트레스와 불안감을 없애준다.

• 1회 150ml정도, 1일 8회 마신다.
☞ 식사 중에 물을 마시지 않는다.
☞ 소화액이 엷어지기 때문에 소화가 잘 안 된다.
☞ 음식 안에 있는 수분을 천천히 섭취하도록 한다.

• 자기 전에 물을 마신다.
☞ 뇌경색과 심근경색은 오전 중에 잘 일어나기 때문에 중년층은 반드시 자기 전에 마실 것.
☞ 물은 별 차이가 없지만 건강이 걱정된다면 생수나 정수를 마실 것.

[출처] 물 중독, 작성자 홍띵

물 중독 사망 – 더 황당해지는 전개 (2007. 1. 21)

미국에서 물 마시기 대회가 열렸는데 물 중독으로 사망한 여성에 대한 보도가 며칠 전 있었습니다. 미국의 한 라디오 방송국에서 주최한 물 마시기 대회에 참가했던 한 여성이 물 중독으로 인해 사망했다는 것입니다. 물 마시기 대회는 15분마다 방송국에서 주는 물을 마시면서, 마지막까지 화장실을 가지 않는 사람이 우승하는 형식이었답니다.

물에 어떻게 중독될 수 있느냐고 생각하신다면, 아무리 좋은 것이라도 너무 많이 섭취하면 위험하다는 사실을 상기하시면 될 것 같습니다. 다시 얘기해서 소금을 너무 많이 먹어도 죽고, 설탕을 너무 많이 먹어도 죽고, 초콜릿을 너무 많이 먹어도 죽습니다. 밥을 많이 먹어도 배 터져서 죽죠. 결국 어느 정도가 위험선이고, 어느 정도가 안전한 양인가를 아는 것이 중요합니다.

처음에 이 뉴스를 접했을 때는 죽은 사람이 불쌍하지만 좀 황당합니다. 올해의 다윈상 후보가 되겠구나 하는 정도로 흘려들었습니다. 차츰 밝혀지는 세부 내용들은 더욱 황당하군요. 이 대회를 주최한 라디오 방송국은 물 마시기 대회의 위험성을 이미 알고 있었다는군요. 심지어 이 대회가 진행되는 도중에 청취자들이 여럿 전화를 걸어 물 마시기 대회로 인해 목숨을 잃을 수도 있으니, 대회를 중단하라고 요구했었다고 합니다.

하지만 이 방송의 진행자들은 몇 년 전 비슷한 상황에서 사망한 사람(대학 입학 신고식에서 물을 지나치게 마시고 사망한 신입생)에 대한 농담을 늘어놓으며 청취자들의 요청을 묵살했답니다. 거기다 참가자들이 방송국의 책임을 면하게 해주는 문서에 서명을 하고 참가했기 때문에 자신들의 책임이 아니라는 이야기까지 했습니다.

사건이 발생한 지 일주일여, 방송국은 이 대회에 관련되었던 제작진 10여 명을 모두 해고했고, 경찰에서는 형사 사건으로 간주 수사를 시작했다는군요. 피해자는 이 대회의 우승 상품인 닌텐도의 신형 게임기 위(Wii)를 세 아이에게 선물하기 위해서 대회에 참가했었다는군요. 지금 세 아이들의 심정은 어떨까요? 악명 높은 미국의 변호사들이 활동할 시간이 된 것 같습니다. 방송국에 엄청난 징벌적 손해배상금이 매겨지기를 기대하겠습니다.

사례 연구 2

정신분열정동장애(Schizoaffective Disorder)와 정신분열병(Schizophrenia) 그리고, 정동장애(Affective Disorder, 양극성장애, 조울병 Manic-Depressive Illness)

1. 인적 사항 Identification : 이OO, 남/42, 6병동.

2. 주문제(Chief Complaint)

   1) 본원에 2008년 8월에 입원하여 1년 넘게 잘 지냈으며 최근 5월에 약 조절 후 이상한 행동 보여 현재 6병동에 치료받고 있음.

   2) 주 증상 : 잠 안 자고 돌아다니며 산만한 행동, 백두산 호랑이라고 표현.

3. 가족 관계

- 부 : 71세 사망. 포클레인 사업. 술 좋아하시고 자식들에게 잘 했다고 함. 어머니가 돌아가신지 4년 후에 사망하셨다고 함.

- 모 : 64세 사망. 2층 계단에서 떨어져 뇌출혈로 사망. 부지런한 성격. 자식들을 챙기는 자상한 어머니상이라고 함.
- pt 2녀 3남 중 셋째임(형제가 1명 더 있었으나 어릴 때 사망).
- 누나(첫째) : 부지런하고 절약하는 성격. 연락 한 번씩 하고 간식비도 가끔씩 넣어줌.
- 형(둘째) : 사교적. 연락 한 번씩 함. 간식 비용을 한 번씩 입금해 줌.
- 남동생(넷째) : 제일 친밀한 관계이며 사교적이고 성격이 좋다고 함. pt가 제수씨와 연락 많이 함. pt의 수급비 통장을 관리해주며 정기적으로 입금해 줌.
- 여동생(다섯째) : pt 걱정을 많이 해준다고 함.

4. 과거 병력

- 25살 첫 입원 시 산에서 태양을 바라보고 자신이 왕이라고 생각하며 산에 불을 질러서 경비가 경찰에 신고하여 대연성모병원에 입원됨. 6개월간 입원치료 받으며 조현병으로 진단받았음. 그 후 대연성모병원에 입·퇴원을 여러 번 반복함(11번 차례). 중간 중간 가구 만드는 일, 공사장, 전기 등의 일을 했다고 함.
- 2004년쯤 200만 원 벌금과 폭행전과가 있다고 함. 식당에 가서 돈을 빌려 달라고 협박했는데 빌려 주지 않자 식당주인을 폭행했다고 함.
- 본원에 입원하기 전 2008년 충남에서 제철회사에서 일하며 1년간 혼자 지냈으며 아버지가 돌아가시고 밤에 술을 많이 마셔

동생이 2009년 3월에 광양 우리들병원에 입원시킴.

- 2009년 8월 ~ 2010년 3월 : 본 병원에 첫 입원. 퇴원 시 병동에서 음주하고(알코올측정 0.4) 폐쇄병동 안 올라가고, 하동 우리들병원에 가겠다며 퇴원.
- 2010년 3월 ~ 현재 : 본 병원에 두 번째 입원 중임.

5. 약물

- 페리돌 5mg+리튬 300mg+로라반 0.5mg+인데놀 40mg+프로이머 5mg+졸피뎀 10mg+트리티코 100mg/day 복용.
- 5월부터 약의 종류와 양을 감량하여 현재는 클로자릴 200mg 복용 중.

6. 현 문제

- 신의 계시를 받았다고 하며 자신이 백두산 호랑이라고 함.
- mp3음악을 크게 들으며 복도를 계속 왔다 갔다 함(본인은 살을 빼기 위해서라고 설명).
- 예전에 아버지를 무시한 사람들에 대해서 분노를 표현. 가만두지 않을 거라고 말함.
- 하느님이 다 보고 있다고 말함.

정신분열정동장애(Schizoaffective Disorder)와 조현병(Schizophrenia) 그리고, 정동장애(Affective Disorder, 조울병 Manic-Depressive Illness)

정신분열정동장애(Schizo-affective Disorder)는 1933년 Kasanin에 의해 처음 사용된 병명입니다. 정신분열정동장애는 교과서에 언급된 비정형조현병, 예후가 좋은 조현병, 순환형 정신병, 반응성조현병, 정동형조현병 등과 같은 여러 이름이 사용되기도 했습니다만 다른 개념으로 느껴질 때가 많습니다. 첫 번째 항정신병약물인 Chlorpromazine의 개발이 1952년이었으니 거의 치료 방법이 제대로 없었던 시절의 얘기가 그대로 교과서에 실려 있습니다. Kolb 교과서의 조현병의 예후에 관한 1/3, 1/3, 1/3 기술도 항정신병약물의 개발되기 전의 얘기가 그대로 전술되어져 내려오고 있습니다.

즉 약물이 개발되기 전의 이론을 그대로 인용하여 매스컴이나 논문에 인용하는 것을 보면 씁쓸하기까지 합니다. 항정신병약물의 개발 이후 환자들의 경로와 결과를 보면서도 그대로 1952년 전의 이론을 인용하는 것에는 무리가 많습니다.

정신병적인 상태에서의 증상만으로는 위의 세 가지 진단이 혼란스러울 때가 있을 수 있으나, 환자들의 오랜 질병의 경과는 이를 분간해 주기도 합니다. 특히 Clozapine의 개발 이후에는 전기충격요법을 대신할 만큼 약물에 반응이 없던 조현병 환자들까지 극적인 호전을 보임으로써 더욱 분간이 용이해졌습니다.

DSM-IV의 진단 기준에 맞추어도 정신분열정동장애는 조현병보다는 정동장애에 훨씬 더 가까운 느낌입니다. 실제 정동장애를 정신병적인 증상이 심하게 나타나서 의사들이 정신분열정동장애로 명명했을 수도 있습니다.

정신분열정동장애는 우선 2차 항정신병약인 클로자핀을 사용하여야 하는 게 아닌가 할 정도로 정신병적인 증상의 호전이 2, 3주 이상 더디게 나타나고, 조증 상태의 정신병적인 증상들은 정신병동 근무자들까지 힘들게 합니다. 증상의 호전은 없고 병동을 너무 소란스럽게 만드니 대개는 과량의 약물을 복용하게 되고 두 가지 이상의 항정신병약물을 사용하기도 합니다. 기분조절제인 리튬, 카바마제핀, 발프로에이트를 병용해야 합니다. 치료 방법은 정동장애와 다르지 않습니다. 이쯤이면 정동장애의 한 유형으로 취급하여도 되겠다는 생각까지 듭니다.

문제는 처음 이런 환자를 대할 때에 조현병과의 혼돈입니다. 조현병은 치료적 용량범위 내의 용량을 복용하면 빠르게는 몇 시간에서 2, 3일이면 정신병적인 증상이 사라집니다. 제가 가장 빠른 경우를 본 것은 2시간 정도입니다. 외래에서 대답을 못할 정도로 며칠째 무표정하고 말도 없었습니다. 피모자이드 4mg을 복용시킨 후 모친과 귀가하는 길에 차 안에서 잠이 들었다는데 2시간 후 잠에서 깨어나더니 평상시로 돌아왔다고 신기하다며 좋아하던 모친의 전화를 받은 적이 있었습니다. 또한 감량을 거듭하여 유지용량으로도 리스펜 1~2mg/day 혹은 할돌 1.5~2.5mg/day으로도 80% 정도는 정상상태가 유지됨을 경험하였습니다. 즉 조현병은 조기 치료와 교육, 소량의 꾸준한 약물 복용으로 정상생활이 가능한 병이 되었습니다. 2차 약인 클로자핀의 개발 이후에는 진단이 정확하다면 99%는 약으로 치유가 가능하다는 생각입니다. 최근 2년간 대형 정신병원에 봉직의로 근무하면서 정신과전문의들이 클로자핀의 사용과 효능에 대해서 모르고 있는 경우를 많이 보았습니다. 계속 정신병적인 상태에 있다면 클로자핀 150~300mg/day를 복용하게 해보아야만 합니다. 몇 년 동안이나 계속 헛소리만 하던 환자가 클로자핀 복용 후 잠을 푹 자고 나더니 하루 이틀 만에 제정신으로 돌아와 근무자와 보호자까지 놀라게 합니다. 또한 정신과전문의들은 약물에 너무 의존하여 정상생활을 하기 위하여 필수적인 약물 감량에 인색하다는 생각입니다. 평생 먹어야 할 약인데 재발을 감수하더라도 감량은 해보아야 한다는 생각입니다.

약물의 개발은 조현병의 치료에 획기적인 전환점을 만들어 내었으나 정동장애(정신분열정동장애 포함)는 호전되는 데에 대개는 2주 이상 시간이 소요되고, 호전된 후에는 기분조절제만 먹도록 되어 있으나 항정신병약물을 소량 함께 복용하여도 때가 되면 재발이 온다는 느낌이 강하게 듭니다. 즉 언제 재발 증상이 나타날지 알 수가 없고, 그렇다고 조증 상태에서 복용하던 과량의 항정신병약물을 그대로 복용하면 일상생활이 어려울 정도로 졸리고 온몸이 가라지니 약물의 유지용량을 정하기가 어렵습니다. 그래서 진정작용이 덜한 리스펜 3mg 정도를 함께 그냥 주는 정신과전문의들도 있습니다. 용량이 정해진 이후에도 스트레스를 많이 받거나 심지어 커피를 과량 마시고 잠을 못자도 재발하는 경우를 경험하게 됩니다. 그러함에도 교과서에 정신분열정동장애가 예후가 좋은 조현병으로 언급이 되어 있는 이유는 항정신병약이 개발되기(1952년) 전에는 조현병의 치료는 거의 불가능하였고 정동장애는 주기(9개월~12개월)가 끝나면 저절로 정상상태로 회복되었기 때문이었습니다. 회복된 후에 아무런 치료가 없어도 30% 정도는 재발이 없으니 예후가 좋다는 표현이 저절로 나오게 된 것입니다. 목사님들이 기도원에서 기도로 낫게 했는데 재발이 없다는 경우는 전부 이 경우에 해당합니다. 그러나 재발을 거듭하는 70%는 조현병보다 예후가 더 좋다는 표현은 맞지 않습니다. 실제로 외교관의 아들로 5개국어를 말할 줄 아는 젊은이가 약을 먹고 있어도 자주 재발하게 되자 우울증이 온 상태가 아닌데도 1년 이내에 재발하여 또 망신당하고 싶지 않다며 집에서 무위도식하는 경우도 보았습니다. 약을 좀 세게 먹더라도 일은 해야 하지 않느냐고 설득해 봤지만 세로켈 100mg만 함께 먹어도 일상생활이 어렵다며 취직할 생각을 안 했습니다. 이럴 경우 결코 조현병보다 예후가 좋다는 표현은 할 수가 없습니다.

아무튼 진단 문제는 전문의들끼리 서로 자기가 옳다고 주장할 수도 있으니 주치의에게 맡기는 수밖에 없을 것입니다. 세심히 환자를 돌보는 전문의라면 오랜 세월 경과를 보아온 분이 가장 정확할 것입니다. 「정신분열병을 이겨낸 사람들」 책의 사례 18의 경우 조현병으로만 생각했었는데, 약물 복용을 중단하여 재발을 거듭한다고 생각했었는데 7년 만에 확연히 우울증으로 빠져드는 모습을 보고서야 정동장애로 진단을 바꾸게 되었고 유지 약물도 카바마제핀으로 달라졌습니다.

오랜 세월 경험적인 결론은 재발을 거듭하는 정신분열정동장애가 예후가 가장 나쁘다는 생각입니다. 오히려 조현병은 예후가 그중 가장 낫습니다. 서울에서 일류 의과대학을 졸업한 여의사가 있었습니다. 재발을 거듭하자 2006년, 1년 이상을 대형 정신병원에 연속으로 입원한 상태에서 저에게 의뢰되었을 때에 의뢰서에도 진단이 조현병이었고 저도 조현병으로 생각했었습니다. 클로자핀을 복용하지 않아도 좋았을 때가 있었다고 하여서 당시 클로자핀 500mg/day를 복용하고 있었지만 체중이 늘어서 몰린돈 25mg/day으로 바꾸어 재발이 올 때까지는 아주 좋았습니다. 클로자핀 500mg/day는 이미 그 약으로 인해서 일상생활은 불가능할 정도로 과량입니다. 최근 대형 정신병원에서 입원 기간이 길어졌던 이유는 정신병적인 상태에서 부모에게 심한 욕설과 행패 때문이었습니다. 이미 좋아져 있었지만 부모들은 면회를 하여도 주치의로부터 좋은 소리도 못 들었고 환자가 부모를 대하는 태도가 따뜻하지 않으니 병이 안 나은 것으로 생각하고 있었습니다. 입원 당시 부모에게 하던 욕설과 난폭한 언동이 없으니 병은 나은 상태일 것 같다고 무조건 외래로 데려오게 했더니 역시 정신병적 증상은 없었습니다. 퇴원 이후 방배동 의원 근처에서 원룸을 얻어서 잘 지내다가 2개월 만에 상태가 악화되어 다시 입원하게 되었고, 클로자핀을 500mg/day까지 올렸으나 소용이 없었습니다. 즉 3주일 이상 시간이 경과하여서야 호전되었고 리스펜과 리튬을 함께 복용했으며 결국 진단은 정신분열정동장애로 바뀌었습니다.

조현병으로 보고 정상적인 의사생활이 가능하다는 설명을 잔뜩 했었던 부모에게는 여간 송구스러운 일이 아니었고 그 부모의 실망도 컸었습니다. 의과대학 1학년과 의예과 시절에 조현병의 재발로 몇 번의 낙제를 거듭하던 환자가 약물 감량 이후에는 리스페리돈이나 피모자이드 1mg 정도를 복용하며 한 번도 낙제하지 않고 졸업하고 의사생활을 하고 있는 후배가 4명이나 있습니다. 그들이 저를 만나기 전에는 모두 약을 과량으로 복용하고 있어서 그렇게 복용하고는 의과대학 공부를 할 수 없을 정도의 용량이었음을 생각하면 정신과전문의의 소명과 책임은 막중하다고 여겨집니다.

정신분열정동장애 환자에 대한 또 다른 견해나 좋은 결과를 경험하신 분이 있어서 이런 글이 이어졌으면 좋겠습니다.

2010. 3. 18.

사례
연구
3

지연성 운동장애
(만발성 운동장애, Tardive Dyskinesia)

사례연구 : 김OO 남자, 37세.

2005년 8월부터 1년 6개월 동안 사천 OO병원에 알코올의존증으로 처음 입원했던 총각입니다. 당시는 만 32세였겠습니다. 입원 후 6개월이 지나자 목이 뻣뻣해지고 자꾸 뒤로 제끼고 끄덕대기 시작했다고 합니다. 정형외과에서는 목뼈가 뒤로 휘었는데 이유를 모르겠다고 했답니다. 왼쪽 팔도 계속 뒤틀린다고 했습니다. 이후 통영 OO병원에서 알코올의존증으로 3년간 입원생활을 하다가 우리 병원으로 2010년 5월 24일에 왔습니다.

입원 2일 전에 소주를 1병반 마셨고 한 달 전에 소주를 마셨다고 합니다. 개방병동에 있으며 간간이 소주를 마시다가 우리 병원으로 온 경우입니다. 환자는 술을 많이 마신 것 말고는 이상한 행동을 한 적이 없는데 진단이 조현병이 된 것을 이해할 수 없다고 합니다.

처음 입원했던 병원에서 무슨 약을 복용시켰는지를 알아보게 했습니다. 짐작한 대로 리스돈, 네오마진, 자이프렉사, 졸피드, 아티반, 인데놀, 벤즈트로핀을 먹게 하였습니다. 우리 병원에서는 현재 디아제팜 20mg만 복용하고 있습니다.

제가 우리 병원에 다시 오자마자 근무자는 모자라는데 약을 과감히 줄이어 3명의 환자들이 상태가 나빠지고 재발하는 모습을 보셨습니다. 조현병은 하루 이틀 만에, 조울병은 2주가 지나도록 아직 약물감량을 못하고 있으나 잠을 잘 자고 진정된 모습을 보여주고 있습니다. 알코올환자들에게는 일률적으로 항정신병약물을 모두 끊어버린 사실을 근무자들이 알고 있습니다. 치매 증상이 없는 노인들도 대부분 항정신병약물을 줄이거나 끊었습니다. 치매 증상이 있어도 리스돈을 복용한 결과가 아무 도움이 없다면 끊어야 합니다. 그렇지 않아도 노인들은 근육이 떨리는 병이나 증상이 생기기 쉬운데 항정신병약물을 피할 수 있다면 장복시키지 말아야 합니다.

저는 위의 사례가 왜 목을 흔들고 있는지 이유를 압니다. 처음 그런 증상이 나타날 때에 발견했더라면 없어지게 했을지도 모릅니다. 지금이라도 없어질 방법을 찾는다면 항정신병약물을 복용하지 말아야 하며 근육이완제를 복용시키며 기다려보는 수밖에 없습니다. 과연 저는 동료 의사들을 보호하기 위하여 이런 현상들을 묵과만 해야 할까요? 얼마 전에 나간 「이해하기 어려운 동료 정신과의사들의 처방전」을 보셨을 것입니다. 위의 환자가 나의 아우라면, 나의 오빠라면 절대로 가만있지 않을 것입니다. 왜 알코올의존증 환자에게 조현병이라는 진단이 붙었으며 목이 저 지경에 이르도록 무슨 처치를 했는지 항의할 것입니다. 왜 동료들은 이런 환자를 발견하여 즉시 약을 중단하고 호전되기를 기다려 보지도 않을까요? 답은 마찬가지입니다. 환자를 자세히 관찰하지도 않고 면담에 할애하는 시간을 주지 않는 결과입니다. 저는 조물주가 두렵지 다른 것은 두려울 게 없습니다만 조물주가 저를 용서하는 방법이 이대로 동료나 보호하는 것일까요? 어떤 것이 최선일까요?

비슷한 양상이 나타나던 우리 병원의 변학O, 김양O씨는 설피딘으로 약이 바뀌면서 현재 안면근육과 어깨를 흔들던 불수의 근육운동이 거의 다 사라졌습니다. 깨끗이 없어지지 않으면 클로자핀으로 교체를 고려하고 있습니다만 아마 그리하지 않아도 완전히 없어지리라 기대합니다. 그래도 그들은 조현병 환자입니다. 지금도 저는 알코올환자들에게 항정신병약물을 지속적으로, 그것도 3가지씩이나 쓰는 이유를 알 수가 없습니다. 병동을 조용히 잠재우기 위하여 항정신병약물로 환자들을 잠재운다(?). 저로서는 이해 안 되는 처방입니다. 위의 환자에게 나타나는 지연성(만발성) 근육운동장애가 얼마나 무서운지 설명해 보겠습니다.

Tardive Dyskinesia 지연성 운동장애

대개 1년 이상의 장기간 항정신병약물 복용자들의 15~20%에서 나타납니다. 약물 중단 후에도 사라지지 않는 추체외로계의 비가역적 장애로 여겨지지만 장기간에 걸쳐서 가역성이 관찰되기도 합니다. 증상은 무도병처럼, 불수의적이고 상동증적이며 율동적인 근육 운동으로 나타납니다. 안면, 하악, 혀, 어깨, 사지에 다 나타날 수 있습니다. 심하면 쉴 새 없이 족부간의 체중이동, 체위장애를 동반한 동체운동으로도 나타납니다. 이런 현상은 수 분간 수의적으로 중단시킬 수 있고 수면 시에는 소실됩니다. 약물을 중단하면 일시적으로는 증세를 더욱 악화시키고 항정신병약물의 용량을 올리면 역설적으로 잠시 호전되어 보입니다.

예방과 처치 방법입니다 – 항정신병약물의 장기요법은 조현병 환자처럼 객관적인, 뚜렷한 효과가 있을 때에만 시행해야 합니다. 신경증(극심한 불면증)이나, 정동장애, 성격장애에서는 선별적으로 주의 깊게 사용해야 합니다. 효과적인 최소용량을 찾아야 하며 복합처방을 피해야 합니다. 가능하다면 항파킨슨약물도 사용하지 말아야 합니다. 가족 중에 이런 환자가 있다면 6개월 이상 항정신병약물의 장기복용 시에는 임상기록지에 상의를 하고 동의를 받았음을 기록해야 합니다. 지연성 운동장애의 초기징후를 보이는지 정기적으로 환자를 관찰해야 합니다. 적어도 3개월 또는 6개월마다 항정신병약물을 감량하는 시도를 하고 재평가해야 합니다. 초기징후를 보이면 약을 더욱 줄여야 하며 정신병적인 상태가 아니라면 일시적으로 끊는 것도 고려해야 합니다.

대형 정신병원에는 이런 비참한 모습을 보이는 환자들을 자주 목격하게 됩니다. 잠시도 쉬지 않고 혀가 입 밖으로 나왔다 들어갔다(fly catching movement)를 반복합니다. 고개를 끊임없이 흔들어댑니다. 입 주위의 근육들이 흉할 정도로 오물거립니다. 심하면 종일 얼굴이 무릎 아래로부터 똑바로 서는 동체운동을 지속적으로 반복합니다.

저는 의사로서 소화제 한 알이라도 장복하는 것은 조심해야하고 피해야함이 옳다고 봅니다. 실제 의사들은 함부로 약을 장복하지 않습니다. 종합비타민을 매일 정기적으로 먹는 의사는 없습니다. 우리들의 식사에 충분한 비타민이 포함된 것을 알고 있는데 지용성비타민(A, D)의 축적은 오히려 몸에 해로움을 알기 때문입니다. 소화제도 정기적으로 매일 먹는 의사는 없습니다.

뚜렷한 진단도 없이 약을 좋아하거나 장복하는 가족들이 있다면 꼭 전문가와 상의하게 하고, 정신과의 신체화장애 환자이지 않을까를 의심함이 마땅합니다. 심인성으로 인한 신체적인 증상들은 상상을 초월할 정도로 심한 것들도 많습니다. 약화를 입지 않기 위한 우리들의 노력을 기대합니다. 일전에 나간「이해하기 어려운 동료 정신과의사들의 처방전」을 아래에 첨부합니다.

2010. 6. 1. 새벽 3:30

2012. 12. 10. 현재 지연성 운동장애의 부작용은 그대로고 지속되는 도벽과 게으름으로 핀잔을 여러 번 받자 통영에 있는 정신병원으로 가서 입원 중입니다. 또한 본인이 알코올환자라 주장하여 항정신병약물을 다 끊었으나 40일 만에 다른 사람들이 내 얘기를 한다며 잠을 못 잤으며 주민등록증을 칼로 자르고 라이터 불에 태우는 등 이상 행동이 나타나 클로자핀 100mg을 복용하였습니다.

이해하기 어려운 동료 정신과의사들의 처방전

우리는 한없이 자유로운 시대에 자신의 웅지를 마음껏 펼칠 수 있는 삶을 이어가고 있습니다. 그 자유로움이 넘쳐서 저 자신도 이해하기 어려운 고난의 역경을 견디는 중이지만 제 삶이 마감할 때까지 이어지리라 예상합니다. 고난이라고 하여보아야 일생 경험하지 못한 가난을 50대에 와서야 맛보고 있지만 이도 끼니 걱정을 해야만 하는 가난에 비하면 아무것도 아닙니다. 관점을 달리하면 오히려 영혼은 자유롭고 실제로 저 자신은 크게 불편함이 없습니다.

인터넷에서 제 아이디를 psyfree로 한 곳이 많은데 제가 좋아하는 삶의 표현입니다. 제 나이 59세에 경기고교와 서울대학교 의과대학까지 9년간 동기 동창이었던 35명 중의 2명이 벌써 암으로 사망하였습니다. 저는 가난하여도 복 받은 삶을 살고 있음을 고백합니다. 건강이 있고 새벽이면 바닷가까지 2km 달리는 조깅이 있고 남해바다로 떨어지는 울긋불긋한 석양이 있고 그 아름다움에 취한 막걸리 한 되가 있답니다. 지금도 한 달에 대여섯 번은 양조장집 아들이어서인지 막걸리를 자주 즐긴답니다. 2주마다 토, 일요일이면 환우들과 망산으로 남해바다로 다시 나갈 것입니다. 그리고 이순신을 기리며, 포로수용소의 맹의순을 기리며 남해바다가 바라다보이는 우리 병원의 뒤뜰에 제 무덤이 있으면 좋겠습니다.

거듭 얘기하여온 사실이지만 환우들은 바로 나의 아들딸이오, 나의 형과 아우들이오, 나의 어버이입니다. 그러다 보니 조현병 환자가 온몸을 잠시도 쉬지 않고 떨고 있으면 저는 화가 납니다. 처방전을 보면 더욱 화가 납니다. 설피딘이나 클로자핀으로 바꾸면 그 부작용은 대부분 없어지는데 동료 정신과전문의는 왜 그대로 복용시키는지 이해할 수가 없습니다. 15년, 18년 후배인데도 최근 지식은 나보다 더 많이 알 터인데 도무지 이해가 안 가는 이유를 나중에 발견하게 됩니다. 환자와 면담을 안 합니다. 한 달이 지나도 의사 코빼기도 보기 힘들다는 호소를 환자들에게 듣게 됩니다. 환자와 면담실에 앉기를 싫어합니다. 그런 의사는 정신과전문의 자격증이 있어도 정신과전문의가 결코 아닙니다. 전문의가 될 자격이 없는 것입니다. 환우들의 아픔을 들어줄 의향이 없었다면 애초에 정신과 지원을 하지 말았어야 할 인간이 정신과전문의가 된 것입니다. 제가 새벽부터 정신병동에 갇힌 환우들과 뜀박질을 하고 샤워를 함께 하고 아침밥을 같이 먹자 동료들이 미친놈 취급을 하지만 저는 지극히 정상적인 인간의 행위임을 거듭 밝힙니다. 오히려 그리하지 않는다면 염라대왕이 저를 지옥의 불구덩이에 내동댕이칠까 봐 두려워하는 겁쟁이라고 욕을 한다면 달게 받겠습니다.

치매 노인이 정신적으로는 사망 상태로 육신만 살아서 종일 누워서만 지내도 알츠머를 투약하고, 아리셉트를 처방하고 뇌 혈류 개선제를 투약합니다. 제 어머니가 저 지경이라면 나는 어찌했을까를 생각해 봤습니다. 저는 아무런 약도 아니 줄 것입니다. 아무런 효과가 없는 약을, 효과가 있는지 없는지도 모르는 약을 왜 주는지 이해할 수 없습니다. 치매에 동반한 증상으로 잠을 자지 않아서 온 가족이 힘들거나 병실의 동료들에게까지 피해를 주고 있다면 수면을 이루기 위한 처방은 꼭 필요하다고 봅니다. 클로르프로마진이나 쿠에타핀을 처방내릴 수 있으나 이도 과하다면 주변 여건을 위해서 가장 필요로 하는 것이 무엇인지를 고려해야 할 것입니다. 더구나 꼭 필요로 하지도 않는 약을 내가 운영하는 병원이 아니라고 하루 약값이 3,000원도 안 되게 책정된 포괄수가제의 보호환자들에게까지 마구 주는 이유를 저는 도저히 이해하기가 어렵습니다. 정신병원을 운영하는 법인체나 개인병원이라 하더라도 정신과전문의의 이런 행위는 용서할 수 없는 막된 행위에 불과합니다. 스스로가 경영주인 병원이어도 그리하였을까요? 하루 2,700원으로 책정된 포괄수가제의 약값에 5,000원어치 처방을 내는 정신과의사를 저는 이해할 수 없습니다.

조현병 환자가 오랜 억류된 입원생활과 자신의 처지를 비관한 영향으로 근무자나 의사에게, 가족들에게 다소 화를 내었더라도 리튬이나 카마제핀, 발프로에이트의 투약으로 그들의 과격한 언사가 완화되던가요? 알코올의존증 환자가 강제입원에 대한 반발로 화를 내며 폭언을 했더라도 카마제핀이나 발프로에이트의 복용으로 그들의 과격한 언동이 완화된다고 진실로 느꼈는지요? 우리 정신과전문의는 약물에 대한 과신보다는 환우들을 긍휼히 여기고 그들의 아픔을 들어주는 데에 더 많은 시간을 할애하여야 한다고 봅니다. 약물보다는 그들의 자포자기하는 심정에 함께 울어주고 함께 웃으며 함께 하는 산행을 해봄이 어떠할는지요?

환자가 과격하고 난폭하여 할돌 5mg을 근육주사하면서 아티반은 반 앰플만 함께 주사하고 나머지는 왜 버리게 하는지 이해가 안 됩니다. 만취 상태이든 정신병적인 상태이든 급하게 진정시킬 목적이라면 한 앰플 다 주사하여도 됩니다. 항불안제로 만취상태나 정신병적인 상태가 진정이 잘 안 되는 것은 경험을 많이 하였을 것입니다. 제 경우는 진정이 안 되면 30분 간격으로 할돌 5mg을 두 번 주사하게 하고 세 번째에 아티반 4mg을 주사하게 합니다.

아무리 형편없는 알코올의존증 환우이어도 그들 각자에게는 사연과 눈물이 있습니다. 정신과의사가 정신병원에서 제왕과 같은 존재가 결코 아닙니다. 의사는 그들의 봉사자일 뿐입니다. 그래서 의료업이 서비스업으로 분류가 되어 있습니다. 그러나 현실은 정신과의사가 무슨 왕이나 된 것처럼 회진을 한다고 군대와 같은 부동자세로 1시간씩 대기시키고 회진이 끝날 때까지는 화장실도 못 가고 간호사 이하 무리를 이끌고 와서는 개인적인 질문을 불쑥 내던지는 정신과의사는 그가 성격장애자가 아니냐는 정신병동에 입원한 환자의 질문이 오히려 맞습니다. 정신병동에서의 회진은 해서는 안 되는 환자들의 인격침해 사례일 수 있습니다. 이런 것이 정신과전문의인 우리들의 자성으로 개선되지 못한다면 저는 은퇴한 후에라도 대한변호사회를 동원하여 무엇이 인권침해인지를 밝혀줄 것입니다.

항의하는 환우들에게 사과하고 정신과의사로서 제가 용서를 구합니다. 입원한 지 1주일만 지나도 알코올환자들에게 무슨 약이 꼭 필요하다고 입을 벌려서 복용 여부를 검사하게 하고 먹기 싫다는 약물을 처방 내리는지 저는 이해하기 어렵습니다. 정신병환자들도 그들이 스스로 약을 복용하지 않으면 퇴원해서는 복용을 중단하고 재발하여 또 입원하게 된다는 사실을 깨닫게 하는 교육이 필요하지 강압적인 투약 방법으로만 일관된다면 이는 잘못된 의료행위입니다.

지속적인 정신병적인 상태의 환자에게 클로자핀을 투약하여 몇 년간 지속된 정신병적인 상태에서 벗어나고 이후 감량하여 클로자핀 100mg짜리 한 알에 정상적인 정신상태의 환우에게 1년 후에 다시 우리 병원으로 왔더니 리스펜 6mg을 왜 함께 복용시키는지 이해하기 어렵습니다. 비싼 약을 함께 과량 복용시키면 정신과의사의 권위가 살아나는지요? 이해하기 어렵습니다. 약을 함부로 증량하지 않아야 하고 최소량의 유지용량을 찾아주기 위한 전문의의 끊임없는 노력이 필요하지 거꾸로 효과가 입증되지도 않는 약물을 복합처방한다면 이는 소송의 대상이 되어야 함이 마땅합니다. 이는 모두 환자와 세심한 면담을 하지 않는 것에 가장 큰 이유가 있다고 봅니다. 아니면 환우 한 명 한 명 인간을 소중히 여기지 못하는 인간이 전문의가 되었던지요! 제가 80대에 은퇴하면 그런 동료 정신과의사를 찾아서 고발할지도 모릅니다.

알코올환자들에게 아무런 설명도 없이 항정신병약을 다반사로 장기간 복용시키는 정신과의사는 언제인가 고발당할 것임을 경고합니다. 정신병의 진단이 아닌데 항정신병약을 처방 내릴 때는 신중하여야 하고 지극히 제한적이어야 한다고 봅니다. 온몸과 사지를 떨고 있는데 알코올보다는 정신과에 입원하여 쓸데없는 약을 복용시킨 결과임을 증명 당하여 큰 손실을 입을 날이 있을 것입니다.

약물의 감량으로 조용하던 조현병 환자가 못 잔다거나 재발의 증상의 보이더라도 약물을 원래대로 올려 2, 3일이면 곧 원래의 모습으로 돌아가게 됨이 대부분입니다. 정동장애의 경우는 2주 이상 시간이 소요될 수도 있겠습니다. 저 경우엔 의사로서 처음부터 배우기를 소화제 하나라도 이유 없이는 사용하지 않았습니다. 특히 장복하거나 자주 복용하는 약이라면 분명한 목적이 있어야 합니다. 알코올 병동의 의료보호 환자들이 소변을 보아도 잔뇨감이 있다고 전립선비대증이라는 스스로의 진단으로 끊임없이 약을 먹는 환자를 자주 만납니다. 내 나이도 환갑이 다되어가니 20대 때의 오줌발과는 당연히 다르고 잔뇨감이 있지만 의사인 나는 전립선비대증 약을 결코 먹지 않는다고 얘기합니다. 그 이유가 뭐라고 생각하느냐를 제가 거꾸로 묻습니다.

분명한 진단도 없이 장복하는 약은 오히려 우리에게 해가 될 것임을 제가 얘기합니다. 굳이 약을 복용하고 싶다면 전문의의 진단을 받아서 분명한 진단명이 있을 때에 약을 복용하면 좋겠다고 합니다. 우리나라 식약청에서 승인한 모든 약은 치료제이지 기능을 개선시키는 영양제가 아니라고 설명합니다. 우리 몸은 정교한 컴퓨터와 같다고 설명합니다. 생리학을 공부한 사람이라면 함부로 약을 복용하지 않으며 의사는 특히 그러하다고 얘기합니다. 당신과 똑같은 잔뇨감을 느껴도 전립선비대증 약을 의사인 나는 먹을 생각도 안 하는데 당신은 3년 이상을 매일 먹었고 그나마 남은 몸의 기능을 약화시킨 것 말고는 도움이 된 것이 아무것도 없을 것이라고 설명합니다. 그도 약 복용을 곧 중단하지만 별 차이가 없다고 합니다. 병원비가 무료라고 보호환자들의 쓸데없는 약물 복용은 물론이거니와 편승하여 과량의 약을 처방내리는 의사는 문제가 많습니다.

제가 가는 병원마다 처음 1개월은 근무자들이 더 힘들어함을 잘 알고 있습니다. 특히 보호환자들은 공짜 약인데 안 준다고, 줄였다고 아우성인 환자도 있습니다. 저는 처방전을 쓸 때에 나라면 저 약을 다 먹을 것인가를 먼저 생각하고 처방을 내립니다. 나의 어머니라면 효과가 의문시되는 저 많은 약을 굳이 먹이겠는가를 먼저 생각합니다. 약물을 감량하면 80% 이상은 오히려 좋아하고 표정이 펴집니다. 항의하고 화를 내는 환자들은 무조건 제게로 보내면 됩니다. 부득불 그대로 달라는 사람에게는 굳이 제가 성의를 다하지 않아도 됩니다. 저도 귀찮으면 환자는 많고 달라는 대로 주면 됩니다. 두 달만 지나면 환자도 좋아하고, 약값도 덜 나가고, 환자들의 건강에도 좋고 국가 경제적으로도 이익입니다. 6개월만 지나면 우선 환우들이 약물의 용량이 적어도 정상상태가 유지되니 오히려 더 편안해합니다. 대부분 하루 한 번 복용으로 약사도, 간호사도, 환자도 모두 좋아할 뿐 아니라 진정한 간호사의 일은 어떤 것이라는 것을 깨닫게 됩니다. 대학까지 졸업한 학사인 간호사들이 의사들의 처치명령대로만 움직이며 약을 정리하는 일로 시간을 다 보낸다면 이는 너무 재미없는 일입니다. 정신과간호사는 어느 과보다 더 자기 역량을 펼칠 수 있는 곳임을 깨닫게 될 것입니다. 저는 지상에서 가장 바람직한 병원, 가장 근무자들이 편하게 일하는 병원, 환자들이 어느 병원보다 양질의 진료를 받는 병원으로 만들고자 일하는 의사입니다. 그리될 것입니다. 우리 기대를 가지고 함께 하기로 해요.

처음 이 글을 쓸 때는 우리 병원의 직원들을 생각했으나 대한신경정신과의학회의 홈페이지에 들어갔다가 동료들을 의식하니 더욱 글이 장황해 졌습니다. 정신과의사의 불안감과 환자를 열심히 면담하지 않는 결과는 약물의 용량이 올라가고, 꼭 필요치 않은 약물이 첨가됩니다. 클로자핀의 효능을 모르는 정신과전문의는 어떻게 하여야 전기치료를 대신할 정도의 효능이 있다는 사실을 알려줄 것인지를 고민하게 합니다. 선배의 경험을 얘기하면 들을 생각조차 하지 않는 버릇없는 후배는 어찌해야 하는 것인지, 일주일에 한두 번 회진으로 끝을 내면서도 사기 기록으로 청구하게 하는 정신과전문의를 어찌해야 하는지, 내부자고발로 그들의 자격을 정지시킨다고 우리의 현실을 개선시킬 수 있을까? 끊임없는 고민을 하게 합니다.

학회에 우리들의 손으로 환자들에게 함부로 하는 의사, 면담조차 않는 의사와 터무니없이 약물을 과량 복용케 하는 전문의들을 징계하고 재교육시키는 방법이 없을까를 고민해 봅니다. 환자가 과격한 행위를 했다고 발프로에이트를 혈중 농도도 측정하지 않고 통상 2,000mg도 준다며 독성 농도에 이르게 하여 엉금엉금 기어 다니게 만드는 전문의는 어찌해야 하는지, 전문의임에도 혈중농도를 측정하는 것이 있는지를 처음 알았다니 아연해질 뿐이었습니다. 정신병동의 회진이 자칫하면 얼마나 비인권적이고, 해서는 안 되는 진료방법인지를 깨닫게 할 수는 없을까를 궁리해 봅니다. 언제인가는 정신병동에서 회진이 없어지리라 기대합니다.

아무리 자유로운 시절을 우리가 보내고 있다고 하여도 우리는 절제와 겸손, 약물 하나하나 이유 없는, 근거 없는 처방은 없어야 하고 누군가가 과량이라고 지적한다면 눈여겨보아야 합니다. 약물을 줄여서 같은 결과를 만들어낼 가능성이 있다면 과량은 피하는 것이 환자에게, 경영주에게, 국가 경제에 모두 득이 되는 일입니다. 아무쪼록 의사들의 처방전이 누가 보아도 성의를 다하려는 전문의 노력이 묻어났으면 하는 기원을 합니다.

2010. 5. 15. 새벽 3:00

사례
연구
4

조현병의 적절한 입원기간과 정확한 진단

사례연구 : 3병동, 강OO, 여자, 44세.

- 2006년 타 병원에 20일간 입원.
- 2008년 7월 14일 ~ 7월 14일. 본원에 10일간 입원.
- 주 증상 : 혼잣말하고, 휘파람을 불고, 문과 벽을 손으로 치는 듯한 이상한 행동.
- 본원 과거 진단 : ①정신병적 우울증 ②급성스트레스 반응 ③조현병
- 마지막 퇴원 시 처방 : 리스페달 4mg, 프로이머 5mg, 센시발 25mg, 스틸록스 10mg, 리튬 600mg, 데파코트 500mg(알 수 없는 처방전임).
- 현재 입원 16일째 투약 : (입원 10일째부터) 리스페달 2mg, 벤즈트로핀 1mg

(입원 18일째부터 리스페달 1mg만 복용시킬 예정이며 1개월만 입원하기로 약속함).

- 입원 14일째부터 몰린돈 10mg으로 복용하다가 퇴원함.
- 입원기간 : 2010. 5. 22 ~ 6. 9 / 2010. 6. 13 ~ 6. 15 / 2010. 6. 27 ~ 7. 2
- 퇴원 이후 2010년 7월 19일과 2010년 8월 6일 두 번 외래로 온 기록이 있음.
- 유지용량 : 몰린돈 10mg+아티반 1mg

원고를 정리하며 환자에게 연락했더니 2010년 8월 마지막 외래에서 1개월 복용 후 투약을 중단했고 현재까지 재발이 없는 상태임.

사례연구 : 6병동, 윤OO, 여자, 52세.

- 6년 전 교회 2층에서 뛰어내려서 허리 수술받음, 당시 정신과 치료를 병행함.
- 주 증상 : 빨간 매직으로 전기 스위치와 집기류에 이상한 표시. 칼과 가위를 나열하여둠. 쓰레기, 라면, 양말을 가방에 넣어둠. 이상한 손동작. 살림살이를 내다 버리며 청소하는 것이라고 함. 6년 전 발병 당시에는 가족들이 알아들을 수 없는 말로 말하고 갑자기 남편 회사로 찾아와서 '당신이 마귀에게 당해서 죽었다'는 말을 들었다며 확인하러 옴.
- 외래차트에는 진단이 주요우울증임.

- 현재 입원 9일째부터 할돌 4mg, 벤즈트로핀 1mg임.
- 입원 16일째부터 할돌 2.5mg, 벤즈트로핀 1mg으로 줄일 예정임 (입원 23일째부터 할돌 1.5mg으로 줄일 예정이며 1개월 만에 퇴원하기로 약속함).
- 입원기간 : 2010. 7. 6 ~ 12. 7 / 2011. 1. 11 ~ 3. 4 / 2011. 3. 18 ~ 9. 9
- 퇴원 처방전 : 몰린돈 35mg+벤즈트로핀 1mg+디아제제팜 20mg+벤라팍신 75mg으로 2012년 11월까지 복용함.

조현병의 적절한 입원기간과 정확한 진단

어려운 문제일 수 있습니다. 1991년 「정신분열을 이겨낸 사람들」 초판 출판 당시에 이미 입원기간은 1개월이 적당한 것 같다는 의견을 피력했습니다만 정답은 없습니다. 단기입원을 주장하는 학자들은 2주간을 주장하기도 합니다. 우리 병원과 같은 개방적인 분위기의 정신병동 운용은 1개월도 유지하기가 어렵습니다. 특히 3병동(개방병동)에서 모친이 함께 기거하며 호전되는 과정을 전부 지켜본 경우는 더욱 그러합니다. 약물을 감량해야 하고 다시는 정신병원에 입원하지 않기 위해서라도 1개월만 입원시켜달라고 보호자와 환자에게 사정하는 꼴입니다. 약물의 감량이 빨라서 다시 정신병적인 증상이 나타나면 6주가 걸릴 수도 있음을 얘기합니다.

삼성의료원 응급실 같은 곳에서는 2개월간 입원 비용부담을 묻고 가능해야 입원시킵니다. 약물의 감량과 환자에게 질병에 대한 교육, 환자 스스로 타 환자의 조현병 경과를 보게 되고, 보호자들의 질병에 대한 이해에 필요한 시간으로 2개월이 적절하다고 여겨집니다.

약물을 자꾸 끊어서 대여섯 번을 재발하여 입원한 경우는 6개월 내내 입원하고 있어도 아내가 한 번도 면회 오지를 않습니다. 주치의가 집으로 전화하여 현재 리스페달 1mg까지 줄인지가 3개월이고 부작용도 없고 환자도 꼭 약을 먹겠다고 하니 병원에 와서 주치의와 퇴원 여부를 상의하자고 했지만, 6개월 법적인 동의입원 기간이 찰 때까지 두었다가 다른 병원으로 옮겨버립니다. 약물이 과량이고 종일 졸리고 일상생활에는 역부족이라 약을 끊으면 당장 재발하는 것도 아니고 원래의 모습으로 돌아옵니다. 그러나 6개월도 안 되어서 결국 재발하여 양순하던 사람이 광기를 발휘하니 가족들은 공포에 떨다가 입원시킨 경우입니다. 이러한 현상의 주역도 약의 감량을 시도조차 아니 하는 정신과의사의 책임이 크다고 봅니다.

우리 병원에 2009년 3월에 4주간 입원하고 퇴원했던 중3 임OO를 기억하실 것입니다. 병원에서 입원 2주 후부터 학교에 보내어 적응하는 것을 보고 퇴원시켰던 여학생이 작년 7월 이후 투약을 중단하고 재발하여 4일 전에 입원하였습니다. 즉 첫 발병이면 1개월도 너무 짧을 수 있고, 학교나 직장에서의 낙오를 생각하면 2개월이 너무 길 수 있습니다. 고1이 된 학생을 이번에는 1주 만에 학교에 보내고 잘 적응하면 3주 만에 퇴원시켜보려고 합니다.

입원기간으로 2개월은 끌어보려고 하지만 위의 두 사례 모두 약물부작용도 없고 소량이니 벌써부터 퇴원을 조르고 있어서 주치의가 힘든 형편입니다. 우리 병원이니까 제가 마음껏 환자들의 상황을 고려하여 퇴원 결정을 내릴 수 있지 사실 봉직의 입장은 치료가 잘 되어서 1개월 만에 퇴원까지 하게 되면 병원 주인에게 미안한 마음이 듭니다. 그래도 그런 눈치를 전혀 주지 않는 우리 병원이라 저는 소신껏 일하는 중입니다.

정동장애라 불리는 조울병은 호전되는 데에 2주~4주 이상도 시간이 걸리며 자연히 입원기간은 2개월이 소요되는 경우가 많겠습니다.

위의 두 사례 모두 지난번 치료자가 처방 내었던 항우울제를 저는 한 알도 복용시키지 않았지만 호전은 빠르고 경과는 매우 좋습니다. 보호자까지 퇴원을 요구할 정도입니다. 즉 진단 문제도 몇 년간에 걸친 환자들의 경과를 봤으면 지난 과정에서 주치의 스스로 오류가 없었는지를 반성하고 가급적 정확해야 합니다. 주치의가 장로이거나 신앙인이어서 진단을 자꾸 주요우울증으로 보고 일시적인 정신병적인 증상이 함께 나타난 것으로 생각한 것이고, 결국 1년이면 투약 중단을 허용했던 경우입니다. 이도 가능하다면 처음부터 정확한 진단이 내려지도록 정신과의사는 노력해야 하고 개인적인 신앙관이 환자의 진료에 영향을 주어서는 안 되며 객관적인 타당성이 있어야 합니다.

만일 위의 첫 사례에서 환자가 재발했을 때에 증상이 처음처럼 높은 곳에서 또 뛰어내려 사망했다면 우리는 영영 그 환자를 우울증으로 진단 내렸을 것입니다. 환자를 자세히 보고 보호자가 입원시키기 전까지 있었던 일들을 잘 들으면 주요우울증과 조현병과는 분간이 그리 어렵지 않습니다. 저도 오진이 있을 수 있겠지만 정신과전문의는 누구보다 더 오진을 막기 위해서 스스로 노력해야 합니다. 진단에 따라서 퇴원 후 유지 약물이 엄청나게 달라지기 때문입니다.

심지어 알코올환자들까지 장기입원을 시키기 위하여 조현병의 정신장애 진단서까지 발행한 경우를 보게 됩니다. 그 알코올환자가족들의 고충을 모르는 바 아니나 정신과의사까지 거기에 동참해서는 안 된다고 생각합니다. 국가가, 하늘이 나에게 부여한 소명으로 정확한 진단과 꼭 필요한 최소용량의 약으로만 그들을 진료하는 최상의 의료서비스를 제공하기 위한 노력을 하는 것이 의사의 책무라 생각됩니다. 이런 노력을 아끼지 않는 의사 옆에서 약물의 감량으로 한두 명 나빠져서 근무하는 데에 어려움을 느꼈더라도 기꺼이 동참해 주는 우리 병원의 간호사들께 감사함을 전하며 이만 줄입니다.

2010. 6. 6. 흐린 날 아침

사례
연구
5

조울병과 조현병

1986년 10월 고3 때에 처음 만났던 환자로 흥분된 상태의 정신병적인 증세로만 생각했던 환자입니다. 돌이켜보면 1988년 12월, 1989년 7월, 1992년 9월까지 4번 조증상태의 발병이었음.

1994년 1월 한마디 말도 없고 종일 침대에서 꼼짝하지 않고, 식사를 거부하며 물조차 먹지를 않았다. 그해 8월까지 대학병원을 거쳐서 필자 의원에까지 입·퇴원을 되풀이하며 우울증의 경과를 보인 이후 2001년 7월까지 7년간 카마제핀 400mg과 퍼페나진 4mg을 복용한 이후 둘째 아이의 임신을 확인하고 임의로 투약을 중단함.

96년 5월에 결혼, 97년과 2002년에 아들을 낳았고 현재까지 9년간 약물 복용은 없었으나 재발이 없음.

필자의 실책 :

1. 조증 상태의 재발이 3번 있었으나 그때마다 임의로 투약중단을 했었기 때문에 조현병의 재발로 보았고, 지금 돌이켜보면 당시의 증상들로도 조증을 의심했어야 했음.

2. 5년 위였던 언니가 조울병으로 1984년부터 필자에게 치료를 받고 있었음. 물론 언니도 진단 문제로 1년 후배에게 면담 내용을 CCTV로 보게 하며 상의하며 고민 끝에 조울병으로 결론을 내렸고, 40대에 자살한 외삼촌과 고모가 우울증이라는 뚜렷한 가족력이 있었음.

3. 우울증일 때에 오로지 죽겠다는 생각으로 아무것도 먹지를 않아서 전기치료까지 해야 했던 지독한 경과를 보아서인지 재발이 없이 만 3년이 지난 1997년 이후에도 필자가 먼저 투약 중단을 권하지 않았다는 점. 즉 1997년 이후 2001년 7월까지 4년 넘는 기간은 약을 복용하지 않았더라도 재발이 없었을 수 있었다는 점. 2001년 둘째 아이를 임신하자 환자 임의로 투약을 중단하였음.

4. 성격이 유순하고 착한 아가씨였는데 16세 연하라 하더라도 한 번의 데이트 후에 스스로 이성의 상대로는 물러선 자신의 모습 - 아무리 환자들에 대한 편견이 없다고 스스로 자부했더라도 과연 없었을까? 키가 조금 더 컸더라면 계속 데이트를 했을까?

정신과의사들의 잘못된 처방전

1. 조현병의 환자들에게 다반사로 리튬과 발프로에이트와 카마제핀을 복용하게 하는 처방은 잘못입니다. 제가 오기 전부터 6병동에 있는 황인O, 김상O씨의 카마제핀의 복용은 그들의 공격성을 완화시켜주지 못함을 봅니다. 그렇다고 정동형조현병(정신분열정동장애) 환자도 아닙니다.

2. 일전에 나간 지연성 운동장애의 부작용을 생각하면 조울병에서의 유지용량으로써 항정신병약물의 병용은 지극히 제한적이고 소량이어야 합니다. 정신병적인 증상이 호전된 후 개방병동에 있으면서 몇 개월이 지나도 약물은 과량 그대로이고, 잠을 10시간 이상 자고 손발을 덜덜 떨고 있음에도 그대로 복용케 하는 처방은 문제가 너무 많습니다.

2011. 9. 6. 00:27

사례
연구
6

인격장애

윤OO : 30세, 남, 무직.

■ Family History

1. 가계도
2. 가족관계

- 모 : 현재 65세이며 남편이 일찍 사망하고 혼자 5남매를 키웠으며 식당부터 안 해 본 일이 없다고 함. pt를 지지하지만 뒷일 수습하다가 이제는 지친상황이며 pt가 병원에서 계속 치료받기를 원함. pt를 위해서 안 다닌 종교가 없다고 표현하심. 현재는 찜질방에서 일을 하고 계심.
- 누나 : 4명이며 다른 문제는 없는 편이며 pt에 관하여 pt를 버릇없게 키웠다고 pt 어머니에게 표현하고 있어 pt 어머니 혼자 고민하면서 현재 우울증 치료를 받고 있는 중임.

■ Psychosocial & Environmental Problem

- 추후 면담 예정

■ Case Worker Comment

- 병실에서의 적응문제 및 외래 추후치료의 필요성에 대해 교육 및 개인 면담.
- 가족에 대한 병에 대한 교육 및 가족치료적인 접근 필요.
- 단순히 알코올에 집중하지 말고 섹스 중독증인지 살펴볼 필요가 보임.

Case Worker : 이○○ (인)

MMPI : 환자의 경우 MMPI에서 자신의 문제를 어느 정도 인정하고 있는 솔직한 상태에서 검사수행이 이루어진 것으로 보임. 환자의 경우 4번 척도가 유의미하게 상승하였는데 이는 사회적가치관과 규범을 내면화하는 데 어려움이 있으면 거짓말, 사기, 성적행동화, 알코올남용을 포함한 비사회적 반사회적 행위에 가담한 것을 뜻함.

환자의 경우 충동적이고 즉각적인 충족을 구하고 그 행위의 결과를 예상하지 못하는 경향으로 참을성, 인내력, 계획력이 다소 부족한 것으로 나타남. 또한 환자의 경우 피해의식도 다소 높은 편으로 다른 사람들이 자신을 어떻게 생각할까에 대해 예민한 편이며 타인의 동기를 의심하는 경향임. 보충척도를 살펴보면 불안(64), 우울(83), 분노(68), 가정문제(69), 부정적 치료지표(68)가 상승한 상태임.

- SCL-90 : 다른 척도에 비해 대인관계 예민성 척도가 높은 편, 이는 타인과의 관계에서 나타나는 불편감, 부적합감, 열등감을 시사함.
- BDI : 가벼운 우울감.
- SCT : 자신의 소망 및 기대는 높으나 현실적으로 충족이 어려워 내면적 갈등을 시사하며 가족관계에서 어려움, 소외감을 표현.
- MOCI : 정상.
- BAI : 정상.

자신은 인식하지 못하였거나 혹은 인정하기 어려운 불안감, 분노감이 있으나 자신의 내면을 들여다보고 통합하는 능력이 다소 부족하여 단순히 “기분이 좋지 않다”로 인식하고 있을 가능성이 높음. 따라서 직접적이고, 적절한 감정표현에 어려움이 있었을 것이며, 정서적 신체적 증상도 다소 모호하게 표현할 가능성이 시사됨.

또한 자신의 행동에 대한 결과를 생각하지 않으며, 충동적이고 즉각적인 충족을 구하기 때문에 알코올문제나 성적문제에 관여될 가능성이 높음.

즉 환자의 경우 피해의식 및 예민성으로 대인관계 및 가족관계에 어려움으로 인해 불안감, 분노감 등이 내재 되어왔을 가능성이 있으며, 문제를 해결하기보다 타인이나 환경을 비난해왔을 가능성이 크고 부정적 감정을 알코올이나 성적행동으로 치환했을 가능성이 있음. 환자의 경우 자신의 심리적 문제를 부정하고 타인을 비난

함으로써 책임을 피하려는 경향과 타인의 동기에 대한 의심으로 건설적인 비판을 수용하지 못할 가능성이 높아 치료적 예후는 좋지 않을 것으로 예상됨.

종합검사를 실시한 것이 아니므로 검사결과를 신뢰하는 데 어려움이 있음.

인격 장애의 치료(인격 장애 : ego-syntonic, 신경증 : ego-dystonic)

위의 환자에게 보이는 모습이 다른 알코올환자와 크게 다를 바 없어 보입니다.

의존적 인격장애, 회피성 인격장애, 수동공격성 인격장애, 충동조절장애를 참조해 보시기 바랍니다.

최근 8개월 만에 퇴원한 장OO 환자와 흡사하지만 양상이 조금 다를 뿐입니다. 즉 성장과정기에 지대한 역할을 한 부모의 왜곡된 인생관이 있고, 이는 정도의 차이가 있으나 누구에게나 나타날 수 있는 현상입니다. 인격장애 환자에게 10여 년간 정신지체장애증을 발급한 정신과의사는 문제가 많습니다. 용서하십시오.

주 치료자가 아무리 바빠도 20세 전후의 청소년이라면, 특히 중고생이라면 정신치료를 해야 합니다. 주 치료자가 시간을 낼 의향이 없다면 정신보건상담원들과 간호사에게라도 의뢰함이 마땅합니다.

대부분의 인격장애에서는 약물치료가 도움되지 않으며 환자 스스로 원하지 않는 경우가 대부분입니다.

2011. 9. 6. 01:05

사례 연구 7

장시정좌불능증(Akathisia)을 해결하지 못하는 정신과전문의는 어찌하면 좋은가?

외롭고 의로운 싸움을 시작하면서 여러분의 자문과 격려를 바랍니다.

과연 소생에게 이런 자격과 용기가 있는가를 놓고 여러 날을 고민하였습니다. 정신과의사들의 자성이 없이는 약물조절도, 환우들의 건강한 일상생활로 돌아옴도 요원함을 느낍니다.「정신분열병을 이겨낸 사람들」 4판을 낸 이후 그 책을 보고 대전에서 거제까지 소생을 찾아온 후배의사가 있었습니다. 금년에 의과대학을 졸업하고 인턴을 하다가 조현병의 발병으로 5월에 그만두게 되었고 내년에 인턴을 할 수 있겠는가를 문의하고 싶어서 찾아왔습니다.

먹는 약을 봤더니 자이프렉사 10mg과 리스펜 4mg, 벤즈트로핀

2mg을 복용하고 있었고 그 약을 다 먹고는 전공의 과정을 해내기 어렵다고 사실대로 얘기하는 수밖에 없었습니다. 그렇지 않아도 10시간 이상 잠을 자게 되고 머리도 멍해서 책이 눈이 들어오지 않아서 찾아온 것이었습니다. 자이프렉사 10mg만 먹어도 전공의 과정을 해내기 어려울 것 같다고 얘기했으며 300명이 넘는 조현병 환자들을 방배동 외래에서 보고 있을 때에도 자이프렉사를 먹는 환자는 한 명도 없다고 말해 주었습니다. 자이프렉사는 비싸기만 했지 나른하고 졸리고 살이 찌고 처음 개발된 클로르프로마진보다 더 나은 이점이 없다고 했습니다. 그럼에도 불구하고 우리나라에서 항정신병약물 중에 매출액 1위를 기록하고 있습니다. 약의 용량이 적어서 재발을 감수하더라도 부작용이 없게끔 약을 줄이고 종류도 한 가지로 가능하면 그리해야 한다며 리스펜 2mg과 벤즈트로핀 1mg만 2주간 복용하게 하고 이번 주에 다시 오기로 했습니다.

이번 주에 오면 리스펜 1mg까지 재발을 각오하고라도 줄여볼 것임을 설명했습니다. 리스펜 2mg에서는 재발이 없을 것이나 1mg으로 감량하면 20% 정도는 재발할 수 있다고 설명했으며 평생 복용해야 할 약인데 감량으로 재발한다면 금년에 다 경험함이 좋을 것 같다고 했습니다. 환자도 소생의 의견에 동의를 하고 갔습니다.

왜 이 후배의사의 주치의는 자이프렉사 10mg도, 리스펜 4mg도 과량일 수 있는데 호전된 후배의사에게 3개월이 다되어 오는데도 과량을 두 가지씩이나 복용시키게 하는지 이해할 수 없습니다. 제가 1개월 만에 퇴원시키는 대부분의 조현병 환자는 유지용량이 리스펜 한 가지만 2mg이나 1mg입니다. 위 환자의 경우 리스펜을 끊고 자이프렉사를 복용하게 하더라도 전문의는 하루에 자이프렉사 5mg~2.5mg까지 감량을 시도해 보아야 합니다. 치료과정에서 약물 반응이 없었던 것도 아닌데 처음부터 왜 두 가지를 병용하게 했는지 이해가 되지 않으며, 이 또한 장차 소송의 대상이 될 수 있음을 알아야 합니다.

며칠 전, 또 다른 보호자와 아래의 메일을 주고받다가 환갑이 지나서 하려던 일을 이제 할 때가 되었다는 생각이 들었습니다. 아무리 의롭고 환자를 위하는 일이라 하지만 이는 외롭고 힘든 싸움입니다. 특히 동료 정신과전문의들을 향하여, 대한신경정신의학회 홈페이지에 연재하니 더욱 그러합니다.

그러나, 이는 한 영혼의 일생이 걸려있는 소중한 일입니다. 귀 있는 이는 들을 것입니다.

여러분들의 자문과 격려를 받고 싶습니다.

2012년 12월 20일 위의 환자 아내에게 전화가 왔습니다.

리스펜 1mg을 그대로 계속 복용 중이며 인턴으로 일할 수 있는 병원에 일반의로 취직을 했다고 합니다.

장시정좌불능증(Akathisia)을 해결해주지 못하는 정신과전문의

제목 : 어머니가 약 7년 동안 조현병이십니다.

날짜 : 2010년 8월 04일 수요일, 10시 04분 36초

보낸이 : 김OO

받는이 : 〈psyfree@hanmail.net〉

안녕하세요.

경기도 OO군 작은 읍에서 살고 있는 19살 학생입니다.

제가 초등학생 6학년 때부터 지금까지 약 7년 동안 어머니께서 조현병이셔서 여느 일반 가정처럼 순탄치 못한 삶을 걸어왔습니다. 정신병적 지식과 관심이 없던 저희 가족은 초기 어머니의 발병증세에 대해 올바른 대처를 하지 않았습니다. 제가 6학년이 되었을 적에 어머니가 의부증을 보이셨고, 그 후로 조현병 양상을 조금씩 보였습니다. 친척들의 지인으로 하여금 이러한 증상을 영적으로 보아 굿을 해보기도 하였지만 별다른 차도가 보이지 않아 고심하던 중 발병 후 5년 만에 어머니의 행동을 정신병이라 생각하게 되었고, 지방 신경정신과에서 조현병을 판정받고 치료를 했습니다.

약을 한 달 정도 복용했음에도 어머니의 상태는 나아지지 않고 약의 부작용으로 더욱 불안하시고 약을 복용하게 하는 것이 걱정되고 불안하여 가족 스스로 처방을 해버린 실수로 어머니의 치료도 잠시 중단되었지요. 약을 중단했을 때 어머니의 몸 상태는 점점 괜찮아지는 것 같았지만 정신적으로는 점점 나빠지고 있었습니다. 그래서 아버지와 친척들은 입원을 상의하시고, 건장한 남성 세 분이 어머니를 모시고 갔다기보다는 끌고 가기에 철없는 저와 어린 동생은 무섭고 두려워서 어머니를 붙잡고 울다가 결국 입원을 하루하고 퇴원했습니다.

그 후 어머니께서 출산을 하셨고, 상황이 설상가상으로 다운증후군 아이로 선천성 심장질환을 앓고 있어, 어머니보다 셋째 막내동생에게 신경을 많이 쓰게 되었습니다. 셋째 막내동생의 문제가 잘 해결되었고 다시 어머니를 모시고 지방 신경정신과에 다녔습니다. 약을 4일 동안 복용하니 웬일인지 어머니의 행동이 예전의 반만큼이나 돌아왔다는 사실에 너무 놀랐고 너무나도 좋았습니다. 그 후로 계속 약을 먹어야겠다는 생각으로 병원을 찾아 약을 받았고 똑같은 약을 처방받아 그 약을 복용하더니 어머니가 갑자기 불안해하시며 걸음걸이가 느슨하고 헛구역질도 하시며 주무시지 못했습니다.(리스펜 2mg 2알, 로라반 1알, 흰색 환약 앞면 M11 뒷면 B라고 써있음을 자기 전에 복용하였습니다.)

그 다음 날 바로 병원을 찾아가서 약을 처방받고 약을 복용했을 때 어머니께서 몸은 조금 힘들어하시지만 조현병 행동이 계속 진행되었습니다(리스펜 2mg 2알, 로라반 1알, 위에 말한 흰색 환약, 클로프프로마진정 50mg 한 알 자기 전 복용).

이 약을 다 복용하게 했고, 다음날 약을 타러 갔습니다. 타온 약을 2일 정도 먹었을 때 어머니는 심한 불안증세로 몸을 부르르 떨었고, 안면이 마비되었는지 말을 하는 것이 다 새어나가며 헛구역질, 아파트 베란다에서 투신하려는 행동, 눈이 매우 풀림, 걸음걸이가 더욱 느려지심, 얼굴에 식은땀이 많이 남, 소화가 안 되고 숨이 안 쉬어진다고 하셨습니다. 너무 걱정되어 차를 타고 병원으로 급히 출발했고 도착할 때까지 차 문을 열고 뛰어내리려고 하셨습니다. 지방 신경정신과에 도착하여 주사를 맞고 바로 진료를 보고 약을 타왔습니다. 약을 복용하고 잠을 주무시지 못했으며 계속 아파트 베란다에서 투신자살하려고 하였고, 눈은 여태 풀렸으며 안절부절 못하고 자주 나갔다가 들어오며 어지러워하십니다(리스펜 2mg 2

알, 클로르프로마진정 100, 50mg 각각 한 알씩).

의사의 자세한 설명도 없이 약만 처방받아 그 약을 복용하게 하면서도 너무 불안하여 일단 병에 대해 자세히 알아야겠다는 생각으로 여러 권의 책을 사다 선생님께서 저술하신 「정신분열병을 이겨낸 사람들」 책을 보고 뭔가 치료가 잘못되지 않았을까? 라는 생각에 이렇게 메일을 보냅니다. 지금 6개월 된 막내동생이 있어서 어머니의 입원이 좀 힘든 것 같습니다.

외래로 찾아뵈려니 가는 데만 6시간 반 ~ 7시간이 걸려 자주 외래를 가지도 못하는 상황이라 이러지도 못하고 저러지도 못하고, 이 병원을 계속 다녀야 할지 멀지만 거제도까지 가서 어머니의 치료를 적극적으로 해야 할지 너무 착잡합니다.

조금이나마 긴 글 읽어주셔서 감사합니다.

보낸사람 : 권영탁 〈psyfree@hanmail.net〉

보낸날짜 : 2010년 8월 07일 토요일, 11시 29분 34초

받는사람 : 김OO

현재 먹는 약에 벤즈트로핀(코젠틴)이나 프로이머가 없는데 안절부절못하는 항정신병약물 부작용으로 여겨집니다. 곧 현재 다니는 병원으로 가서 위의 약을 처방받아 함께 복용하면 그 부작용은 사라집니다. OO군 보건의료원에는 박OO 전문의가 있는 것으로 아는데 제게 메일을 보냈더니 이런 답이 왔다고 얘기하셔도 좋습니다.

서울의대 후배가 되는군요. 그래도 해결이 안 되면 제가 그 전문

의에게 전화라도 해서 해결해 보겠습니다.

약은 소량이라도 꼭 복용해야 합니다. 우선 급하면 모든 약을 중단하고 리스펜 2mg짜리를 매일 반 알만 복용하게 하십시오.

좋은 결과가 있기를 바랍니다.

보낸사람 : 김OO

보낸날짜 : 2010년 8월 07일 토요일, 17시 29분 33초

받는사람 : 권영탁〈psyfree@hanmail.net〉

8월 4일 다시 OO천 지방병원에 가서 아침 약 할로페리돌 5mg, 취침 전 약 리스펜 4mg/로라반 2mg/클로프프로마진정 300mg을 받아 복용하게 하였습니다. 그 약을 복용하고 어머니는 파킨스병처럼 팔과 목을 곧게 한 채 느슨한 발걸음으로 걸었습니다. 다리가 아프다고 하시며 앉아서 일어나는 것조차 힘겨워하셨고 얼마나 답답했던지 자신의 다리를 주먹으로 쳐서 멍까지 군데군데 들어있습니다.

어머니는 8월 5일부터 할로페리돌 5mg은 괜찮다고 복용하셨지만, 위에 취침 전 약 복용을 거부하셨습니다. 계속 복용하게 하려 하자 어머니는 급기야 눈물까지 글썽거리셔서 저 또한 마음이 아파 취침 전 약을 의사와의 상의 없이 임의적으로 중단시켜 버렸습니다.

8월 7일부터 어머니는 전보다는 몸과 마음이 가벼워지신 것 같습니다. 오늘 다시 병원을 가서 임의적으로 중단시킨 것을 사실대

로 말씀드리고, 어머니의 약 부작용에 대해 말씀을 드렸지만, 전문의께서는 임의로 약을 중단했다는 말에 발끈하셨습니다. 자신은 입원한 환자치료처럼 행하였고, 그 정도는 감수하고 치료해야 한다는 말을 하였습니다. 어머니의 상태는 입원을 꼭 해야 하는 상황이며 입원을 못할 상황이라 하자 입원치료대로 한 것이니 힘들어하는 모습은 어쩔 수 없다고 합니다. 현 정신과 병원 입원제도에서도 환자와 환자의 가족 간의 면회가 2~3주 동안 금하게 하는 이유가 환자의 힘든 모습을 보여주면 환자의 가족들이 힘들어하기 때문이라고 하더군요. 하여튼 어머니의 약 부작용에 대해 다리에 힘이 풀려 움직이지 못하신다 하였더니, 어머니의 걸음걸이를 자세히 보시다가 그냥 또 같은 약을 처방해 주셨습니다. 어머니는 지금 치료를 거부하십니다. 자신의 병을 치료하겠다는 의지는 갖고 계시지만, 몸과 마음이 점점 힘들어지니 사는 것이 사는 것이 아니라며 이렇게 산다면 차라리 죽을 거라고 치료를 안 받으시겠답니다. 어머니가 상태가 많이 안 좋았었지만 지금은 어느 정도 자신의 생각을 말할 수 있을 정도의 정신은 되는 것 같습니다.

OO천 지방 전문의 선생님께는 죄송하지만, 더 이상 신뢰가 안 갑니다. 이 병원인지 정확히는 모르지만 아버지의 말씀을 들어보니 1년 전 병원을 다니면서 약을 복용하다 어머니가 지금과 같은 증상이 보여서 약 부작용이 아니냐는 말씀을 드렸다고 합니다. 그러자 전문의가 약 먹기 싫어서 하는 거짓 행동이라는 말을 했다고 합니다.

여하튼간에 내일모레 어머니를 모시고 가까운 OO천의료원에 가서 선생님의 말씀대로 하기로 했습니다. 선생님을 직접 뵌 적이 없지만, 선생님의 저술하신 책의 글 속에 환자를 고치려는 투철한 직업정신과 환자의 제2의 삶에 대해 새로운 방향을 찾아주시려는 그 따뜻한 마음이 느껴지니 희망과 신뢰가 저도 모르게 갑니다.

고맙습니다.^^

장시정좌불능증(Akathisia)을 해결하지 못하는 정신과전문의는 어찌하면 좋은가?

소생이 전공의 시절에 20대의 청년이 조현병으로 재발하여 다시 입원한 상태에서 한사코 약물치료를 거부하던 생각이 납니다. 앉지도, 서지도, 눕지도, 걷지도 못할 만큼 가만히 있을 수가 없었다며 초조와 불안해서 견딜 수가 없는 부작용을 일으키는 항정신병약을 복용하지 않겠다는 것이었습니다. 위의 환자처럼 차라리 죽는 게 낫지 그 부작용은 다시는 경험하고 싶지 않다는 주장이었습니다.

임상의사는 환자의 고통이 얼마나 견디기 어려우면 저런 표현을 하겠는가에 먼저 귀를 기울여야 할 것입니다. 위의 사례에서 전문의가 대처하는 방법은 목적이 무엇인지 알 수가 없습니다. 보호자가 항정신병약의 부작용으로 파킨슨병을 언급하고 있는데, 정신과전문의가 장시정좌불능증을 몰랐다는 상상은 하고 싶지도 않습니다. 알고도 계속 항정신병약의 용량을 늘리며 3가지씩이나 복용시킨 사실은 이해도 안 되고, 만일 그 환자가 고통에 못 이겨서 자살이라도 한다면 끝까지 그 전문의를 추적하여 법정에 세우고 싶은 심정입니다. 환자는 점점 고통 속을 더 헤매고 있는데 왜 항정신병약은 종류를 늘려서 3가지(할로페리돌, 리스펜, 클로르프로마진)씩이나 주었는지를 엄중하게 문책하고 싶습니다. 항정신병약의 흔한 부작용인 추체외로증후군의 부작용이 나타났는데 왜 항콜린제를 복용시키지 않았는지를 엄중 문책당할 것입니다. 항파킨슨제재를 예방 목적으로는 병용시키지 않겠다는 주장을 펼치는 전문의라 하더라도 장시정좌불능증인 부작용을 몰랐다고 대답한다면 전문의 자격이 없습니다. 무언가 전공의 과정에서 잘못된 교육을 받은 분이라고 해석할 수밖에 없습니다. 그런 전문의는 자격을 박탈당하거나 재교육이 되어야 함이 마땅합니다.

장시정좌불능증은 항정신병약물 투약 후 5~60일이 가장 극심히 나타나며, 지속되는 것으로 되어 있습니다. 항정신병약을 감량하고, 항파킨슨제재를 병용해야 하며, 벤조디아제핀이 도움을 줄 수 있는 것으로 되어 있습니다. 임상경험적으로는 장시정좌불능증은 견디기 어려운 부작용일 뿐만 아니라 정신과의사가 이를 경험하지 않도록 미리 항파킨슨제재를 병용시키지 않으면 환자는 죽는 게 낫지 항정신병약을 먹지 않겠다는 잘못된 병식을 가지게 되는 원인이 됩니다. 일단 장시정좌불능증이 나타났다면 이는 응급사항이며, 정신과의사는 환자의 고통을 덜어주기 위해서라도 아티반 4mg이나 혹은 디아제핀 10mg을 정맥주사하면 즉석에서 사라지고 환자는 곧 편안해 집니다. 제가 근무했던 정신병원마다 병실근무 간호사들을 모아놓고 급성근육긴장이상증(acute dystonia)이나 장시정좌불능증의 부작용이 환자에게 나타나면 정신과의사에게 보고하기도 전에 먼저 위의 약을 정맥주사하여 환자의 고통을 즉석에서 해결할 줄 알아야 제대로 된 정신과간호사라는 강의를 했었습니다. 만일 이런 사실도 모르고 있는 전문의라면 정신과전문의 자격이 없습니다. 위의 사례를 담당한 정신과전문의는 도대체가 이해가 안 될 뿐 아니라 화까지 납니다. 조물주가 있다면 조현병 환우들을 위해서 소생에게 이런 일을 앞당기게 하려고 위의 메일을 저에게 보냈다고 긍정적인 해석을 애써서 해볼 뿐입니다.

위의 사례에서 크게 잘못된 중대한 사실은 환자가 이미 호전되어 가족들이 좋아했을 정도인데도 죽고 싶을 정도로 불안과 초조를 나타내는 장시정좌불능증의 약물부작용을 정신병적인 증상으로 판단하여 할로페리돌을 추가시키고 클로르프로마진을 추가시켰다는 사실입니다.

「정신분열병을 이겨낸 사람들」 4판의 370쪽에 〈평가〉부분을 인용합니다.

4. 평가

1) 약물치료를 시작한 후 굳은 표정이 풀리거나, 대화가 되기 시작하는 등 한 가지 변화만 있더라도 이미 긍정적이며 더 이상의 약물 증량은 필요 없고 다만 기다리면 된다. 오히려 호전되기 시작한 환자에게 조급한 기대를 하거나 증상이 부분적으로 남아 있다고 용량을 증가시킬 경우, 과용량으로 인한 부작용으로 환자를 고생시키거나 자칫 과용량으로 인한 행동독성(Behavioral Toxicity)과 뇌기질증후군(Organic Brain Syndrome)을 초래할 수 있다.

2) 거의 예외 없이 치료 시작 1, 2개월 이내에 가급적 빨리 원래 생활로의 복귀를 시도하였다. 그러는 동안 낮병원이나 기타의 사회복귀 과정이 많은 환자들에게 꼭 필요한 것은 아님을 느끼게 되었다.
3) Kolb 교과서의 조현병 예후에 관한 1/3, 1/3, 1/3의 기술은 이미 지식이 아닌 듯하다. 오히려 필자의 짧은 경험으론 1/5, 4/5이며 특히 첫 발병인 환자의 경우 1/10, 9/10 정도로 90% 이상이 정상적인 일상생활로 나아갈 수 있었다.

앞으로 1년간 위의 사례들처럼 진료현장에서 소생이 직접 경험한, 동료 전문의들의 잘못된 처방을, 사례를 중심으로 기술할 것이니 소생이 잘못 알고 있는 부분이나, 더 나은 방법을 알고 계시는 분은 댓글을 달아주시면 대단히 감사하겠습니다. 그리고 소생의 이런 노력이 혼자만의 외마디 괴성이 아니라, 환자를 가엽게 여기는 정신과의사들의 겸손이 묻어나기를 기원합니다. 환자를 위해서 대한신경정신의학회 차원에서도 대책이 있기를 간절히 간구합니다.

2010. 8. 8. 오전 2:40

「정신분열병을 이겨낸 사람들」 4판의 367쪽의 내용을 첨부합니다.

〈조현병 치료에 대한 경험적 제안〉

1. 의사의 태도

환자를 대하는 의사의 태도는 치료의 과정뿐 아니라 예후까지 가장 기본이 되는 전제다. Betz는 적극적이고 동정적이며 환자의 약점을 보완해 주고 면담을 주도하는 의사군의 환자들(75%에서 호전)과 수동적이고 환자에게 모든 것을 용납하는 의사군의 환자들(27%에서 호전)에서의 예후를 비교한 연구에서 조현병의 예후는 치료자의 성격에 많이 달려 있다고 주장하였다.「소설 동의보감」에 나오는 無心之醫(병자에게 연민을 담아 보는 눈이 醫業으로 출세나 치부의 욕망과 바꿀 수 없다)의 개념은 오늘날 많은 의사들에게 다시금 귀감이 되어야 할 것 같다.

2. 약물치료

1) 가능하다면 장시정좌불능증(Akathisia)이나 급성근육긴장이상증(Acute Dystonia) 같은 부작용을 경험하지 않게 하기 위해서 부작용이 나타나기 전에 항콜린제(Anticholinergics)를 같이 사용하였다.

2) 치료 범위 내(Therapeutic Window)의 용량에서 더 이상 증량하지 않고 최소 2주일 동안 기다려 본다(입원 환자인 경우 더욱 용이하리라 생각된다).

3) 항정신병약물의 용량은 높지 않았으며 (Pimozide 4mg, Haloperidol 10mg, Chlorpromazine 400mg 등) 가급적 첫날부터 이 용량을 사용하였다.

4) 초발한 조현병 환자에게는 대부분 Pimozide 4mg과 Benztropine(Cogentin) 2mg을 취침 전 1회로 처방하였고, 불면이 해결 안 되는 환자는 Chlorpromazine 100mg~200mg이나 Diazepam 10~20mg을 병용하였다. 80% 이상의 환자에게서 1

주일 이내에 호전되어 감량을 시작했고 어느 약물보다 부작용이 덜했다.

5) 유지용량으로 Pimozide 1mg, Haloperidol 1.5mg, Chlorpromazine 100mg까지 감량하는 시도를 대부분 2개월 이내에 하였다. 감량 도중 증상의 재현으로 용량을 다시 올리거나 감량을 다소 늦춘 경우는 있었으나 대부분의 환자에게서 성공하였고 책의 사례 50명 중 16명(32%)은 약 안 먹는 날(Drug Holiday)을 두고 있다.

6) 이전에 과량의 약물을 복용하였거나 혼합 처방을 받았던 환자는 Pimozide 2mg, Cogentin 1mg과 Valium 10mg을 취침 전 1회로 처방하고 2주일간 기다려서 좋은 결과를 많이 보았으며 Diazepam은 곧 감량하였다.

7) Haldol 3mg, Pimozide 1.5mg 이상에서 항콜린제를 병용하지 않을 경우 장시정좌불능증의 여부에 유의하였으며 Loxapine 20mg, Mellaril과 Chlorpromazine 150mg 그리고 Haloperidol 3mg 이상에서는 과도한 진정작용(Oversedation)에 유의하여 정상 수면이 되도록 도와주었다.

8) 첫 발병의 환자라도 1년 만에 투약을 중단(Talbott, 387쪽)하는 것은 무리인 듯하며 단기 반응성 정신병과 비특이성 정신병도 나의 경험으로는 대부분 조현병으로 이행하는 것 같다.

9) Piperazine계의 Thiothixene(Stelazine or Navane)은 부작용이 너무 심하므로 더 이상 사용하지 않았다.

☞ 위의 글은 1993년 3판 발행 때에 첨부한 내용으로 Pimozide 대신에 Risperidone으로 대체하여 보아도 되겠습니다.

(psyfree 칼럼 33번에 40여 통 오고간 메일이 있고 좋은 결과를 이루었습니다.)
실명은 김 아무개로 고치고 메일주소는 지워서 오고간 메일이 공개되어도 되겠습니까?

보낸사람 : 권영탁 〈psyfree@hanmail.net〉
보낸날짜 : 2010년 10월 31일 일요일, 10시 53분 03초
받는사람 : 김OO

21통의 편지를 제가 받았고 제가 대부분 답변을 드린 결과가 OO군의 삶에 푯대가 되도록 하겠다니 일요일 아침 지난주 받은 편지로는 가장 흐뭇한 내용이었습니다. 무엇보다 모친께서 건강하게 가족들이 함께 생활하고 있으니 더욱 흐뭇합니다. 다음의 카페에 〈파란 마음 하얀 마음〉이 있습니다. 7000여 명의 회우가 있는 곳인데 제가 간혹 병에 대한 견해를 올리고 상담도 받아주고 있습니다.

현재 우리나라 정신과 진료의 현주소가 적나라하게 드러난 내용들이라 공개하면 많은 분들에게, 정신과의사들에게도 도움이 되리라 여겨집니다. 그리고 대부분의 환자들이 모친처럼 소량에도 병이 잘 낫고 일상생활이 가능하다는 현실을 깨달아야 합니다만 현실은 그렇지 못한 경우가 더 많은 것 같습니다.

곧 답신을 주시면 감사하겠습니다.

일요일 아침
권영탁 올림

답신 : 저에겐 너무나도 영광입니다

보낸사람 : 김OO

보낸날짜 : 2010년 10월 31일 일요일, 15시 27분 41초

받는사람 : 권영탁〈psyfree@hanmail.net〉

저 또한 「정신분열병을 이겨낸 사람들」 책의 사례 하나하나로 많은 도움을 받았고, 저희 어머니도 건강한 삶을 영위해 나갈 수 있다는 큰 희망을 얻었습니다. 만약 이 책이 없었다면, 지금까지도 안 좋은 상황만 악순환 한 채로 살아가고 있었을 게 분명합니다.

저희 가족의 작은 일이 많은 사람들에게 도움을 주고 희망을 줄 수 있다면 저에게는 크나큰 영광이 아닐까 싶습니다. 부디 저희 가족의 작은 일로 많은 사람이 조현병은 '불치병'이 아닌 '과정이 조금 힘들 뿐 치료될 수 있는 병'이라는 것을 알았으면 하는 바람입니다.

제목 : 약 감량에 대해서….

날짜 : 2011년 1월 11일 화요일, 23시 06분 03초

보낸이 : 김OO

받는이 : 권영탁〈psyfree@hanmail.net〉

약을 작년 O천 OO신경과에서 과량으로 처방받아 복용하였을 때와 선생님이 소량으로 처방해 주셨을 때와 확연히 달라지셨습니다. 소량으로 복용하실 때 80퍼센트 정도 호전되셨습니다. 이때는 과거에 보였던 정신병적 증상은 없었으나, 불안해서인지 답답해서인

지 모르겠지만 수시로 왔다 갔다 하는 모습이 보였었습니다.

그 후 사건이 터지고 나서 병원에서 입원한 후 퇴원한 현재는 거의 100%라고 말씀을 드려도 될 것 같습니다. 규칙적으로 식사하고 잠도 자고 거동이 약간 불편함에도 불구하고 자식 생일이라고 여러 가지 음식도 손수 해주셨습니다. 또 집안일은 어느 정도 같이 해주시고 돈 같은 것도 잘 관리하시는 것을 보면 전과는 확실히 좋아진 모습입니다. 이 상태에서 약을 감량한다면 재발할 위험이 클까요? 솔직히 욕심은 납니다. 선생님의 책을 보면 다들 재발을 감수하고 약을 감량해서 성공했던 사람들이 많고, 어차피 평생 먹어야 할 것이니 약을 감량해서 부작용도 더 줄고 편히 드시길 바라기 때문입니다.

선생님께서 보시기엔 저희 어머니 같은 환자 경우 약을 감량하면 재발할 확률이 클까요? 괜히 지금까지 잘했는데 너무 욕심부려 감량했다가 일이 더 커질까 봐 두렵기도 합니다.

경험상 20% 정도 재발이 될 것입니다.

보낸사람 : 권영탁

보낸날짜 : 2011년 1월 12일 수요일, 01시 04분 52초

책에 나오는 피모자이드의 경우는 1mg까지 감량하면 재발은 20% 정도였는데 리스펜 1mg은 30~40% 정도는 재발하는 것 같습니다. 즉 역가가 리스펜이 피모자이드보다 더 낮다고 봅니다. 여자의 경우 리스펜 1mg에서 20% 정도 재발이 되는 것 같습니

다. 약물 복용 도중 재발은 3~4mg까지만 증량하여도 1, 2일 만에 곧 호전되고 투신 같은 위험한 행동은 거의 하지 못합니다. 이번 어머님의 투신도 저는 낙심보다는 약물부작용으로 견디기 어려웠던 것이 더 큰 역할을 한 것으로 봅니다. 제 어머님이라면 벌써 1~1.5mg/day까지 감량했을 것입니다. 외래에서 리스펜 1mg에서는 부작용 해소제를 주지 않으나, 1.5mg에서는 꼭 벤즈트로핀(=코젠틴) 0.5~1mg을 병용시킵니다.

행운이 함께 하시길 빕니다.

겨우살이 12. 06. 27. 20:15

/ 대단한 의사선생님과 그에 잘 맞는 훌륭한 젊은이네요. 자식을 지켜보며 가슴앓이를 하는 저 같은 부모들도 이 글의 젊은이처럼 담대하고 현명하기 쉽지 않다는 생각이 드네요. 두 분의 이야기가 가슴 뭉클합니다. 젊은 아드님에게 신의 가호가 있기를 기원합니다.

희망이삼 12. 09. 22. 01:18

/ 경외감마저 드는 두 분의 모습에 가슴이 먹먹해지네요. 정말 훌륭하신 젊은이네요. 보호자로서 어미로서 안절부절못하던 저를 다시금 일깨워 주셨습니다. 감사합니다.

안녕하세요. 잘 지내시고 계시죠?

보낸사람 : 김OO 12. 12. 27 23:35

받는이 : 권영탁<psyfree@hanmail.net>

안녕하세요? 선생님.

제가 먼저 연락을 보냈어야 하는데….

메일도 제가 훈련소에 있었던 기간이라 오늘 보게 되었네요.

선생님은 잘 지내시죠? 저희 어머니 약 용량은 리스페달 2mg, 코제틴 1mg 복용 중이세요. 약 용량에 대한 변화는 없었구요. 계속 이 용량으로 드시고 계세요.

지금은 근 1년 넘게 예전 같은 장시정좌불능증 같은 약물부작용이라던가. 약 먹고 나서 부작용이 생긴 경우는 한 번도 못 봤어요. 용량도 적고 잠자기 전 시간 딱 맞춰서 잘 드시고 있기 때문인 거 같아요.

아직까지 증상은 아주 사라진 것은 아니지만 매번 하는 말이지만 예전에 비하면 너무 좋아지셨어요. 남아있는 증상이라면 환각에 대한 것과 약간 강박적인 증상이 있어요. 어느 날은 100%로 돌아왔다가 어느 날은 80% 되시기를 반복하시긴 하지만 다시 말하지만 예전에 비하면 정말 좋아지시고 나날이 느리지만 더 좋아지고 있습니다. 예전에는 밥이며 설거지며 하나도 안 했지만 밥도 하시고 설거지는 매일 하셔요.

제 막내동생도 귀엽게 웃으며 기르시고 계시답니다. 어머니 혼자 자활능력은 없지만 예전에 비하면 이제 가족이 좀만 도와주면 어머니도 스스로 하시려고 노력하시는 게 조금씩 눈에 보이기 시작했어요. 또 저희가족도 이제 엄마 병에 대해 이해하고 인정하게 되었어요.

근 1년 넘게 어느 가정처럼 아주 정상적이진 못하지만 우리 가족은 너무 평화롭게 지냈습니다.

약은 의료원에서 타고 있어요.

예전 선생님은 가셨고, 1년 전에 새로 오신 선생님한테 똑같은 용량의 약을 받고 있어요.

이 은혜가 다 선생님 덕분인데, 정말 나쁜 놈이게도 선생님께 오랫동안 연락 한 번 하지 않았었네요. 정말 죄송합니다.

그만큼 어머니 상태가 별다른 문제 없이 지냈기에 잠시 이 문제에 잊고 살았다고 생각해 주셨으면 좋겠습니다.

선생님!

지금도 환자들과 가족들이 한 줄기 빛이고 희망이시지만 정신으로 힘들어하는 환자들, 그 가족들에게 더 큰 별이 되셨으면 좋겠습니다. 제가 힘들었던 때에 희망을 주셨던 것처럼 다른 분들에게 작은 희망을 갖게 해주셨으면 좋겠습니다.

선생님은 아직도 제가 마음속에서 제일 존경하고 제 인생의 롤모델임을 기억해주셨으면 좋겠습니다.

이제 새해가 다가왔어요. 선생님 건강하시고 새해 복 많이 받으세요. ^^

사례
연구
8

공황장애

신OO : 56세, 남, 철학관 운영.

- 주 증상 : 정신을 잃을 정도의 불안감을 호소하며 시내 병원 응급실을 통하여 자의 입원함. 어지러움, 속에서 불덩이가 차고 올라옴.
- 입원기간 : 2010. 8. 24 ~ 9. 3 / 2010. 9. 13 ~ 9. 25 두 차례 입원.
- 10여 년 전부터 정신과에서 공황장애로 항불안제를 복용하여 오다가 최근 돈 떼이고, 철학관 운영에 대한 가족들의 반대 등등, 신경을 많이 썼더니 진정이 안 되어 응급실 방문.
- 시내 정신과 처방전 : 브로마제팜 9mg+아티반 6mg+트리티코 25mg+쿠에타핀 25mg/day 복용 중에 너무 힘들어서 자낙스를 추가 처방받아서 먹었으나 소용이 없었다며 입원하러 옴.

최근에 입원하고 있는 분들 중에, 항불안제로 많은 도움을 받는 분 중에 사례를 골라서 내용을 적으려고 보니 개인력 조사도 없고 본원의 차트가 너무 빈약하여 죄송합니다.

- 본원 퇴원 시 처방전 : 디아제팜 35mg+에트라빌 10mg/day
- 소생의 의견 : 대개 임상 의사들은 디아제팜 10mg/day만 넘어가도 중독성과 습관성에 대하여 겁을 냅니다. 내과 선생님들은 디아제팜 2mg짜리가 있어서 하루 세 번, 즉 6mg을 복용시키고는 효과가 없다고 여기는 경우가 많습니다. 내과 교과서에서 본태성 고혈압의 첫 번째 약이 항불안제이지만 용량을 충분히 사용하지 않고 포기하고 맙니다. 디아제팜 상용 용량은 5~30mg/day으로 보시면 됩니다. 디아제팜의 중독으로 입원한 환자를 전공의 시절 대학병원에서 딱 1명 보았는데 하루 복용량이 100mg이 넘었었습니다. 약을 공급하는 도매상 주인이었습니다. 금단증상은 알코올 환자의 금단증상과 흡사했었습니다. 위의 시내 정신과 처방전의 경우도 브로마제팜 한 가지를 18mg까지 증량하거나, 아티반 한 가지를 12mg까지 증량해 봄이 더 효과적이었을 것으로 추정됩니다.

당부말씀

복지사는 앞으로 보험환자에게서 개인력 조사(NN111, individual history taking, 9,400원)를 빠뜨려서는 안 됩니다. 현재 입원 중인 환자들 중에 의료보험인데 개인력 조사가 안 되어 있다면 당장 시행하십시오. 보호자를 만나기 어렵다면 환자 본인에게 하셔도 되고 치매 노인이라면 보호자에게 일부러 연락을 해서라도 해야 합니다. 차트는 많은 부분이 보강될 것입니다. 정신보건요원들도 자신의 자격증이 있어야만 수가를 적용할 수 있는 부분이 있다면 누락시키지 말 것을 당부합니다. 직원들의 모든 행위는 차트에 추가될 수 있는 부분이 있다면 무엇이든 그 환자에게 도움이 될 것이고, 위와 같은 사례연구에도, 우리 병원의 매출에도 기여할 것입니다.

원무과 직원들까지 월말 청구 때까지 기다릴 일이 아니라 다른 정신병원에서 청구한 것을 받아서 보고 우리가 빠뜨리는 것은 어떤 것이 있는지, 부원장의 간섭을 불러오게 하지 말고 스스로 찾아서 다른과 직원들에게 요구하는 풍토가 조성되기를 원합니다. 모두 우리 병원의 정상화에 기여하는 일입니다.

간호사의 일도 거듭되는 시정사항은 주인이 원하는 것이고 당연한 간호사들의 근무 태도입니다. 의료인이 환자와 보호자들 눈에 거슬리는 언행은 없어져야 하는 것이 당연하고, 이 모두 길게 봐서는 병원의 매출에 직결되는 사항입니다. 자본주의 사회에서 집단 영업행위의 결과가 2년이 지나도록 적자를 지속하고 있다면 그 집단 모두가 병을 앓고 있다고 보고 모든 면에서 우리는 최선을 다해야 합니다.

저 개인적으로는 대화를 기피하는 성격이 아니지만 같은 말을 되풀이하여도 환자들에게, 주인에게 상처를 주고 있어서 상대를 안 하는 직원이 현재 2명입니다. 제가 정신과의사이다 보니 저절로 직접 방으로 불러서 좋은 말로 달래도 보고, 부탁도 드렸지만 의도적으로 말을 안 듣는 분입니다. 실수는 누구나 할 수 있는 것입니다. 저 자신도 예외가 아니거니와 공론화가 될 정도면 자신을 철저히 뒤돌아보아야 합니다. 특히 정신병동이라고 자신의 실수를 덮으려 환자에게 상처를 주는 막말은 묵과할 수 없으며, 그것이 몸에 베여 있다면 정신병원의 간호사로는 안 맞는 성격입니다. 한때 우리 병원도 위압적인 분위기의 정신병동이 존재했을지 모르나 제가 근무하는 한에는 용납되지 않을 것입니다. 건물 구조적으로는 역설적으로 우리 병원이 환자들에게 가장 양질의 의료행위를 제공할 수 있는 병원입니다. 여기는 사랑이 있는 정신병원이라고 입원했던 환자에게 14년 전에 들었던 아름다운 기억이 있습니다.

우리 모두가 흑자 전환에 신경을 써야만 합니다. 도처에 음식쓰레기를 줄이는 일과 금요일 퇴근 시에 벽에서부터 컴퓨터의 전원 코드를 뽑아 놓는 것을 생활화합시다. 10분 이상 근무처를 이탈할 가능성이 있다면 불도 끄고 다닙시다. 10대 때부터 몸에 베여 있는 저의 모습입니다. 집에서는 그리하는데 직장에서 그리하지 않는다면 이는 모순이고 혼돈입니다. 환자들의 재활치료에 관심을 가진 분이라면 당연히 받아들여야 하고, 환자들의 주거프로그램을 맡아볼 의사가 있는 분이라면 기본적으로 갖추어야 할 덕목이며 환자들에게 해야 할 지시 사항입니다. 정신과 일은 상식이 통하면 된다고 작년부터 누누이 얘기했던 부분입니다. 치료적인 공동체의 개념도 마찬가지입니다. 어려운 일이 결코 아니고, 전문적인 지식이 꼭 필요한 것이 아닙니다. 어떤 어려운 일도 상식적으로 생각하면 거기에 틀림없이 답이 있습니다.

이번 연휴, 추석 전에 전남 보성군 복내면에 위치한 자연치유센타에서 2박 하면서 과량의 약을 복용하는 환자들을 생각해 보았습니다. 실제 병원 치료라는 것이 자연에 반하는 치료가 참으로 많습니다.

악성 종양의 환자들에게 항암치료가 얼마나 도움이 되는지, 생명을 단축시키는 역할을 하는 것은 아닌지……. 병원서 말기 선고를 받은 암 환자들이 식생활과 자연환경이 바뀌면서 선고 기한을 넘기며 새 생명이 살아나는 분들도 많았습니다. 10대, 20대의 젊은이가 대부분인 정신병환자들이 과량의 항정신병약으로 찌든 모습을 생각하면 우리의 할 일은 무궁무진합니다. 약은 소량만 먹게 하고 차라리 전기치료를 하면? 약을 다 끊고 차라리 비타민 B1, B3, B6, C만 주면 어떨까? 자연식으로 병의 예방이 얼마나 가능할까? 과연 정신병도? 모든 약이 장복하면 무서운 독성이 올 수 있음을 우리 의료인이 생각해야 함은 당연합니다. 제가 약물 하나하나 두려워함이 정신과의사 30년째 좋은 결과의 환자들이 누구보다 더 많습니다. 우리 병원이 전인치유의 모델이 될 수 있다면……. 이를 위해서도 우리는 한마음이 되어야 합니다.

여러분들의 인생이 함께하여 빛나는 우리 21세기 한일병원으로 거듭나기를 당부하며 장황한 잔소리를 또 했습니다. 참으로 잔소리꾼으로는 전락하고 싶지가 않고 근무자 모두가 환자만을 위하는 아름다운 병원으로 거듭나기를 기원합니다. 작년에 보냈던 주치간호사(주치보호사, 주치복지사) 글을 다시 보내며 관심 있는 환자를 스스로 두세 명 경과를 함께 보아가기를 원합니다. 모두에게 행운이 함께 하시길 기원합니다.

2010. 9. 25. 서편으로 지는 해와 바다를 바라보며…….

부원장 권영탁 올림

사례 연구 9

자세한 병력조사의 필요성 (조울병과 조현병)

정신과의사의 오진과 약물의 선택으로 밝혀지는 진단

이○○(6병동, 남, 40, 3남 3녀 중 5째.)

- 현재 주된 증상 : 말이 많고 쓸데없는 간섭, 불면으로 타 환자까지 수면방해, 분주함, 툭하면 공격적인 언행, 여자에 대한 관심이 고조.
- 2008. 3. 28 ~ 2009. 2. 17, ○○정신병원 입원, 이후 본원에만 4차례 입원.
- 최종차트의 진단 : 파과형(혼란형) 조현병, 급성 알코올 중독 → 정동장애
- 경과기록 : 2010년 7월 중순, 인계받았을 당시의 유지용량으로 클로자핀 50mg+리스펜 3mg/day를 복용하고 있었음. 환자는 순종적이며 양순하였고 관해상태였음.

클로자핀은 꼭 필요한 환자에게만 처방 내리는 2차 항정신병약이므로 클로자핀을 끊었더니 9일 만에 재발 증상을 보이어 클로자핀을 재차 처방 내리고 리스펜을 끊음. 클로자핀 250mg에 호전을 보이어 점차 50mg까지 감량하여 안정된 상태가 되었으나 환자가 지난번 병원에서 클로자핀 25mg만을 복용하고 8개월이나 정상상태에 있었다며 25mg까지 감량할 것을 요구하여 재발의 가능성을 보호자에게도 설명하고 25mg으로 줄이자 5일 만에 확연히 재발된 모습을 보임. 다시 클로자핀을 350mg까지 증량하였으나 현재도 1주일째 안정된 모습을 보이지 않아서 격리실에서 잠을 자게 했으며 보호 조치함. 일요일 아침 환자 방에 갔더니 여러 물건들을 잡화점처럼 나열하고 다른 환자들의 수면을 방해해서 미안하다며 무릎을 꿇으려 함.

오진의 가능성을 생각한 이유는 환자의 증상이 제법 부산하고 말이 많으며 무엇보다 같은 용량의 항정신병약에도 빠른 반응이 오지 않는다면 정동장애의 가능성을 생각하고 보호자에게 과거의 증상들을 다시 물어보았음. 나빠지면 돈을 많이 쓰고 남에게 돈을 잘 주고 온 적이 있었다 함. 또한 반대로 꼼짝도 안 하고 두문불출, 사람 만나기 싫어하고 말이 거의 없을 때도 있었다는 얘기를 듣게 됨.

정동장애로 판단하고 리튬을 금일 추가하였음. 뚜렷한 가족력은 없다고 했으나 자세한 지난 병력이 있었더라면 당연히 정동장애를 의심했어야 할 환자였음. 또한 타 병원에서 클로자핀 25mg에도 8개월 동안 정상상태였다는 얘기는 관해상태의 기간이었고, 현재 조증 기간에 있으니 평균 9개월은 지속된다고 보고 약을 조절하여야 함. 조울병에서 안정된 후 항정신병약의 감량과 중단은 역시 어려운 문제임.

지난번 사례연구 5에서 얘기하였던 「정신분열병을 이겨낸 사람들」 사례 18번을 다시 한 번 보시고 책의 부록(373쪽)에 수록된 〈정신분열정동장애와 조현병 그리고, 정동장애〉를 읽어 보시길 바랍니다. 정신보건연구요원들과 간호사들이 가능하다면 과거의 병력을 물을 때에 난폭하거나 말이 많으면 정동장애를 염두에 두고, 반대로 말이 없고 밖으로 나가지 않으려 하고 자살을 시도할 때가 있었는지를 묻는 것은 환자의 진단과 치료에 대단히 중요하고 유용한 정보가 됩니다. 정신과의사 역시도 마찬가지입니다. 저와 같이 이런 실수를 자주 되풀이한다면 유능한 의사가 아니겠지요. 또한 뭐가 뭔지도 모르게 여러 가지 약물을 이유도 없이 혼합처방을 다반사로 내린다면 더욱 유능한 전문의가 될 수 없습니다.

2010년 10월 21일 경남도립병원에 12년간 지속적으로 정신병적인 상태로 입원했던 환자가 입원했습니다. 고졸인데도 박사학위가 3개라며 저에게 덤빌 듯이 '무슨 근거로 자기를 입원시키느냐?'고 따지며 (할돌 20mg+설피딘 400mg+벤즈트로핀 1mg+로라반 1mg+인데놀 40mg+발프로에이트 1200mg/day)를 복용했던 환자가 클로자핀 300mg/day만으로 며칠 만에 제정신으로 돌아와서 현재 200mg을 복용 중입니다. 앞으로 2주 이내에 100mg/day까지 감량을 시도할 것입니다. 약물의 단순화와 감량은 환자들의 인생과 직결된 일입니다. 정신병적인 상태의 호전은 두말할 필요가 없을 정도로 중요합니다. 그런 약물조절에 여러분들이 동참하고 있다는 자긍심을 가져주시길 바랍니다.

2010년 7월 29일 본원에 처음 왔던 인턴을 그만둔 의사선생님(사례연구 7의 서두에 나옴)도 (자이프렉사 10mg+리스펜 4mg+벤즈트로핀 1mg/day)을 먹었는데 현재 리스펜 1mg/day 복용으로 요양병원에 근무 중이며 인턴시험을 준비 중으로 10월 21일 본원에 와서 2개월분을 받아서 갔습니다. 9월 17일에 내원해서는 재발이 아닌가 할 정도로 진로에 대해서, 조현병의 장래 경과에 대해서 아내를 걱정하게 하고 약물의 증량을 고민하게 한 경우도 있었으나 현재 아주 건강하게 일하고 계십니다. 자이프렉사 10mg을 그대로 먹고 있었으면 엄두도 못 낼 일입니다. 혹이라도 재발하면 우리 병원에 1개월만 입원하기로 하고 8월 12일부터 과감히 리스펜 1mg으로 감량을 했었습니다.

입원하여 안정된 상태로 호전되었다가 약물의 감량으로 다시 나빠지는 경우(2병동 서○○, 6병동 윤○○ 등등) 약물의 증량으로 하루 이틀 만에 곧 호전됨을 여러분들이 보셨습니다. 환자들의 건강한 앞날을 위해서 약물의 감량은 필수적이며, 입원 중에 약을 먹고 있어도 감량으로 재발을 경험하게 된 경우도 환자들이 병식을 가지는 데는 더욱 유리합니다.

다시 나빠진 환자들 때문에 병동 관리에 다소 어려움이 발생하여도 여러분의 수고와 노력은 바로 환자들이 정상생활로 나아가는 데에 원동력이 될 수 있었다는 자긍심을 가지셔도 됩니다. 또한 타 정신병원에서 7년 넘게 근무했던 간호사가 여러 정신과의사들을 모셨지만 리스펜 4~6mg/day 이하로 내리는 처방을 본 적이 없었답니다. 반수가 넘을 것으로 추정되는 약을 감량하지 않는 정신과의사에게 다니는 환자들은 시집, 장가를 가며 건강한 경제활동 인구로 들어가는 분이 거의 없다는 사실을 아시고 여러분들은 자긍심을 가지셔도 됩니다. 우리 병원에서 정신과 근무를 하시는 분들은 나중에 정신과 치료는 어떻게 하여야 진정으로 환자를 도와주는 것이라는 사실을 저절로 터득하게 될 것입니다. 그리고 창조주가 계신다면 우리의 일들을 보며 함께 기뻐해 주실 것입니다.

외래에서 정신병적인 상태의 환자가 오면 대화는 되지도 않고, 폐쇄병동으로 올리기에 급급하며 뒤에 기다리는 외래환자가 있으면 보호자와는 자세한 얘기도 못 하고 정신보건요원들에게, 간호사에게 인도됩니다. 우리의 조그만 성의로 자세한 병력 조사는 환자의 정확한 진단과 약물의 선택에 결정적인 정보를 제공하게 됨을 염두에 두시길 당부합니다. 일전에도 말씀드렸지만 우리 병원의 차트가 좀 더 충실해지길 기대합니다.

화요일 오후 3:10 7층 회의실에서 뵙겠습니다.

붉은 다도해가 멀리 보이는 창가에서

2010. 10. 30. 오후 6:30

사례 연구 10

치매와 노인성 정신병을 꼭 분간해야 합니다

1. 조OO(2병동, 여, 67세, 사별, 혼자 기거, 2남 1녀, 딸은 거제에 아들들은 경기도.)

- 주 증상 : 3일 전(7월 11일)부터 배가 아프다며 소리를 지르고, 잠을 못 잠.
- 병력 : 2007년부터 배가 아프다며 내시경 검사, 대장 검사를 받았으나 가스가 차는 정도. 최근 3개월 요양병원에 있다가 위의 주 증상으로 본원으로 7월 14일 전원 됨.
- 진료의뢰서 병명 : 혈관성 치매, 우울증, 불안증, 본태성고혈압.
- 2005년 6월 1일 타 병원 정신과 진료기록 : 쓸데없는 이야기를 늘어놓고, 혼자 욕설을 함. 리스펜 1mg 처방을 1주일 받았으나 8월 26일에야 내원해서 혼잣말은 없어졌다 했으며 리스펜 0.5mg처방 받음. 4주간 약을 중단하고 11월 9일 내원해서 '누

가 나를 데리러 왔다. 누가 고기, 멸치를 주어서 해먹고…….' 하며 불안해했고 진료실 문을 못 열고 가만히 있음. 리스펜 0.5mg 그대로 복용시킴.

- 2006년 4월 말까지 리스펜 0.5mg으로 잠 잘 자고, 식욕도 좋아짐. 이후 기록 없음.
- 2009년 7월 3일 본원 외래로 위의 타 병원 진료기록 사본을 가져와서 2005년 9월 2일 타 병원 K-WAIS 검사상 IQ 72(언어성75, 동작성70)로 지적장애 3급 진단서를 당시 주치의가 발부함.
- 2010년 7월 14일 입원 당시 신체화 장애, 우울성 신경증으로 입원을 시킴.
- 2010년 7월 16일 새벽에 일어나 '아버지가 죽었는데 나를 데리고 간다'며 우는 모습을 보임. 진료의뢰서의 치매 진단에서 정신병적인 증상을 동반하는 것으로 보고 클로르프로마진 50mg 추가하자 수면은 양호해 짐.
- 7월 28일 '사람이 밥 먹고 똥 싸면 다 사람인 줄 아는데…….' 하며 계속 중얼거림. 클로르프로마진 150mg으로 증량하자 모든 증상이 사라지고 8월 11일부터 100mg으로 감량. 중얼거림 전혀 없음. 치매 증상 없음. 정신지체 없음 → 즉 노인성 정신병을 오진한 결과임.
- 2010년 11월 2일 클로르프로마진 50mg으로 감량하여 아주 양호한 상태를 유지하고 있으며 스스로 우리 병원이 본인에게 잘 맞는다며 다 나았다고 너무 좋아하심.

2. 윤OO(2병동, 여, 88세, 보호.)

- 진단 : 정신병적 증상을 동반한 치매.
- 전임자의 처방 : 알츠머 10mg+타말겐 2T+디아제팜 4mg+에나폰 60mg+뉴본 2T+파티겔 2T+트리트코 50mg/day, 약 원가 3,881원/day.

5월 초 인계 당시 '때려서 맞았다. 바다 재상이 천지에 있다. 천장에서 뱀이 물려온다.'며 중얼거리고 잠을 못 주무심. 클로르프로마진 150mg+디아제팜 10mg+트리티코 50mg/day으로 변경하자 정신병적인 증상이 사라짐. 5월 20일 클로르프로마진 100mg으로 감량. 6월 2일부터 클로르프로마진 50mg+디아제팜 5mg/day, 아주 안정된 상태 유지. 약 원가 73원/day.

9월 내내 묵묵부답, 아무것도 안 하고 그냥 누워 있는 상태라 현 주치의가 10월부터 렉사프로 20mg/day로 약을 변경하자 11월 13일 갑자기 잠을 못 자고 식사를 떠먹이자 뿜어냄. 말도 잘 안 하던 환자가 '가야 한다, 아바이, 죽을 것 같다.'며 불안해하며 부들부들 떰. 금일 클로르프로마진을 다시 처방을 냄. 1~2일 만에 진정될 것임.

3. 김OO(2병동, 남, 79세, 보험.)

- 진단 : 정신병적 증상을 동반한 치매.
- 현재 투약 : 쿠에타핀 200mg+알츠머 10mg+MgO 1T/day.

4. 손OO(2병동, 남, 83세, 보험.)

- 진단 : 정동장애를 동반한 치매.
- 현재 투약 : 설피딘 400mg+리튬 600mg+아티반 2mg/day.

위의 네 분 모두 2병동을 시끄럽게 하며 타 환자들의 수면까지 방해했던 분들입니다. 노인성 정신병과 치매를 분간하려는 노력을 하지 않으면 첫 사례와 같이 치매로 보게 되고 엉뚱하게도 지적장애 진단서까지 발급하게 됩니다. 문제는 제정신으로 돌아와서 여생을 마칠 수 있는 노인들(노인성 정신병)까지 정신과전문의의 진찰을 받았음에도 치매 환자로 몰려서 엉뚱한 소리를 지속적으로 한다면 이 또한 정신과의사들에게 맹성을 촉구하는 부분입니다.

병동을 지키는 간호사들도 쉽게 분간할 수 있습니다. 안정된 이후에 어제 저녁 반찬은 무엇을 먹었는지, 지난 일요일에는 누가 면회 왔었는지를 정확하게 알고 있다면 절대로 치매가 아닙니다. 노인성 정신병은 엉뚱한 소리를 하고 있어서 정신병적인 상태이어도 기억력은 제대로 가지고 있습니다. 그러나 치매는 오래된 기억은 있지만 최근 1주 이내의 기억을 정확히 하고 있다면 절대 치매가 아닙니다.

또한 정신병적인 상태에서의 지능검사는 무용지물입니다. 이는 유능한 임상심리사라면 곧 알아차릴 수 있습니다. 정신병적인 상태를 정신지체로 진단 내린다면 정신과전문의가 환자를 세심히 보지 않은 결과일 뿐입니다. 물론 경우에 따라서는 치매와 노인성 정신병이 분간이 잘 안 될 수도 있습니다. 그러하다면 1주만 항정신병약을 주어 보면 당장 알 수 있습니다. 아래에 첨부한 사례 42(노인성 정신병과 노망)처럼 외래에서 1주만 약을 처방하여도 노인성 정신병은 곧 호전되어 보호자들이 먼저 놀라서 기뻐하며 장탄식을 하고 옵니다.

2번부터의 사례들은 치매이어도 약을 적당히 사용하면 기억력은 돌아오지 않지만 밤새 떠들고 욕하고 하던 정신병적인 증상들을 바로 잡을 수가 있습니다. 집에서 그런 부모님을 모시고 악전고투하는 효자가 있다면 이 기쁜 소식을 꼭 알려 주십시오. 같은 21세기 서울 하늘 아래 살아도 병에 대해 잘못된 이해나 쉽게 포기한 결과를 흔히 보게 됩니다. 여기에 정신과의사의 소명과 책임은 막중하다 할 것입니다.

위의 2번 사례의 경우 유능한 정신과간호사라면 항정신병약이 중단되고 항우울제만 투여되자 달포 만에 다시 5월 이전처럼 정신병적인 증상을 보이며 잠을 못 자니 밤에 원래 복용했던 클로르프로마진 100mg을 prn으로 사용하셔도 됩니다. 여러 차례 애기했지만 정신병적인 증상이 호전되어서 감량이나 다른 약으로 대치된 경우 지난 번과 똑같은 재발 증상을 보인다면 원래 먹던 약을 찾아서 일단 주시고 월요일 주치의가 오면 보고하셔도 됩니다. 그리하시는 분이 생각하며 일하는 간호사입니다. 기대합니다.

정신과의사들이 의료보호 환자들에게 약효가 의심되는 고가의 약을 왜 처방하는지 저는 지금도 이해할 수 없습니다. 보험환자에게도 치매에 알츠머 처방을 낼 때는 그 효과에 대한 의구심을 보호자에게 설명하고 사용합니다. 싸다고 효과가 덜한 약이 결코 아닙니다. 2번 환자의 경우 월 11만 6,400원, 제가 처방 낸 약은 월 2,200원입니다만 환자는 어느 때보다 안정적이고 스스로 효과를 많이 봤다고 좋아합니다. 보호환자가 100명이 있다면 월 1140만원이 병원 경영에 득이 됩니다. 경영주에게나, 국가적으로나, 환자에게나 모두 이익이 되는 방법이 있다면 다 찾아야 합니다. 이는 재활치료의 기본입니다.

화요일 오후 3:10 7층 회의실에서 뵙겠습니다.

2010. 11. 둘째 토요일 흐린 날 오후

사례
연구
11

institutionalism
(제도주의, 제도화현상, 기관화현상, 수용소증후군)

변OO(남, 30세, 미혼, 2남 1녀 중 막내.)

2005년, 2006년 타 정신병원에 2차례 입원, 시내 정신과의원에 다니다가 2008년 3월부터 약물복용을 중단하고 6월에 재발하여 본원에 장기간 입원했다가 개방병동에서 집에 다녀온다고 나가서 임의로 귀원하지 않아서 퇴원 처리됨(2008. 6. 24 ~ 2009. 5. 21). 퇴원 약도 받으러 오지 않았으며 재입원하여 장기입원함(2009. 7. 9 ~ 2010. 11. 18). 나빠지면 'ㅆㅂ' '사람이다, 사람이 아니다.' 소리가 들리고 자신도 모르게 친구를 따라다니고, 말도 못하고 따라가고 했다 함. 말을 더듬고, 느리게 말하고, 눈을 못 마주침.

입원 중 경과 : 2010년 5월 1일 환자를 인계받을 당시 양팔을

떨고 있었고 상체를 좌우 앞뒤로 흔들고 있었음. 리스펜 6mg+리튬 600mg+벤즈트로핀 2mg+라제팜 1.5mg/day을 복용하였음. 설피라이드로 바꾸자 10일 만에 위의 떨림 현상은 거의 다 사라짐. 1,000mg/day까지 복용했다가 6월 9일 600mg/day, 8월 5일 500mg/day, 11월 4일 400mg/day만 복용하며 퇴원함(하루 설피라이드만 200mg짜리 2알).

정신병의 만성적인 경과 때문에 정신과의사든, 보호자든, 환자든 잘못된 견해를 가지게 되면 병원치료가 자칫 장기간 입원시키게 되고, 보호자는 포기하게 되는 상황에 이르게 됩니다. 장기입원환자는 사회로부터 잊혀져가며 가족과도 단절되는 상황에 놓이게 되어 대형 정신병원이나 요양시설에 장기간 입원하게 되면서 제도에 길들여지는 현상을 institutionalism이라고 합니다. 이런 제도화현상은 정신병원뿐만 아니라 인간생활 곳곳에 일상다반사로 벌어지는 바람직하지 못한 현상입니다. 21세기 지금도 우리나라 전국에 너무도 많은 환자들이 이런 상태에 놓여 있습니다.

위의 환자 경우도 생각해야 할 부분이 너무 많습니다. 정신과 치료에 있어서 정신과의사의 리더십과 사명감은 무엇보다 중요함을 잘 보여주고 있습니다. 2009년 봄에 3개월, 금년에 7개월 가까이 제가 주치의를 하는 동안에 보호자가 한 번도 찾아와 상의를 하지 않았고 환자를 통해서 들은 얘기로는 가족들이 퇴원을 시키지 않으려 한다는 얘기뿐이었습니다. 퇴원하면 2, 3개월 약 복용을 하다가 중단하여 재입원하는 모습을 본 가족들은 4번째 입원이니 포기하고 싶은 심정일 것이라는 이해는 갑니다. 무려 16개월을 입원하고

서야 이번에 퇴원하였지만 보호자는 정신과의사를 찾아오지도 않았습니다.

환자가 퇴원할 수 있었던 이유를 곰곰이 생각해 봅니다. 무엇보다 21세기 한일병원 자랑을 아니 할 수가 없습니다. 우리 병원만큼 개방적인 재활의 기회를 주는 정신병원은 거의 없다고 해도 과언이 아니며 그 혜택을 가장 많이 입은 분이 위의 사례로 여겨집니다. 입원 후 한두 주일만 지나도 스스로 일하고자 하는 의욕을 보이면 병원의 청소나 식당에서부터 재활의 기회가 주어지고 있습니다. 시간제 급여보다는 더 벌어야 한다는 생각으로 위의 환자는 수시로 조선소로, 전기회사로 용역을 나가서 그 돈을 모으며 부모님 속옷을 사드리고 노력을 하였으니 가족들은 저절로 저렇게만 한다면 병원에 있지 않아도 되겠다는 생각이 들었을 것입니다.

이러한 제도화현상으로 길들여지는 데에는 정신과의사의 과용량 약물치료가 상당한 기여를 한다는 생각을 떨칠 수가 없습니다. 최근 2년 반 동안 정신병원 입원실에 근무하면서 약물에 찌들어 도저히 퇴원이나 재활에 대한 얘기를 할 수조차 없는 경우가 많았습니다. 우리 병원이 시설이 가장 좋은 병원으로 일하고자 하는 환자에게는 가장 좋은 여건이 주어지고 있지만 위의 경우처럼 1년이 지나도 리스펜 6mg을 먹이며 온몸을 흔들고 있게 했으니 불과 10일도 안 되어서 그런 부작용을 없앨 수 있는데 약물을 변경시켜주지 않는 정신과의사는 도대체 왜 의사생활을 하고 있는지 이해가 안 됩니다. 또한 조현병으로 진단을 내리고도 툭하면 리튬은 왜 복용케 하는지 이해가 안 됩니다. 환자가 약물부작용으로 온몸을 흔들고 있다면 어느 보호자인들 퇴원을 상의하고 싶겠습니까? 이러고도 제도화현상이 정신과의사의 책임이 아니라 할 수 있겠습니까? 입원 당시에 리스펜 6mg 처방을 냈는데 1년 내내 그대로 약을 복용시키는 정신과의사는 조만간 도태되거나 환자로부터 소송당할 날이 오리라 봅니다. 위의 환자도 몸통의 흔들림이 지연성 운동장애의 심각한 부작용으로 진전되어 영원히 안 돌아왔다면 그 죗값을 어찌 감당하려고 약물부작용을 없애주려는 노력을 하지 않는지, 그런 정신과의사를 동료라 할 수 없습니다.

처음 한두 번 입원치료를 받을 때에, 포기하기 전에 가족들에게, 환자들에게 약물의 필요성과 정신병의 경과에 대해 설명하고 어찌 해야 한다는 설명을 들은 적이 없다는 보호자나 환자를 만나면 그런 정신과의사를 저는 저주하고 싶었습니다. 정신병원 입원실에서는 제왕처럼 군림하며 환자는 보지도 않고 간호사 얘기를 들으며 차트를 정리하고, 고액 봉급으로 이 세상에서 부유함을 누렸을지라도 환자를 가엾게 여기지 않았던 죗값을 염라대왕 앞에서 기필코 치룰 것입니다. 재차 경고하고 싶습니다. 환자가 호전된 후에도 약물을 감량시키지 않아서 환자의 일생을 엉망으로 꼬이게 만든 의사는 조만간 이 세상에서도 곤욕을 치를 것입니다.

위의 환자가 호전된 후에도 병동에서 여러 가지 문제를 일으키고 다녔습니다. 자신은 일하러 나가고 싶은데 형이 돈은 안 벌어도 좋으니 병원에 가만히 있으라는 얘기를 계속했었습니다. 환자는 어디를 가나 인정을 받지 못하자 쓸데없는 얘기를 주저리 늘어놓았으니 이도 자칫 영락없이 정신병적인 증세로 오인할 수 있습니다. 일당으로 일하러 가서 체격도 좋고 성실하게 하니 월급제로 전환만 되면 쓸데없는 얘기들을 늘어놓아서 핀잔을 듣고 3개월도 못 채우고 그만두게 되었습니다. 사내가 말 안 하고 가만히만 있어도 중간은 간다며 몇 번을 나무랐지만 가만히 있으면 상대가 나를 깔볼 것 같아서 자꾸 얘기하게 된다고 합니다. 정신보건상담원 교육 중인 간호사가 이런 면담을 하는 모습을 보고 저런 모습은 정신병적 증상이 아니라는 것을 깨닫게 됩니다. 나무라고 격려하고 가르치고 모두 환자와 함께하는 우리의 일상은 환자들의 인생과 직결되어 있고 우리의 조그만 성의는 환자의 일생을 살찌우게 합니다. 그곳에는 사랑과 감동이 있습니다.

제도화현상은 아주 무서운 결과를 초래하는 경우가 많습니다. 교과서대로, 최근의 이론대로 암을 치유하다가 병원에서 일찍 죽게 되는 경우도 왕왕 보게 됩니다. 특히 의과대학에서 교수 생활을 하는 필자의 동기 동창이 벌써 두 명이나 이 세상을 떠났습니다. 모두 진단을 받고 교과서의 평균 기간도 못 채우고 사망하는 이유가 전인 치유에 대한 생각이나 배려의 필요성을 느끼게 합니다. 특히 엘리트 의식이 강할수록 대체요법이나 비타민요법 같은 분자교정의학에 대한 얘기가 나오면 외면하는 경우가 많을 것입니다.

정신과 질환들이 20세 전후에 발병하는 경우가 많아서 그들의 일생은 초기에 바로 잡히지 못하면 죽을 때까지 고생하게 되는 경우가 많습니다. 어떤 질환이든 한 인간을 창조주의 소중한 피조물이라 여길 수 있다면, 무슨 방법이든 찾아낼 기회가 주어지리라 봅니다. 30년째 정신과의사 생활을 하면서 남다른 좋은 결과를 보인

환자들이 많았던 이유는 모두 정신병이라는 생각보다는 호전되는 즉시 그들의 정상생활로의 복귀에 더욱 관심을 가지는 전인 치유의 결과로 여겨집니다.

2010. 11. 27. 오전 3:50

사례 연구 12

치료적 공동체(아름다운 병원) - 주치간호사, 주치보호사, 주치정신건강상담요원

황○○(남, 58세, 6병동, 28세 아들 1명, 손녀 1명.)

1992년 발병하여 통원치료를 받다가 2006년 사천에서 정신병원에 6개월간 입원치료. 이후 통원치료를 받으며 약을 먹다가 수시로 중단하고 재발을 경험함.

2010. 7. 28 본원 입원, 최근에 거제시청에 계속입원심사 동의입원신청서 제출.

퇴원해서 잊을 만하면 약 복용을 중단하고 재발하여 입·퇴원을 거듭하는 환자였습니다. 입원 며칠 전부터 잠을 못 자고, 횡설수설, 혼잣말을 많이 하며 콜라 캔을 많이 마심. 화장실을 하루 20번 이상 들락날락. 재발 증상을 보이어 통닭집을 운영하는 아들이 부친을 입원시킴.

퇴원하여 외래에서 복용하던 약(할돌 15mg+클로르프로마진 300mg+벤즈트로핀 1mg+디아제팜 4mg+마그밀 1,500mg/day). 입원 후(클로르프로마진 250mg+벤즈트로핀 1mg+디아제팜 10mg+마그밀 500mg/day)로 시작하여 점차 감량하며 8월 26일부터는 (클로르프로마진 100mg/day)만 복용. 현재까지 계속 관해상태를 유지함. 12월 8일 아들이 내원하여 계속입원 심사신청서만 작성하고 환자 면회도 없이 주치의도 안 만나고 그냥 감.

* 정신병원에서의 환자에 대한 비인간화와 문제점의 노출은 전부 1차적인 책임이 정신과의사인 소생에게 있습니다. 해당 직원들에게 앞으로는 이리 해달라고 부탁을 드렸지만 이도 의사인 제가 교육을 제대로 하지 않은 대가이니 소생의 책임이 큽니다. 이렇게 된 이유와 개선책을 조목조목 열거해 보고 우리 병원이 가장 좋은 시설을 갖춘 만큼 치료적으로도 지상에서 최상의 정신병원으로 거듭나는 방법을 이야기해보겠습니다.

1. 외래에서 상용 복용하는 약의 용량이 위와 같다면 저라도 약 복용을 수시로 중단할 것입니다. 제정신으로 돌아온 상태에서 그런 용량을 먹고는 일상생활을 이어가기도 어렵습니다. 하루 이틀, 아니 1주일 몰래 약을 안 먹어보면 몸은 발병 전의 상태와 같이 날아갈 것 같은 기분으로 돌아옵니다. 재발하기 전까지는 정신과의사를 향하여 '나쁜 놈'이라는 소리가 저절로 터져 나옵니다. 나쁜 놈이

맞습니다. 약물의 부작용이 없게 하고 최소량을 찾아주려는 노력을 하지 않는 정신과의사의 문제이니 크게 봐서는 소생의 책임입니다. 이제는 하루 1알 복용이니 부작용도 없고 죽을 때까지 약만 중단하지 않으면 다시는 정신병원에 입원하지 않을 가능성이 99%라는 설명을 수도 없이 했습니다. 아마 이제는 약을 끊지 않을 것이라는 기대를 하고 있습니다.

2. 손녀를 둔, 소생보다 1년 아래인 할아버지이자 병동에서는 조용하고 다른 환자에게 피해를 주는 법이 없는 분입니다. 항상 웃고 다니고 집에 가고 싶어 합니다. 9월 20일 추석 때에 3박 외박을 나가 귀원하지 않으려고 해서 병원 구급차가 나가서 모셔왔다는 얘기를 들었습니다. 원무과에서는 계속입원 심사신청서에 아들이 와서 도장을 찍고 갔으니 서류를 작성해 달라고 차트에 신청서가 있었습니다. 입원 당일 만난 아들은 입원 이후 주치의를 찾아온 적도 없고 추석 때 외박을 갈 때도 상의조차 없었습니다. 입원 5개월이 다되어 가는데 추석 때 단 한 번 부친을 모셔간 아들은 수시로 재발을 거듭하니 의료보호 1종 환자로 국가에서 병원비를 부담하니 병원에 있도록 하는 것이 최상의 대책이라는 생각인 것 같았습니다. 12월 8일 연장신청서를 작성하러 와서 부친을 면회도 안 하고 갔다고 합니다(?). 2주 전에 강의한 제도화현상의 전형적인 모습이고 이도 정신과의사들이 정신병원에서의 치료와 교육을 제대로 하지 않은 대가이며 이 또한 소생의 책임입니다.

원무과 직원들을 불러 모아서 우리가 일하는 이곳은 병원이라는 사실을 일깨우고 자식이 집에 가고 싶어 하는 부친을 면회도 없이 가는 법은 없고, 의사인 소생도 보호자를 만나지도 않고 연장서류를 쓸 수 없으니 아들을 다시 오게 하라고 했습니다. 다음날 돌도 안 된 딸과 아내와 함께 내원한 아들에게 시청에서 복지과 직원이 나와서 연장심사를 하더라도 퇴원시키라는 명령이 떨어질 가능성이 많은 환자이고, 부친은 병원에서 너무 마음씨 좋은 할아버지이고 약만 먹으면 아무 문제도 없을 것이라 했습니다. 그랬더니 바로 그게 문제라는 것입니다. 먹는다 하고는 또 안 먹고 자꾸 재발하니 병원에 계시는 것이 아버지를 위하는 일이라는 것이었습니다. 그렇더라도 추석 이후 2개월이 지났는데 장사가 아무리 바빠도 부친 얼굴도 안 보고 갈 수 있느냐고 하자 계면쩍어하면서 내뱉는 말이 병원에서 '도장만 찍고 가면 된다고 해서(?)…….' 원무과 직원이든 병동을 지키는 간호사든 병원에서 일하는 근무자라면 그런 말을 해서는 안 된다고 소생이 호소를 했습니다. 정신병에 대하여 경험적으로 잘못된 개념을 가지게 된 것도 정신과의사의 책임이 큽니다. 약물조절을 충분히 안 하여 준 것이 큰 역할을 합니다. 병원 직원이라면 병원에 더 계시게 하더라도 부친을 개방병동에 있게 하는 것이 어떠냐고 아들에게 조언해 볼 수 있어야 합니다. 1주일도 안 되어서 멀쩡해진 마음씨 좋은 할아버지를 1년 내내 폐쇄병동에 갇혀있게 한다? 비인간화의 전형적인 모습입니다.

* 만일 주치간호사나 주치보호사, 주치복지사가 정해져 있었다고 가정을 해봅시다. 일전에 보낸 몇 가지 글들을 아래에 다시 첨부합

니다. 직원 여러분들에게 환자 1명만 자기 담당 환자로 정해 보라는 얘기를 여러 번 했습니다. 위의 사례에서 누군가 담당이 정해져 있었다면 위와 같은 일은 일어나지 않을 수 있습니다. 아들의 조현병에 대한 개념이 달라지는 계기가 될 수 있습니다. 아들이 다시는 부친을 정신병원에 가두려는 노력을 하지 않을 수 있습니다. 손녀를 귀여워하고 집안의 어려운 일을 도맡아 해주실 수 있습니다. 휴가면 놀러 가라고 조부모가 대신 손녀를 봐줄 날이 옵니다. 그리고 거기에는 사람으로서 병원에서 일하는 보람과 감동이 생겨납니다.

정신과 일은 절대로 정신과의사 혼자서는 다 감당이 되지 않습니다. 소생보다 더 여러분들도 일하는 현장에서 보람과 감동, 창조주를 경험할 수 있습니다. 직장의 일이 신나는, 매일이 기대되는 현장일 수 있습니다. 꼭 1명이라도 맡아서 주치간호사가 되어 주시길 재차 당부합니다. 병원직원 모두 담당 환자 1명을 정해주시길 지금 이 순간도 기대합니다. 특히 정신보건임상심리사인 박소연 선생님께 선배로서, 환자들의 주치의로서 아버지 같은 당부를 합니다. 공무원을 그만두고 우리 병원에 오게 한 저의 부담감을 덜기 위해서라도 정신병환자 1명만 끝까지 서로 연락하고 지내는 인간관계가 이어지길 기대합니다. 30명을 모두 담당한다는 사실은 세월이 흐르면 1명도 담당하지 않은 것과 같은 결과에 도달함을 제가 잘 알고 있기 때문입니다. 이는 전공의 과정부터 그리 교육받은 정신과의사는 신앙이 아무리 좋아도 뭐가 제대로 된 일을 하는지, 어떻게 하는 것이 창조주의 뜻인지를 깨닫지도 못하는 전문의로 전락하는 것과 같습니다. 그 1명은 30년이 흐르면 500명으로 늘어난답니다. 귀가 있어도 듣지 않는 사람은 끝까지 듣지 못합니다.

* 6병동에 올라와 간호사와 보호사에게 '도장만 찍고 가면 된……' 그런 말을 해서는 안 된다고 하였더니 앗! 우리 병원에는 훌륭한 보호사가 있었습니다. 도장을 찍고 그냥 가려고 해서, 보호사가 오신 김에 부친을 보고 가라고 말했다는 것입니다. 감사합니다. 정신과 일은 그리 상식이 통하면 되는 것입니다. 보편타당한 상식적인 일들만 있다면 정신병원에서의 비인간화는 사라집니다. 근무자가 근무시간에 환자의 침대에 누워서 환자와 이야기하고 있어서는 안 됩니다. 다른 환자들이 면담 시간에 그런 모습을 지적하며 부원장을 나무랍니다. 소생이 환자에게 사과하는 일은 생겨나지 않도록 다 같이 노력해야 합니다. 그런 것들이 개선되어 나가는 병원이 치료적 공동체를 이루는 과정입니다. 사랑이 넘치는 아름다운 정신병원을 만드는 과정입니다. 소생은 평생의 꿈이 지상에서 가장 아름다운 정신병원을 만드는 것입니다. 그래서 여러분들이 귀찮아 하여도 2주마다 이런 사례연구 시간을 없애지 않는 것입니다. 정신과의사라고 항상 옳기만 하겠습니까? 소생도 틀리면 시정하고 지나쳤으면 사과하고 섭섭하면 뼈를 묻을 자리가 아니지 않을까를 재차 생각하게 됩니다.

3. 환자 한 분, 한 분이 나의 부모, 나를 만든 창조주라고 생각하면 거기에는 분명한 답이 있습니다. 치매 노인들이나 폐쇄병동의 환자들에게 반말이 있을 수 없습니다. 말끝을 흐려서도 안 됩니다. 다른

보호자들이 면회 왔다가 우리를 욕하게 됩니다. 부원장이 사과하게 됩니다. 어디서부터인지는 몰라도 소생은 자신도 모르게 환자 한 분, 한 분 소생의 부모, 형제라는 생각이 베여 있습니다. 그래서 누구보다 더 좋은 결과를 만들어냈다는 것을 알고 있습니다. 이는 창조주께서 소생에게 주신 복이라고 생각하고 있습니다.

소생이 군의관 시절부터 존경하며 오랜 세월 모셨던 목사님이 개척교회를 하실 때에 교회의 이름이 예닮교회였습니다. 언감생심 예수님을 닮겠다고 형편없는 자신의 존재를 생각하며 생각하기에 따라서는 이룰 수 없는 꿈일 수 있지요. 꿈이 있어서 그 자체로써 좋을 수도 있고요. 결국 그런 교회는 결단코 예수님이 오시지 않는다는 결론에 이르면서 떠나게 되었습니다. 가난은 하늘이 주신 또 다른 복이자 기회일 수 있는데 스스로의 모습을 생각하며 초등생 아이들을 구김살 없이 성장하도록 하겠다는 욕심이 앞서는 게 부모의 공통된 마음이겠습니다. 그러나 큰아들을 학자금융자로 대학을 보내는 애비의 심정은 참담하기도 하지요.

* 각자 직분에 맞는 일이 분명하게 주어져 있습니다. 외래진료 시 정신병적인 상태의 환자를 데려오거나 만취된 환자를 진료실로 데려와서 혼자 있게 해서는 안 됩니다. 정신병적인 상태라 판단하면 보호사는 함께 들어와서 환자의 돌발 행동을 지켜보아야 합니다.

만취된 환자는 의사가 원무과로 가서 환자의 상태만 살펴보고 그냥 입원실로 올라가게 하는 것이 더 좋습니다. 진료실에서 환자를 입원시켜달라는 연락이 병동으로 오면 보호사는 가능하면 2명이 빨리 내려와서 보호자의 마음이 덜 아프게 빨리 환자를 데려고 나가는 게 가장 좋습니다. 노크를 하고 기다리지 마십시오. 가능하면 빨리 무조건 진료실로 들어오셔야 합니다.

* 소생을 여러분들이 존경하지 않아도 됩니다. 그런 기대를 가지고 있지도 않습니다. 이제는 소생이 병원 7층에 잠들고 있어도 입원 환자의 일로 저를 깨우는 일이 거의 없습니다. 병동 근무자들이 이제는 prn을 선택하는 기준을 잘 터득하고 있다고 보고 싶습니다. 퇴근 시간 이후에 소생에게 전화를 할 때에는 그럴 만한 이유가 있어야 합니다. 간호사가 선택할 수 있는 처치를 전화하여 금방 잠든 저를 깨워서 소생에게 핀잔을 들은 분이 있다면 틀림없이 그 간호사가 감당해야 할, 의사가 보지도 않고 처치를 내려야 할 내용이었을 것입니다. 의사생활 34년째 의사로서 당연히 해야 할 일을 뒤로 미루는 일을 소생은 용납한 적이 없습니다. 지금도 자다가도 뛰쳐 나갈 열의와 용의를 그대로 지니고 있습니다.

태생이 창조주를 두려워할 줄 알았지 자신의 이익을 위하여 주인에게 피해가 갈 일을 만들지 못합니다. 이미 耳順의 나이에 접어드는 소생이 타인의 무슨 평가든 두려울 것은 하나도 없습니다. 소생의 어린 초등생들이 밝고 맑게 한려수도를 바라보며 성장하기를 바라듯이 직원 여러분들의 삶과 부모, 형제들이 한가족과 같은 공동체가 이루어지는 아름다운 병원을 기대합니다. 연체된 연금이 1개월분만 남았다는 우편 안내를 국민연금관리공단으로부터 받아서 알고 계시리라 봅니다. 내년 3월이면 모든 것이 정상화의 길로 들어서리라 기대합니다. 정상화의 길로 들어서면 소생을 필요로 하는 창조주의 뜻이 어디 있는지는 몰라도, 병원에서 잠들며 환자들과 인생을 함께하고 싶어 하는 소생의 뜻을 귀하게 여겨주는 분을 만나게 해주실지도 모르겠습니다. 소생의 인생행로에 처절한 가난을 경험하라 하시는데 제가 발버둥을 친다는 느낌도 지울 수가 없답니다. 마다가스카르에 가 계시는 목사님께서 소생을 필요로 하는지도 모르지요. 여러분들의 삶도 추워지는 이런 12월이면 스스로의 지난 1년을 뒤돌아보며 자녀들을 위하여 아름다운 꿈을 꾸는 일에 동참해 보시길 기대합니다.

4. 이제는 소생의 개인 사설을 주저리 늘어놓을 기회도 별로 없으리라 봅니다.

좋은 사람(Good Man)이라는 표현을 환자들과 보호자들에게 들을 수 있는 의료인이 되면 좋겠다는 생각입니다. 의로운 변호사를 그린 영화 〈굿맨〉도 있었지요. 대학 시절 첫사랑의 여인에게서 25년이 흐른 다음 진료실에서 「사랑은 끝나지 않는다」를 읽었던 그녀의 친구 환자로부터 들었던 〈굿맨〉이라는 표현은 듣기에 좋았었습니다. 소생은 모르지만 20대 초반에 소생이 생명을 다 바치고 싶었던 여인에게서 그 당시에 〈굿맨〉이라는 표현을 했다니, 이혼하고 당시에 아들딸을 데리고 외로운 나날을 보내던 시절의 제 기분은 마냥 씁쓸했지요. 사랑은 미룰 대상이 아니며 사랑을 경험했던 사람은 창조주를 느끼며 또 다른 사랑을 모든 사람들에게 만들어 갑니다.

하늘의 사람(Heavenly Man) – 얼마 전 중국의 사도행전이라 불리는 「하늘에 속한 사람」 (홍성사, 폴 해터웨이, 2004) 책 속의 리우전잉(劉陣英)의 일생을 읽으며 소생에게도 그런 은사가 있었더라면 하는 부러움이 왔었습니다. 43년째 교회를 나가며 창조주 주변을 얼쩡거리기만 하는 소생에게는 부러운 신앙의 선배들이 너무 많습니다. 외국인이면서 이 땅에서 의료선교사로서 양화진에 묻혀 있는 선배의사들도 틀림없는 하늘의 사람들이었습니다. 나이가 들수록 생각이 드는 것은 하늘의 사람이 되고 싶다는 소망입니다만 소생의 모양새를 보면 어린 자식을 핑계 삼아 바다가 내려다보이는 아파트에 살고 싶어 하는 자기 분수도 모르는 속물이지요.

좋은 사람, 하늘의 사람은 못될지라도 스스로 속한 집단이나 가족들에게 꼭 필요한 의료인으로, 가장으로, 엄마로 살아가시길 기원합니다. 창조주는 우리가 스스로 깨달을 때까지 기다리고 계십니다. 창조주는 내려다보이는 한려수도의 노을이 너무도 아름답다는 것을 우리가 깨달을 때까지 기다리고 계십니다.

내일 아침 6시면 또 바닷가까지 뛰어가야 할 고3 학생이 대구에서 부모와 함께 찾아와 1개월 예정으로 어제 토요일 입원하였습니다. 가쁜 숨을 몰아쉬게 하는 뜀박질은 사랑을 위한 전주곡입니다. 부모, 형제를 괴롭혀온 모든 버릇을 사그라지게 할 광풍을 일으킬 것입니다. 평생 그들의 뇌리에 아름다운 21세기 한일병원은 지워지지 않을 것입니다.

2010. 12. 12. 오후 11:35

주치간호사(주치보호사, 주치복지사)

주치의가 100명 이상을 다 파악하여 적절한 약물의 선택과 그들의 어려움을 해소해 나가기는 실로 불가능합니다. 겨우 진단과 약물을 조절하기에만 급급합니다. 이나마도 주치의가 성의를 다하지 않으면 정신과 치료는 감금과 과량의 약물치료로 환자들의 모습을 엉망으로 만들고야 만다는 엉뚱한 편견을 심어주게 됩니다. 실제로 정신병동에 근무한 경력이 있는 의료종사자들이 정신과 치료에 대해 부정적인 견해를 가지고 있음도 사실입니다. 즉 자기 친족이 발병하면 한사코 입원치료를 말리는 경우를 보게 됩니다. 정확한 평가와 그에 따른 약물의 선택과 조절에는 여러분들의 도움이 절대적으로 필요합니다. 그래서 두 달이 지나가도록 환자진료에 대한 기본적인 지식의 습득을 강의해 왔고, 지금도 더 나은 방법이 있다고 생각되면 병동미팅으로, 메일로 이어지고 있습니다. 또한 외래로의 꾸준한 진료도 우리들의 작은 성의는 환자들의 인생행로에 지대한 영향을 주게 됩니다. 그게 의사의 일이지 나와는 무관하다고도 볼 수 있고, 의사는 제대로 하지도 못하면서 의사의 고유영역을 침범치 말라는 태도를 보일 수도 있습니다.

제가 이곳에 와서 환자 진료에 필요하다고 보고 「정신분열병을 이겨낸 사람들」을 여러분들에게 나누어 드렸으며, 신호범 씨의 「공부도둑놈, 희망의 선생님」을 선물하겠다며 〈무지개를 보여준 사람〉으로 기억되고 싶다고 했었습니다. 25권을 샀는데 아직 4권이 제 방에 남아 있습니다. 근무자들 사이의 인간관계가, 근무자와 환자들 사이의 인간관계가 치료에 지대한 영향을 준다며 치료적 공동체의 중요성을 지난번 메일까지 지속적으로, 거듭거듭 언급해 왔었습니다.

주치간호사 – 실로 여러분들에게는 꿈의 표현이고 환자들에게는 무한한 사랑을 느끼게 하며, 무지개를 보여주는 사람으로 각인되어 여러분들의 인생을 하는 일에서 더욱 의미 있게 할 큰 사건일 수 있습니다. 해당 환자에게 주는 인생의 의미는 말할 필요조차 없습니다. 아마도 정신과에 근무하고 싶어 할 때의 간호사는 제가 고등학교 때부터 그러하였듯이 대화로 타인에게 좋은 변화를 줄 수 있다면 하는 희망을 가지고 오셨을 것이라 봅니다. 제가 앞에서 선두 지휘하는 선장이 되어서 여러분들께 주치의의 권한을 분담하여 나누어지자고 제안하는 것으로 보셔도 됩니다.

최근 두 달 동안 우리 병원을 거쳐 간 초중고생을 생각해 봅시다. 지혜, 영주, 충일, 소영, 오늘 입원한 승호까지 – 이들과 여러분들이 자매나, 오누이 관계로 발전할 수 있다면 그들에게는 더없는 도움이 될 것이라 확신합니다. 외래치료로 이어지는 데에도 큰 도움이 될 것입니다. 그러한 관계가 이루어지려면 근무 중에 주로 담당해서 보겠다는 환자에 대한 각별한 관심과 애정이 있어야 합니다. 그 선택은 여러분들이 하셔도 되고 돌아가면서 맡으셔도 됩니다. 많은 수의 환자가 아니라 부담 없는 몇 명이면 됩니다. 특히 독신생활이 이어지고 있는 분들은 나에게도 아들딸이 생겼다고 받아드릴 수가 있다면 서로에게 더욱 의미 있는 인생이 펼쳐지리라 확신합니다. 아마도 고아를 돌보고, 과부를 돌보겠다는 여러분의 마음은 하늘나라에까지 상달될 것입니다. 소영이가 퇴원하여 이전처럼 어머니를 대하는 태도나 정신병에 대한 치료에 대한 거부감을 지우지 못한다면 앞날의 결과가 어찌 되리라는 것은 뻔히 보입니다. 그런 아이에게 친언니처럼, 엄마처럼 함께 산을 오르고, 여름이면 해수욕장에서 사랑을 나누어 가질 수 있다면, 혼자 오르는 산행이나 휴가보다는 훨씬 의미 있고 무한한 보람을 느끼게 해줄 사건들이 일어날 것입니다. 가정이 있는 분도 배우자까지 함께 동참할 수 있다면 그들의 자녀까지 창조주의 복을 받을 것입니다.

너무 거창한 부담을 지우려고 이런 글을 쓰는 것은 아닙니다. 제 가운의 주머니에는 여러분들이 담당하겠다고 써준 환자들의 명단이 있습니다. 그들의 인생이 어떤 길을 가고 있는지 함께 지켜보자는 것이고, 이런 작은 관심이 그들의 인생행로에 건강한 인간관계를 제공하여 자칫 비뚤어지기 쉬운 정신병의 향후 경과가 크게 달라지는 계기가 될 수 있음을 말씀드렸습니다. 제가 졸업한 모교 출신이라고 다 이런 생각을 가진 것은 아닙니다. 제가 기독교인이라고 다들 이런 생각을 하는 것은 아닙니다. 주치간호사 제도가 어디 책에 있는 것도 아닙니다. 금년 2월 첫 주 여러분들과의 첫 대면에서 제가 말을 못 이어 나가며 울먹이려던 모습을 보셨을 것입니다. 이는 저도 모르게 의사가 되겠다고 생각한 원래의 저 모습으로 돌아오는 과정이었습니다. 너무도 많은 것을 누렸으면서도 불쌍한 환우들을 간과한 자신에 대한 뉘우침이었습니다. '너희가 여기 내 형제 중에 지극히 작은 자 하나에게 한 것이 곧 내게 한 것이니라'(마태복음 25:40)는 그럴듯한 예수님의 말씀을 제 책머리에 인용해 놓고는, 전공의 1년 차 때 대형 정신병원과 비인가 수용소에서 보았던 환자들은 지워버리고 그동안 나는 무엇을 위해 살아왔는가 하는 자신에 대한 회한이었습니다.

격주마다 일요일 오후는 환우들과 바다와 산으로 다닐 예정이오니 아이들과 함께 가족이 동참하는 직원들이 있으면 더욱 좋겠습니다. 1시에 나가면 5시 전에는 귀원합니다. 이 모든 여건을 허락해 주신 두 분 원장님께 거듭 감사를 드립니다. 원장님 두 분께서 굳건히 21세기 한일병원을 건강하게 지켜 가시리라 믿습니다. 주변의 모든 우려는 보란 듯이 떨쳐내실 것입니다. 우주보다도 한 영혼이 더 소중하다는 지극히 평범한 동서고금의 진리를 실천할 수 있는 주치간호사, 주치보호사, 주치복지사입니다. 끝까지 한 명만 담당하셔도 됩니다. 그럴 마음만 있다면 그 1명이 25년의 세월이 흐르자 300명이 넘어가더군요. 제가 거제도에 와서 뼈를 묻기 전에 다시 더 많은 환자들이 정상적인 일상생활로 나아감을 볼 것입니다. 그러하기 위하여 가장 도움이 필요한 분들은 바로 직원 여러분입니다. 부원장이 목소리가 크고 화를 잘 내는 사람이 아니라 부드럽고 여러분을 의미 있게 지켜가는 의사가 되기 위하여 노력할 것입니다. 똑같은 실수가 연발되면 커지는 목소리는 여러분들이 너그럽게 용서하시길 바랍니다. 직원들 사이에 나의 고유영역이 따로 있어서 다른 부서의 사람이 침범하지 말라는 이상한 편견은 과감히 버리고, 환자를 위하여 효율적인 치료적 공동체에 동참하길 기대합니다.

또 한 주가 지나면 번뜩이는 뭔가가 느껴지고 그곳에 사랑이 있으면 좋겠습니다. 지난번에 보냈던 〈아름다운 수녀〉 기사에 '지금 그리고 여기에'(here & now)라는 표현이 있었습니다. 치료진 모두는 환자들에게 현재 가장 중요한 자리에 서 계십니다.

내가 너에게 필요한 존재,
내가 만나는 오늘이 귀한 만남,
나는 창조주가 선택한 귀한 존재,
나는 아름다움을 꿈꾸는 사람.

2009. 5. 13. 새벽 1:40
무지개를 꿈꾸는 부원장 권영탁 올림

치료적 공동사회(치료적 공동체=Milieu Therapy=Community Psychiatry)

1. 정의 : 사회적, 환경적 영향과 인간 상호관계의 영향을 강조하고, 자조를 강조하는 절제 지향적이며, 민주적인 의사결정 과정과 관용성을 향해 조직되어 있으며, 전 직원의 치료적인 잠재성을 최대한으로 이용하고 있으며, 환자 자신들이 변화의 매개체로서 중요한 책임을 갖고 있는 정신병동의 한 치료유형이라 설명할 수 있다.

2. 치료적인 공동사회의 제공되는 프로그램
  1) 매일의 공동사회 모임
  2) 집단치료
  3) 활동적인 작업치료
  4) 오락치료
  5) 개인 정신치료 등이 제공되며 약물치료도 포함한 환경치료가

실시된다.

3. 치료적 공동사회의 치료전략

1) 모든 환자와 직원은 상호 긍정적이고 신뢰적인 관계에서 정상적인 생활환경을 재현한다.
2) 경직되고 수직 구조적인 역할의식(나는 의사이니까… 나는 간호사이니까… 나는 환자이니까…)을 줄이도록 한다.
3) 치료적인 공동사회의 개념을 환자들도 이해하도록 적극 교육되어져야 한다.
4) 환자의 감정표현이나 의견은 가능한 한 자유롭게 표현되도록 허락되어야 한다.
5) 병실의 모든 결정 사항은 회의에서 민주적으로 결정함을 원칙으로 한다.
6) 환자는 입원 직후부터 자신을 위한 치료적인 결정이나 규칙에 대한 사항을 알고 있어야 한다.
7) 환자는 자신의 치료에 관한 토의에 참여하도록 권장되어 진다.
8) 환자 스스로 병실의 치료활동에 능동적으로 참여하도록 기대된다.
9) 환자 스스로 자신의 행위에 대한 책임을 질 수 있도록 교육돼야 한다.
10) 일방적인 의존심은 부정되며, 공동적인 집단 책임감은 강화되어져야 한다.

4. 치료적인 공동사회 프로그램

1) 공동사회모임 환자자치제도

2) 직원 감수성훈련

3) 사후모임

4) 집중적 집단정신치료

5) 환자 권익체계

사례
연구
13

관리자와 치료자

황OO(남, 19세, 고3, 누나 27세 대졸, 부 59세 관리직, 모 57세.)

2010년 6월 '누구 꼬봉이다.'는 환청이 들리고 불안해함. 사람 목이 잘려서 터지는 모습이 보이고 내 생각을 상대방이 알고 있다며 겁을 내며 대구의료원에 1개월간 입원 치료함.

퇴원 이후 클로자핀 100mg+프로작 10mg+벤즈트로핀 1mg/day 복용함.

현재 문제점 : 성기 얘기를 수시로 꺼냄. '꼴에, 꼴에' 소리를 수시로 내고 다님. 음식에서 냄새가 난다면 먹은 음식을 뱉어냄. 대구에서 거제로 내려오는 도중에도 부모 앞에서도 계속 '꼴에, 꼴에' 소리를 냄.

12월 11일 본원에 처음 내원함. 계속 소리를 내고 다니면 대학을 다닐 수 없으니 개방병동으로 입원하여 나쁜 버릇을 고치기로 했으나 입원 5일째 '꼴에, 꼴에' 소리 내며 다니기 시작. 자정 넘어서도 복도에서 소리 냄. 격리실에 반나절 감금시킴. 다시 소리를 내지 않기로 했으나 입원 7일째 이 병원 사람들 다 죽이고 싶다고 해서 무조건 폐쇄병동으로 전동시킴. 입원 8일째 병원 사람들에게 감정은 없는데 입원하기 싫어서, 화가 나서 다 찔러죽이고 싶다고 한 것이다. 그냥 한 번 해본 얘기이니 여기(폐쇄병동)서 내보내 달라고 하면서 수시로 미식거리고 토함.

입원 9일째 아침을 안 먹고 우유만 마시고도 토함. 저녁은 정상적으로 먹고 토하지 않음. 오후 병동 치료진 미팅 시간에 환자와 대화가 안 되고 진짜 정신병 증상 같으니 약물을 증량함이 좋을 것 같다는 얘기가 나와서 소생이 면담을 하며 치료진을 옆에서 보게 함. 괴상한 소리를 내면서 부모를 괴롭히는 놈이니 천하에 때려죽일 놈이라고 나무람. 앞으로 절대로 '꼴에' 소리는 안 내겠다는 약속을 받고 방으로 보냄 – **20분 정도 호통을 쳤을 것으로 생각되는데 환자를 방으로 보낸 후 환자가 정신병적인 상태라면 5분도 치료자가 호통칠 수가 없다고 소생이 얘기함. 즉 환자가 치료진과 부모를 조정하고 있다고 봐야 함.**

입원 10일째 '난 왕따다.'는 소리가 계속 들리고 구역질이 난다고 호소함.

입원 11일째 '조현병이 재발된 것 같아요. 너는 찐따다는 소리가 계속 들리고 큰일 났어요. 약을 더 주세요.' 다시 격리실에 가서 혼자 안 들릴 때까지 있으라 하자 격리실에서는 안 들린다고 함.

"제가 그리 나쁜 놈입니까? 그래도 6층으로 와서는 '꼴에' 소리를 한 번도 안 했습니다. 앞으로 솔직해지겠습니다."

12일째 토하지 않으려고 2일 굶었는데 똥배가 다 들어갔어요. 새벽에 바다까지 입원 후 처음으로 조깅하고 죽을 먹기 시작했어요. 속이 편합니다. 입으로 들어간 음식 다시는 도로 입으로 안 나오게 하겠습니다. 부모님께 편지를 쓰라고 하자 사과하는 편지를 잘 씀.

'부족한 황OO이지만 다시는 아버지, 어머니 눈에 눈물이 안 나오게 하겠다.'는 편지를 쓰고 개방병동(2층)으로 내려옴. 저녁에도 토하지 않음. 교회를 오래 다녔다고 해서 잠언을 매일 1장씩 쓰고 잠들게 함.

* 환청은 일절 꺼내지 못하게 함. 혼잣말을 하거나 환청 얘기를 꺼내거나 토요일 부모님이 대구서 오실 때까지 먼저 전화하지 않기로 약속하고 어기면 도로 폐쇄병동으로 가기로 함.

* 입원 당일 클로자핀이 꼭 필요한 환자가 아닐 것으로 보고 취침 전 리스펜 2mg+디아제팜 5mg/day만 복용시킴. 입원기간 중 약물 증량은 없었음. 입원 15일째인 12월 25일 부모님 면회 후 약물의 감량으로 재발의 가능성을 설명하고 리스펜 1mg/day만 복용시킬 예정임.

본원 입원(2010. 12. 11 ~ 2011. 1. 22 / 2011. 8. 8 ~ 2011. 8. 26) 두 차례 입원하였고 학교에 다니기 위하여 퇴원함.

여전히 사람을 빤히 쳐다보고, 웃고, 중얼거림. 친구에게 문자로 욕하고….

2월, 3월 외래로 오다가 8월에 재입원함. 병실에서 ㅆㅍ놈아 욕하고 다니다가 혼남.

마지막 퇴원 처방 : 리스펜 3mg+벤즈트로핀 1mg.

2013. 1. 9 본인 통화 : 봉사활동 다니며 그런대로 지낸다 함. 리스펜 5mg+벤즈트로핀 2mg.

(지옥의) 관리자와 (병원의) 치료자

오늘의 이야기는 인간의 모든 삶에서 관찰되는 현상일 수 있습니다. 이제 이 세상에 태어난 지 18년 3개월이 지난 고3학생입니다. 정신병원에 한 달간 입원하고, 6개월이 지났는데 환자는 계속 이상한 소리를 내며, 성적인 얘기를 예사로 부모 앞에서도 하고, 목사님 축도를 흉내 내며 환청을 호소하니 부모님은 쩔쩔매는 상황이었습니다. 그러면서도 오후 6시 만화영화는 꼭 보게 해주어야 입원하겠다고 했습니다. 부모님은 하나뿐인 아들이 정신병도 억울하고 속상한데 이 무슨 천형이란 말인가 하는 생각밖에 없었을 것입니다.

소생은 처음부터 정신병이 다 나은 후 환자 역할을 고수하는 것이 고3 생활을 보내기가 편해서 정신병적인 증상들을 흉내 내고 있다고 보았습니다. 이런 일들은 특히 교육의 과정 중인 중고생들에게 많이 일어날 수 있습니다. 일전에 고등학교 3년 내내 대학병원 정신과에 입원해 있었고 낫지 않는 정신병이라는 얘기만 들었다는 사례를 보신 적이 있을 것입니다. 그 환자도 소생이 1주일도 안 되어서 정신병은 이미 다 나았다고 선언했었고 실제로 그런 결과가 왔었습니다. 즉 3년 내내 입원은 정신과의사의 잘못된 평가였을 뿐이었습니다. 고교생의 거짓 장단에 전 치료진이 속은 결과일 뿐입니다. 정신과의사가 속았으니 함께 일하는 간호사, 복지사, 보호사, 임상심리사가 함께 따라갈 뿐이었습니다. 이것은 총체적 죄악입니다.

환자는 증상을 과장한다는 사실을 의사가 염두에 두지 않고 약을 함부로 쓰는 의사를 狂醫라 했던 소설 동의보감이 생각납니다. 청소년기는 더욱 그러하기가 쉽습니다. 미친 의사(광의)는 환자를 치료할 자격이 없습니다. 환자를 죽음에 이르게도 합니다. 치료자라면 한 인간을 전체로 보아야 합니다. 환청을 놓고 보아도 호소하는 증상에만 매달리면(환자에게 속으면) 약이 증량되거나 고가의 신약을 소개합니다. 잔류 증상이거나 가성 환청이라고 판단하여 무시하면 저절로 없어집니다. 악성 종양이어도 같습니다. 악성 암세포를 죽이려다가 사람의 생명을 앗아가게 합니다. 고의가 아니었더라도 평균 수명보다 더 단축시키는 결과를 초래했다면 가장 최신의 치료법이어도 이는 광의라 비난을 받아 마땅합니다. 위의 입원 9일째 환자가 폐쇄병동에서 보이는 환자의 모습은 아무렇게나 행동하고 말하고 간호사와 정신보건상담원들의 눈치를 봅니다. 눈치를 보고 있다는 사실만 병원 근무자가 알아차려도 그는 정신병적인 상태가 아니며 약물을 증량할 일은 더더욱 아닙니다. 면담에 동석했던 임상심리사가 어찌 그렇게 자신 있게 정신병적 증상이 아니라고 생각하고 환자를 야단칠 수 있느냐고 도리어 소생에게 물었습니다. 환자가 약물 증량이 필요한 진짜 정신병적인 상태라면 단 5분도 소생이 호통을 칠 수가 없다고 설명했습니다. 대화가 되지를 않을 터이니 5분도 못 되어서 소생이 그냥 일어설 수밖에 없었을 것이라고 했습니다.

치료적 공동체를 설명하면서 정신병원의 직원 모두는 수위까지도 치료자가 될 수 있다는 말씀을 많이 했었습니다. 그런데 환자를 대함에 있어서 환자의 장래는 어찌 되든지 감정이 없는, 문제를 만들지 않겠다는 생각만 있는 관리자가 되겠다면 정신병원에는 맞지 않는 분입니다. 정신과의사도 스스로 관리자로 전락하는 경우가 바로 위의 사례들을 양산시키는 것입니다. 정신병원에서 치료자가 필요하지 지옥의 간수가 필요한 곳이 아닙니다. 감옥조차도 마찬가지라고 봅니다. 평생 스스로를 간수로 전락시키는 근무자와 자기 직업을 하늘이 부여한 교도관으로 근무하는 분은 근본 생각부터 다르고 그 결과도 다릅니다.

불과 1년 전 B시에서 근무할 때의 일입니다. 14년 아래의 후배 정신과의사가 목사님이라 해서 기대가 컸었습니다. 직원들에게 새로 온 후배를 그의 조상까지 인터넷을 찾아가며 소개하면서 기대가 컸었습니다. 소생이 43년째 교회에 출석하는 기독교인이니 더욱 그러했습니다. 그런데 그의 진료 행태는 환자는 보지 않고 간호사실에서 간호사 말만 듣고 차트를 정리하는 아주 저급의 관리자였습니다. 그뿐 아니라 소생이 환자들과 함께 뜀박질을 하고, 아침밥을 먹고, 폐쇄병동의 환자들과 일요일이면 산에 오르자 18년 아래 또 다른 후배 정신과의사와 작당을 하여 뒤에서 말을 만들고 예쁜 여자 환자들만 골라서 산책을 한다고 쑤군거립니다. 몇 명이나 혜택을 입을 것이냐고 빈정거립니다. 목회자가 아니라 지옥을 관리하는 제사장으로 보여서 소생이 떠나면서 그의 무릎을 꿇어앉히고 사과하게 했습니다. 또한 그들을 치료자라고 선택하는 주인을 소생은 비난하지 않습니다. 자기 그릇에 맞게, 병원이지만 치료자든 관리자이든 상관없이 꾸려갈 뿐이었습니다.

버릇없는 후배의사 관리자가 또 있다는 얘기를 들었습니다. 존경하던 은사가 대학교수를 퇴임하고 칠순의 노령에 지방까지 와서 진료를 하시는데 자식보다 더 어린 후배 정신과의사가 자기는 알코올환자가 보기 싫으니 선배 니들이 다 보라고 해서 묵묵히 웃으며 그냥 본다는 얘기를 들었습니다. 알코올환자는 정신과의사라고 뾰족한 수가 있는 것도 아니고 국가정책이 이래도 좋은 것인가 하는 의구심이 들 정도인데, 수시로 취해서 욕설을 하며 나타나는 그들을 상대하기 좋아할 의사는 거의 없습니다. 싫은 일을 선배와 나누어 분담하지는 못할지언정 고액의 봉급을 받으면서 자기는 안 보겠다는 발상을 하는 의사는 정신병환자도 제대로 볼 리가 없습니다. 하나를 보면 열 가지를 안다는 말이 틀리지 않습니다.

얘기가 옆으로 빗나갔지만 치료자로서 정신과의사의 각성을 촉구하는 것으로 받아들이고, 소생은 주된 치료자로서 열려있고 깨어있으니 하시라도 건강한 치료적 공동체에서 어긋남이 있으면 제 방문을 두드리라는 당부를 새삼 드립니다. 아울러 직원 여러분들은 소량이어도 **항정신병약을 먹고 있는 환자에게서 돌출행동이 나타나더라도 정신병적 증상으로 보지 않으려는 훈련을 부단히 하시길 당부**합니다. 그리하면 저절로 관리자가 아니라 치료자로 돌아옵니다. 그리만 한다면 소생과 뜻이 맞고 함께 일하기가 더욱 좋을 것입니다. 실제 항정신병약을 복용 중인 그들의 돌출행동은 대부분 정신병적 증상들이 아니었습니다. 지옥의 관리자는 자기 방에서 전화만으로도 약물을 과량으로 증량하면 더욱 편하고 조용한 병동을 유지시키는 것입니다.

이상한 소리를 내고 있으니 정신병 증상이 지속된다고 보지 마시고, 그 환자 주변의 모든 상황을 살펴보십시오. 위의 사례가 바로 잡히지 않고 2, 3년만 흘러도 일전에 나간 〈철수야, 철수야, 나하고 놀자.〉의 사례처럼 됩니다. 한 환자의 삶을 보고 있으면 정신병원에서 근무하는 우리들이 치료자로서 얼마나 소중한 존재인지 모릅니다. 12월 28일 화요일 금년 마지막 강의시간까지 각자 주치 환자의 이름을 1명 적어서 제출하시길 당부합니다. 그리고 그들의 삶을 함께 건강하게 이끌어 봅시다.

2010. 12. 23. 오전 1:30

사례
연구
14

연속된 12년간의 억울한 정신병원 입원 (클로자핀이 필요했던 환자)

이OO(남. 43세, 6병동.)

■ Present Illness &Past Illness

- 19세 때 선박 생활을 하면서 동료에게 집단구타를 당함(항해사 면허 4급, 기관사 3급 등 자격증을 가지고 있으며 주변인들에게 자신은 여기에 있을 사람이 아니라고 함, 또한 자신의 자격증을 동료들에게 강탈당했다고 하여 평소 사이가 좋지 않은 동료들과 시비가 붙었다고 함).
- 가족과 친지들에게도 현대그룹이 자신의 것이라고 하고 자신의 배를 팔아서 가족들이 생활하는 것이니 돈을 달라고 하는 등 이상행동이 지속되었다고 함.

- 마산 OO병원, 삼천포 OO병원, 경남 OO병원 등 1988년부터 정신병원 입원생활을 지속함.
- 현재도 자신이 박사학위를 가지고 있으며 추후 법학 관련 박사 학위를 취득하고 싶으니 병원에서 퇴원시켜 달라고 함 – 다시는 박사 얘기하지 않고 돈부터 벌겠다고 함.
- 2011년 1월 마지막 면담에서는 자신이 선박 관련 자격증이 있으니 선박 관련 공무원이 되겠다고 하며 앞으로 공무원 공부를 할 것이라고 함.

■ Main Problem (or Need)

- 현실과 맞지 않는 행동과 말을 함.
- 자신의 의견을 반박하면 자신을 믿어 주지 않는다며 억울함을 호소하거나 자리를 피하는 등 이러한 행동이 반복됨.
- 약물복용 및 재활의지가 미약함.

■ Personal History

- 형의 언급에 의하면 학교생활 시 별다른 문제 행동이나 이상행동은 없었다고 하며 조용한 아이였다고 함(대인관계에서도 문제가 없었다고 함).
- 고등학교 졸업 (사천농고) 후 선박 생활을 시작하였고 문제 행동으로 병원에 입원함.
- 환자의 병원비, 간식비 등 형이 담당하고 있으며 다른 형제들과 왕래가 부족한 편임.

■ Family History

- 부 : 일을 하는 날보다 집에서 술을 먹고 있는 날이 더 많았다고 하며 음주 후 가족들에게 폭언과 폭행하는 일이 많았다고 함. 20년 전 사망.
- 모 : 83세, 부를 대신해서 생계를 책임졌으며 그로 인해 스트레스가 많았다고 하며 집에서 가족들과 상호작용이 적었다고 하며 환자와도 일상적인 대화를 제외하고는 별다른 대화가 없었다고 함. 현재 병원 입원 중, 환자와 연락이 되지 않고 있음.
- 형제 : 큰형과 사이가 가장 좋았다고 하며 지금도 형제들 중에서도 형과 형수와 연락을 하는 편이며 다른 형제들과 왕래가 없음. 3남 3녀 중 6번째.

■ Psychosocial &Environmental Problem

- 대인관계 및 상호작용. 약물복용의 중요성 강조.

■ Case Worker Comment

- 프로그램 참여도 향상 필요성.
- 병에 대한 가족교육 필요성.
- 최근 주민등록증 재발급을 하고자 동사무소를 방문하였으나 오랜 시간 동안 갱신이 되어있지 않아서 검찰청에 요청한 상태임.

12년 5개월(1998. 6. 1 ~ 2010. 10. 21)동안 경남도립병원에 계

속 입원했던 환자가 퇴원 당일 형수와 함께 본원에 와서 입원하였습니다. 진료의뢰서에는 현대와 삼성을 자신이 설립했다는 과대망상과 환청, loosening of association, irritable behavior의 증상이 지속되며 (할돌 20mg+설피라이드 400mg+발프로에이트 1,200mg+벤즈트로핀 1mg+아티반 1mg+인데놀 40mg/day)를 복용하며, 진단은 조현병(1차), 양극성 장애라 적혀있었습니다. - 앞서 나간 사람 잡는 처방전(학회플라자 567번)입니다. - 클로자핀을 모르는 정신과의사의 무지 때문입니다.

입원 당일부터 클로자핀만 300mg을 복용시키자 잠을 푹 자고 난 다음 날 환자는 이미 정신병적인 상태에서 벗어나는 느낌을 받았습니다. 입원 8일째부터 클로자핀 200mg을, 15일째부터 클로자핀 150mg을, 입원 22일째부터 현재까지는 클로자릴 100mg짜리를 달랑 한 알만 복용하며 현재 관해상태(정신병적인 증상이 없는 상태)에 있습니다. 할돌 20mg과 설피라이드 400mg을 함께 복용하며 나타나던 부작용은 사라지고, 입원 2주 만에 면회 온 형수는 정상적인 상태의 환자를 대하자 놀라워했습니다. 12년간 지속된 입원생활은 환자가 돌아갈 공간이 없게 했습니다. 퇴원 얘기를 미루며 형수가 면회를 와도 주치의를 만나지 않고 갑니다. 입원 두 달 반이 지났으니 호전된 환자를 퇴원시키지 않겠다면 개방병동으로 보내고, 병원에서라도 용역 일을 나가보기로 했습니다.

환자와 보호자에게 클로자핀이 기존의 항정신병약물에 반응이 없으면 꼭 시도해야만 하는 약임을 설명했고, 매달 피검사를 해야만 하는 불편한 점이 있는 약임을 설명했습니다. 왜 지나간 12년간 입원했던 병원에서 주치의를 했던 정신과의사들은 그 약을 안 써보았는지를 당연히 묻습니다. 이제 본정신으로 돌아왔으니 지난 것은 다 잊어버리고 열심히 일해서 돈을 벌어서 사회로 복귀할 방법을 찾자고 했지만, 소생이 나서서 지나간 12년 5개월을 보상하라는 소송을 내고 싶은 심정입니다. 항정신병약물을 과용량으로 장기간 지속적으로 처방 내는 정신과의사들은 앞으로 이렇게 단기간에 호전된 환자들에게 틀림없이 소송을 당하고, 클로자핀을 처방하지 않음으로써 장기간 정신병적인 상태를 초래한 책임을 문책당하며, 재판정에서는 법관들에게 망신을 당하고 거액을 보상하게 되는 날이 오리라 봅니다.

이런 글을 쓰면서 창조주를 향하여 묻고, 또 묻습니다. 그리고 클로자핀을 모르는 정신과전문의들에게 경고합니다. 정신과전문의라면 클로자핀의 적용대상 환자를 파악할 줄 알아야만 하고, 클로자핀의 처방 방법을 배우고 알아야만 합니다. 정신과의사의 무지가 한 환자의 인생을 12년이 넘도록 정신병적인 상태에 머물게 하며 감금을 초래시켰다면 법원에서의 배상액은 상상을 초월하리라 예측됩니다. 하루에 할돌 10mg 이상, 자이프렉사 10mg 이상, 리스페리돈 5mg 이상을 장기간 복용시키는 환자들이 있다면 앞으로 유의하시길 바랍니다. 과용량을 복합처방으로 내리고 있다면 더욱 그러합니다. 몇 차례 클로자핀에 대하여 소생이 대한신경정신의학회 홈페이지 플라자에 올린 글을 보고서라도 정신병적인 상태가 호전되지 않아서 과용량을 복용시키는 환자들에게 클로자핀 처방을 꼭 내어 보시길 바랍니다. 좋은 결과가 있을 것입니다. 자신이 없다면 다른 전문의에게 호전되지 않는 환자를 인계하시기 바랍니다. 환자나 그들의 부모, 형제들이 1주일 이내에 호전된 모습을 보고 얼마나 기뻐하는지 아십니까? 명의는 아니더라도 정신과전문의 자신을 위해서라도 남의 인생을 그렇게 망가뜨리는 것이 아닙니다. 창조주가 당신의 무지를 용서하지 않을 것입니다. 기대하건대 위의 사례를 장기간 담당하셨던 정신과전문의는 소생에게 연락을 주십시오. 진료의뢰서에 적힌 전문의 이름을 알고 있습니다. 정신과의사로서 건설적인 모든 것을 물려주고 싶습니다. 이제 다가오는 舊正이 지나면 우리 나이로 耳順이 됩니다. 뭐든 순리대로 들을 수 있는 나이입니다.

위의 사례에서 또 한 가지는 조현병 환자들에게 양극성 장애(조울병)를 애매하게 가져다 붙이고 발프로에이트나 리튬, 카바마제핀을 함부로 처방내리지 마십시오. 분명히 다른 질환일 뿐 아니라 설혹 진단이 틀려서 나중에 바꾸게 되더라도 진단은 둘 중 하나를 선택해야만 하며, 조현병 환자가 다소 과격한 언행을 한다고 필요 없는 약을 장기간 처방내리지 말기를 기대합니다. 꼭 필요하지 않는 약은 환자에게는 독이 될 것이며, 장기간 복용시키면 이도 소송의 대상이 될 수 있습니다. 필요 없는 약과 과용량은 환자에게는 해롭고, 국가 경제적으로 손해를 끼칠 처방은 하지 않는 것이 낫습니다.

정신보건임상심리사가 기록해준 위의 현재 병력을 보십시오 – 현재도 자신이 박사학위를 가지고 있으며 추후 법학 관련 박사학위를 취득하고 싶으니 병원에서 퇴원시켜 달라고 함 : 입원 53일째 잘 지내던 환자가 면담 중 느닷없이 소생에게 자신에게 박사학위가 진짜로 있는데 왜 자기를 믿지 못하느냐며 못 믿을 의사라고 큰소리를 냈습니다. 고등학교만 나와서 박사 얘기를 또 꺼내려면 격리실에서 혼자 곰곰이 생각해보라 하고는 잘못했다고 느끼면 반성문을 쓰고 나오라고 했더니 반성문에 다시는 박사 얘기 하지 않고 돈부터 벌겠다고 했습니다. 그런 얘기를 듣고도 약물의 증량보다는 환자의 오랜 공백 기간을 먼저 떠올릴 줄 알아야 합니다. 이후 지금까지 무례한 언동은 없습니다.

2011. 1. 7. 오후 9:55

입원 : 2010. 10. 21 ~ 2011. 10. 18 주치의 바뀌고 10주 만에 2011. 7. 2. 불필요한 리튬 600mg이 추가됨.

신비의 2차 항정신병약 : Clozapine(클로자핀, 클로자릴) - (사람 잡는 처방전)

클로자핀이 1961년 산도즈(현 노바티스)에 의해 개발된 이후 1989년 9월에야 미국 식약청의 승인이 났다고 하니 그 우여곡절은 대단했을 것으로 생각됩니다. 1972년 스위스와 오스트리아에서 생산되다가 무과립구증으로 사망하는 환자가 발생하자 1975년 저절로 생산이 중단되었습니다. 10년 이상 관심조차 없던 클로자핀이 기존의 항정신병약물에 반응이 없었던 조현병(treatment-resistant schizophrenia) 환자에게 효과적인 반응을 나타냄으로써 무과립구증이 나타나는지를 살펴가며 기존의 항정신병약물에 반응이 없는 조현병 환자에게만 사용하도록 승인되었습니다.

우리나라에서는 1995년 10월에야 시판되었으니 대학병원에서 임상시험 기간이 있었을 것이고, 필자가 환자에게 처음 처방 낸 때가 1997년 하반기로 생각됩니다. 오래전부터 클로자핀에 대하여 분명한 임상경험이 없는 정신과전문의를 위하여 꼭 알려드리고 싶었던 사실이 있었습니다. 정신병동이 있는 곳에서 근무하는 정신과의사는 지속적으로 정신병적인 증상을 보이는 조현병 환자에게 클로자핀 한 가지만 복용시켜서 좋은 경험을 하시길 당부합니다. 1985년 방배동에서 개업하여 외래만 9년간 운영하다가, 1994년 입원실을 성남에 내었던 이유도 항정신병약물에 반응이 없어서 전기치료를 하여야만 호전되는 환자들 때문이었습니다. 기존의 항정신병약물에 반응이 없었던 환자가 필자의 경험상 15% 전후가 되리라 추정됩니다. 2008년 방배동 외래를 폐업할 때에 클로자핀 만으로 유지하던 환자가 35명 정도였던 것으로 기억됩니다. 그리고 이후 봉직의로 대형 정신병원에서 2년 남짓 근무하는 동안 경험한 환자까지 생각하면 50여 명의 환자에게 클로자핀을 처방하였습니다. 클로자핀을 처방 낸 경위와 그 효과에 대하여 임상 경험을 나누고 클로자핀이 왜, 얼마나 중요한 위치를 차지하는지 정신과전문의는 숙지하고 있어야만 합니다. 동료 정신과전문의들을 향하여 이런 기우를 하는 이유는 (할돌 80mg+클로르프로마진 300mg+로도핀 75mg+벤즈트로핀 3mg+라제팜 20mg+디아제팜 9mg/day), (할돌 40mg+로도핀 300mg+클로르프로마진 200mg+벤즈트로핀 1.5mg+카마제핀 800mg+디아제팜 15mg/day), (할돌 50mg+벤즈트로핀 2mg+디아제팜 10mg+프로막 1,000mg+라제팜 2mg), (자이프렉사

10mg+세로켈 800mg+오르필 1,200mg+트랄린 50mg/day), (자이프렉사 30mg+할돌 30mg+세로켈 200mg/day)과 같은 사람 잡는 처방전을 근무했던 정신병원마다 목격했기 때문입니다. 최근 2년간 봉직의로 근무하면서 가는 곳마다 기존의 항정신병약물에 반응이 없음에도, 위의 예시와 같은 과량의 항정신병약물을 3가지씩이나 투여하면서도 클로자핀을 시도조차 하지 않는다는 사실을 너무 많이 목격하였습니다. 즉 클로자핀의 처방 경험이 없는 전문의가 대부분이었습니다.

(할돌 80mg+클로르프로마진 300mg+로도핀 75mg/day+벤즈트로핀 3mg+라제팜 2mg+디아제팜 9mg/day)을 복용했던 환자는 입원한 지 8개월 내내 '텔레비전에서 빌 게이츠의 아들이다, 이건희 아들이라고 했다. 텔레비전에서 나만 쳐다본다.'며 혼자 웃고 혼잣말을 하며 복도에서 태권도를 한다며 돌려차기를 하여서 언제 다른 환자에게 피해를 줄지 모르는 상태였습니다. 인계를 받자마자 클로자핀 200mg/day 단일 복용에 잠을 푹 자고 나더니 위의 증상이 다음날로 사라지는 신기한 모습을 보았습니다. 전임자는 리스펜 4mg/day부터 시작하여 입원 8일째에 리스펜 8mg/day까지 증량시켰으며, 입원 11일째에는 클로자핀 100mg/day를 추가시켰고, 입원 19일째 (리스펜 10mg+클로자핀 200mg+프로이머 15mg+벤즈트로핀 3mg+부스파 15mg+라제팜 1mg/day)까지 증량하였습니다. 입원 32일째 앞의 약은 중단시키고 (할돌 40mg+클로르프로마진 100mg+벤즈트로핀 2mg+트라조돈 300mg+아티반 3mg+라제팜 2mg/day)로 바뀌어서 7개월 내내 증량한 용량이 위와 같

습니다. **문제는 클로자핀은 다른 약과 함께 병용시키는 약이 아닐 뿐 아니라 필자와 같이 하루 클로자핀 200mg을 복용시켰음에도 호전되지 않았는지, 아니면 호전되었음에도 모르고 지나면서 다른 약으로 대체되어 다시 나빠졌는지 알 수가 없습니다.** 점차 감량하여 3주 만에 하루 클로자핀 100mg만을 복용하자 면회 온 모친은 입원했어도 8개월 내내 눈빛이 날카롭고 헛소리만 하던 아들을 약도 한 개만 먹는다는데 낫게 해주었다며 제 손을 붙잡고 그리 고마워하실 수가 없었습니다. 현재도 하루에 클로자핀 100mg만 복용하고 정상상태에 있습니다.

클로자핀으로 인해서 졸지에 명의가 된 에피소드들이 여러 번 있었습니다. 입원한 지 석 달이 다되도록 계속 정신병적인 상태로 '탄도 미사일을 내가 만들었다.'는 등등 계속 헛소리를 하며 (리스펜 6mg+리튬 900mg+벤즈트로핀 1mg+아티반 3mg+졸민 0.25mg/day)을 복용하던 환자를 인계받아서 보호자의 얘기를 자세히 듣게 되었는데 3개월 전인 지난 연말에는 보건소 정신보건센터에서 송년회에 참가하여 기타를 치며 노래도 잘 부르고 너무 좋았는데, 약도 끊지 않고 꼬박꼬박 복용했는데 나빠져서 입원했고 지금도 제정신이 안 돌아온다는 것이었습니다. 복용했던 약을 알아오게 했더니 항정신약물이 리스펜, 클로자핀, 할돌로 3가지였습니다. 경기도 일산에 있는 정신병원에 입원했었고, 아들이 거기에 살고 있어서 대신 약을 받아오게 할 수밖에 없었다고 하였습니다. 그러자니 클로자핀은 매달 혈액검사를 하지 않으면 심평원에서 일방적으로 약값을 주지 않으므로 병원에서는 꼭 필요한 클로자핀은 빼고 나머지 두 가지 약을 처방해 주었고, 꼭 클로자핀이 필요했던 환자는 필요 없는 항정신병약물을 두 가지 복용하고 있었으니 재발하는 것은 당연한 결과였습니다. 계속 정신병적인 상태에 있고 몸도 여위어 클로자핀 150mg/day를 복용시키자 만 이틀을 일어나지도 않고 자더니 잠에서 깨자마자 제정신으로 돌아왔습니다. 어떤 경우에도 혼합 처방은 가능하다면 피함이 원칙입니다. 클로자핀은 2005년에 미국 식약청에서 또다시 사용지침까지 내린 것이 있고 혼합 처방을 해서는 안 되는 약입니다. 위의 사례에서도 호전이 되었다면 주치의는 세 가지 약물 중에 어느 것이든 꼭 필요 없는 약은 줄여서 중단시키는 노력을 해보았어야 합니다. 무과립구증이 나타나면 자칫 사망에 이를 수 있는 무서운 부작용이 있어서 매달 환자에게 채혈하게 한 우리나라 심평원과 제조사인 노바티스에서는 정상생활을 하는 환자들에게까지 평생, 매달 채혈함이 얼마나 번거로운 일인지를 깨닫고 완화시켜야 합니다. 더구나 노바티스 회사에서 나온 자료를 보면 무과립구증은 치료 시작 3개월에 그 발생빈도가 가장 높고, 1년 후에는 10,000명에 1명 미만으로 발생빈도가 아주 낮은 것으로 되어 있습니다. 클로자핀 투약 후 1년이 지나면 매달 혈액검사를 꼭 하게 한 것을 정신과의사의 재량권에 맡겨주길 노바티스 회사에 요청하고, 대한신경정신의학회에서도 심평원에 건의가 있기를 바랍니다.

클로자핀의 사용용법을 보면 200mg까지 증량을 하는 데에 적어도 5일이 걸리지만, 환자는 이미 입원하여 정신병적인 상태에서 기존의 약을 복용시켜보느라 적어도 2, 3주는 훌쩍 넘긴 상태이니 시간적인 여유가 별로 없습니다. 할돌도 처음 사용·용법을 보면 마찬가지이지만 개업가의 의사에게는 빠른 증상의 호전을 기대함이 당연하였고, 첫날부터 치료적인 용량의 범위(할돌 6.5~10mg/day 혹은 리스펜 3~4mg/day)를 처방내었었습니다. (자이프렉사 30mg+할돌 30mg+세로켈 200mg/day)을 복용하며 3주가 지나도록 닭장 같은 격리실에 계속 갇혔던 환자가 화장실에 가다가 근무간호사 머리채를 휘어잡자 담당전문의가 박사과정 수업을 들으러 간다고 서울로 가고 없는 틈을 타서 클로자핀 복용을 결정 내린 날 당일로 클로자핀만 200mg/day를 복용시키자 5년 내내 정신병적인 상태로 있었던 환자가 잠을 푹 자고 나더니 다음날 점심때 깨어난 환자는 이미 정신병적인 증상이 없어져 버렸었습니다. 클로자핀 처방자인 필자는 오히려 환자가 호전되었는지 긴가민가하며 갸우뚱해 했으나, 마침 속옷을 전해 주려고 병원에 온 모친이 얼굴이나 보고 가겠다며 만나고 오더니 5년 내내 모친을 만나도 날카롭고 욕을 하지 않으면 다행이던 환자가 어떻게, 이렇게 갑자기 좋아져서 부드러운 목소리로 '엄마'를 다 부른다며 명의를 만났다며 소생의 낯을 부끄럽게 했던 기억이 생생합니다.

정신과전문의라면 왜 클로자핀이 2차 항정신병약물이며, 단일제재로 복용시켜야 하며, 과량의 항정신병약물들의 복합처방에 앞서서 투약해 보아야 하는지를 알고 있어야 합니다. 정신분열정동장애라 하더라도 과량의 복합처방보다는 클로자핀이 더 유용할 수 있고, 정신병적인 상태의 기간이 항정신병약물 투여 후 1개월을 넘기고 있는데도 지속적인 정신병적인 상태에 있다면 기존의 항정신병약물에 반응이 없는 조현병(treatment-resistant schizophrenia) 환자로 의심해 봄이 타당하고, 클로자핀을 단일 투약해 보아야 합니다. 우리나라에서 시판된 지가 15년 세월이니 이제는 정신병원 운영자나 원무과에 오랫동안 근무한 정신병원 직원들까지 클로자핀이 전기치료를 대치하게 되었다는 사실을 알고 있는데, 정신과전문의가 이를 몰라서 위와 같은 과량의 혼합처방으로 환자는 엉금엉금 기어 다닐 정도이고 몰골은 말이 아닌 채로 엉뚱한 소리를 계속하도록 만들어서야 전문의 체면이 말이 아닙니다. **학회 차원에서도 전문의 시험에 클로자핀의 효능과 사용방법에 이르기까지 매년 시험문제로 출제하여 이를 꼭 필요한 환자에게 적용시킬 수 있도록 교육시킴이 필요하다고 봅니다.**

30년째 정신과의사 생활에서 최근 13년간 클로자핀을 복용시켜 본 환자가 50여 명이었으나 단 한 명 백혈구 수치가 3500 이하였고, 호중구수치(ANC)가 1500 이상이어서 2주마다 혈액검사를 하면서 유의한 적은 있으나 클로자핀 복용을 중단시킬 정도로 백혈구나 혈소판이 감소한 경우는 없었습니다. 클로자핀의 유지용량으로는 50~150mg/day로도 충분하였습니다. 200mg 이상을 유지용량으로 매일 복용시킨 환자가 한 명도 없었습니다. 클로자핀 애용자로 비추어질지 모르나 실은 가장 피하고 싶은 약입니다. 잠을 많이 자게 하고, 침을 흘려서 자고 나면 베개를 젖게 만들고, 식욕이 당겨서 비만해지기 쉽고, 매달 채혈을 해야 하니 정말 피하고 싶은 약입니다. 방배동 외래에서 고등학생 때부터 클로자핀 50mg을 매일 복용하며 대학을 졸업하고 학원에서 경리 일을 보던 총각이 있었습니다. 매달 오게 해서 피검사를 하게 하자니 나중에는 의사인 제가 미안하고 안 해도 되는데, 백혈구 수가 5년 이상 매달 변화가 없었고 또 같을 터인데 클로자핀 약값을 심평원으로부터 삭감되니 매달 환자를 괴롭히고 있다는 생각까지 들었습니다. 매달 피검사를 평생 해야 할 약이라면 정말 다른 약으로 대치시키고 싶지 처방 내리고 싶은 약이 아닙니다. 그래서 몇 년 후 자이프렉사가 처음 나왔을 때에 클로자핀의 혈액검사를 안 해도 되는 같은 계통의 약이라고 그 회사 사람들이 선전하고 다녔으나 몇 사람 클로자핀 대신 자이프렉사로 바꾸었더니 모두 재발했고 클로자핀으로 호전된 사람은 클로자핀을 복용할 수밖에 없다는 결론에 이르렀습니다.

얼마 전에 인계받은 환자가 클로자핀 50mg+리스펜 3mg/day을 먹고 관해상태에 있어서 클로자핀을 끊었습니다. 리스펜도 2mg으로 줄여서 복용하다가 1주 만에 리스펜 1mg으로 줄였더니 며칠 안 가서 상태가 나빠지고 재발 증상을 보였습니다. 리스펜 3mg을 벤즈트로핀 1mg과 함께 먹이고 그날 취침 전 또다시 리스펜 3mg+벤즈트로핀 1mg을 복용케 했더니 다음날 벌써 안정이 되고 정신병적이 증상이 사라졌습니다. 매일 리스펜 3mg+벤즈트로핀 1mg을 취침 전에만 복용시키다가 1주 후에는 리스펜만 2mg만을 복용하여 현재 안정된 상태를 유지하고 있습니다. 이는 쓸데없이 클로자핀을 병용시킨 것이고 잘못된 처방입니다. **정신과전문의는 환자가 호전되는 즉시 항정신병약물의 장기복용으로 인한 심각한 부작용을 염두에 두고 감량을 시도해야만 합니다.** 2010년 4월 초에 이 환자가 입원할 때 전임자가 첫날부터 클로자핀 200mg를 2주간, 리스펜은 6mg과 함께 병용시키며 이후 감량을 했던 경우입니다. 클로자핀을 처음부터 병용하여 복용시킨 것은 잘못된 처방입니다. 또한 필자가 인계받은 후에 과도한 감량으로 단 하루 정신병적인 증상을 보였지만 리스펜 3mg에 호전을 보이는 환자를 8주간이나 리스펜 6mg을 복용시킨 것도 과량입니다. 정신과전문의는 환자들이 과도한 용량의 항정신병약물을 복용하지 않기 위해서 부단한 노력을 해야만 합니다. 입원한 지 6개월이 넘어가도 입원하던 날 처방을 낸 리스펜 6mg을 그대로 1년 이상 변함없이 복용시키는 전문의는 재교육되어야 합니다. 그러나 현실은 그런 처방이 너무 많고 선배로서 조심스럽게 얘기하면 오히려 적반하장의 모습을 연출합니다.

치매 노인이나 뇌졸중으로 인해서 불면이 심하거나 정신병적인 증상을 보이는 경우 리스펜 1~2mg이나 세로켈 100~600mg, 혹은 클로르프로마진 50~300mg 정도를 처방내리는 경우가 있는데 정신병적인 증상의 호전으로 병동을 조용히 잠들게 할 수 있습니다. 그런데 리스펜 1mg을 복용하는 78세의 노인이 양손을 달달 흔들며 떨고 있었습니다. 정신과에 입원하기 전에는 없었던 증상이었습니다. 인계받자마자 클로자핀 25mg으로 대체해 보았더니 모든 게 더 낫고 1개월이 지나자 양손을 떨던 것이 없어졌습니다. 그 노인의 딸이 얼마나 고마워했는지 모릅니다. 앞서나간 글에서 지연성 운동장애나 불수의 근육운동이 나타나면 즉각 설피라이드나 클로자핀으로 교체할 필요가 있음을 역설했습니다. 현재 본원의 입원 상태에서 지연성 운동장애가 심하게 나타나는 사람이 2명입니다. 두 분 중에 한 분은 정신병원에 입원한 지 1년 6개월이 지나자 나타났다는데 당시 복용했던 약은 리스돈, 클로르프로마진, 자이프렉사, 벤즈트로핀, 아티반, 졸피드, 인데놀로 아무런 처치가 없었고 그 병원에서 퇴원 후에 또 다른 정신병원에 3년간 입원했으나 리스펜, 벤즈트로핀, 아티반, 디아제핀, 리보트릴, 졸피뎀, 졸피드로 지연성 운동장애에 대한 아무런 조치가 없었습니다. 2009년 7월에 본원에 입원했던 분은 클로자핀, 리보트릴, 아티반, 디아제핀, 인데놀, 라제팜으로 지연성 운동장애가 사라지기를 기대하고 처방한 흔적이 보입니다. 현재는 그 두 분은 클로자핀 50mg만을 복용하고 있습니다. 1년이 넘도록 클로자핀을 복용한 분도, 3개월 가까이 클로자핀 50mg만 복용한 분도 모두 별다른 진전이 없습니다. 분명하고도 심각한 지연성 운동장애가 나타났는데 기존의 항정신병약물을 중단하고 클로자핀으로 교체하지 않은 병원은 비가역성 지연성 운동장애 환자에게 소송을 당하면 몇억 원을 배상해야 할지도 모릅니다(최근 미국에서 지연성 운동장애를 대상으로 소송을 전담하는 인터넷 사이트를 세 군데 알게 되었습니다. http://www.tardive-dyskinesia-lawyer.com/, http://www.tardivedyskinesia.com/, http://www.coreynahman.com/atypical-antipsychotic-lawsuits.html). 제가 그 역할을 자임하겠다는 것도 아니고 정신과전문의는 좀 더 환자들의 동태에 관심과 애정을 가지고 주 1회라도 면담실에 앉아서 면담을 해달라는 부탁입니다.

클로자핀에 대한 또 다른 소견은 리스펜이 나오기 전에 피모자이드를 필자가 많이 선호했었습니다. 그 이유는 유지용량으로 피모자이드를 1~2mg까지 줄이면 약을 복용하는 표시가 전혀 나지 않았기 때문이었습니다. 리스펜 1~2mg도 마찬가지로 약을 먹는 표시가 안 나서 필자도 선호하는 약입니다. 그런데 1~2mg까지 감량도 하기 전에 조금만 약을 줄여도 곧 나빠지는 환자들이 있어서 하는 수 없이 피모자이드 4mg을 그대로 복용해도 뭔가 위태위태함을 느끼게 했던 환자들의 상당수가 나중에 전기치료를 받게 했거나 클로자핀이 필요한 환자들이었습니다. 사실 한 번 입원하면 1년이 지나도 리스펜 4mg 이상을 그대로 복용시키는 정신과전문의는 무슨 소리를 하는지 이해가 안 된다고 할 수 있습니다.

귀 있는 자는 들을 것입니다. 끝까지 이의 시정이 안 된다면 이제 8세인 막내딸이 20년 후인 28세에 시집을 간다면 그때 필자의 나이 79세입니다. 51세에 본 막내를 시집보낸 이후에도 조물주가 필자의 생명을 이어가게 하신다면 그때는 대한신경정신의학회 홈페이지에 동료들의 자성을 촉구하는 이러한 호소가 아니라, 평생 고개를 뒤로 재치며 온몸을 뒤흔드는 환자들을 찾아서 그들에게 정신과전문의는 정당한 처치를 했는지 따져서 묻고 불쌍한 그들에게 적절한 보상이 이루어지는 일을 하고 있을지도 모릅니다. 덧붙인다면 59세의 이 나이에도 게으른 만성조현병 환우들을 깨워서 새벽 5:20분이면 바닷가까지 비지땀을 흘리며 10분 조깅, 20분 워킹으로 건강을 다지고 있습니다. 똥배를 내민 90kg 거구의 환우가 아침밥을 함께 먹으며 조깅을 하니 개운해서 너무 좋다고 합니다.

오늘 새벽에도 10명이 두 줄로 뛰면서 '사나이로 태어나서 할 일도 많다만…….'

(클로자핀에 대한 인터넷 검색을 했더니 「클로자핀 임상사용의

실제」 - 김용식, 2009. 4. 서울대학교출판부에서 출간한 책이 있습니다. 이를 검토하지 않았고 지난 13년간 클로자핀의 임상 경험으로 쓴 글이니 필자의 실수나 잘못 알고 있는 부분이 있어서 알려주시면 대단히 고맙겠습니다.)

2010. 8. 21.

사례 연구 15

평가(evaluation)의 중요성

송OO(20세, 남, 1남 1녀 중 막내, 6병동.)

'까불지 마!, 죽여 버릴 거야!, 신고하지 마! 누가 나를 사진 찍는 것 같다. 밥에 약을 탔다. 내 아들을 죽였다.'하며 2008년 1월부터 5차례 입원치료를 받음.

2010년 12월, 우리 집에서 살인사건이 났다며 파출소에 가서 신고를 하고 불안해서 집에 갈 수가 없다고 함. 어머니를 밀치고, 아버지가 내 아들을 죽여서 화분에 파묻었다며 수사를 해야 한다며 신고함. 12월 12일 입원했던 병원에 4번째 재입원시켰고, 부모가 「정신분열병을 이겨낸 사람들」 책을 보고 찾아와서 상담 후 2011. 1. 12일 본원으로 전원시킴.

2008년 8월부터 4번을 연속으로 재입원한 병원의 소견서에는 crisis intervention 후에 서울대병원에서 외래치료를 받았다고 적혀 있었고, 서울대병원의 외래처방은(리스펜 5.5mg+인데랄 40mg+벤즈트로핀 2mg/day)이었으며 마지막 입원의 병원에서는 위의 약에다(리스펜 1.5mg+아티반 1mg+솔리안 200mg/day)를 추가하였다고 적혀 있었습니다.

밤늦게 도착하여 입원한 후 잠을 잘 자고 난 환자는 '조현병의 특징이 무엇입니까? 자꾸 정신병원에 입원시키고 저를 죽이려고 하니까 신고한 것입니다. 친부모가 아닙니다. 분노에 넘쳐서 경찰에 신고한 것입니다.' – 스무 살밖에 안 된 놈이 언제 장가가서 아들을 낳았느냐? 결혼한 적이 있느냐? 맨날 말도 안 되는 소리를 지껄이고 평생 정신병원에 갇혀서 살고 싶으냐고 소생이 고함을 질러가며 야단을 쳤습니다. 현재 정신병적인 증상이 아니라고 판단하고 리스펜 2mg+벤즈트로핀 1mg/day로 입원 당일부터 현재까지 복용 용량입니다 – '사실 애 같은 것은 없습니다. 결혼한 적도 없고 애도 없습니다. 부모님께 사과드리겠습니다.'고 했습니다. 입원 1주일째 아침, 부모님께 사과드리고 금년 3월에 학교 갈 준비를 하겠다고 했습니다.

입원 1주일 만에 면회 온 부모님을 먼저 만나게 했습니다. 외래진료를 하고 있었는데 면회하고 내려온 부모님은 약은 덜 먹어서인지 표정은 나아 보이는데 아버지에게 '씨팔놈아! 손대지 마! 언제 집에 데려갈 것이냐?'고 했다며 여간 실망하는 게 아니었습니다. 어머니가 아버지께 그런 말을 하는 것이 아니지 않느냐며 얼굴을 만지자 '지금 엄마라고 했느냐?'며 엉엉 울었다고 했습니다. 소생이 화가 나서 차트를 들고 병실로 올라갔습니다. – 개·돼지만도 못한 천하의 나쁜 놈이라고 소생이 고함을 질렀습니다. 환자는 묵묵부답 말이 없었습니다. 부모님께는 1주일 후 다시 면회 오라고 했습니다. –짐승만도 못한 놈, 보호실에 데리고 가서 개처럼 세워놓고 손을 뒤로하여 침대에 묶어놓으라고 했습니다. 30분 후 간호사를 시켜서 부모님께 욕한 사실을 뉘우치고 사과의 편지를 쓰겠다면 풀어주라고 했더니 편지를 짤막하게 건성으로 쓴 느낌이었습니다.

엄마, 아빠께

엄마, 아빠! 죄송합니다. 엄마, 아빠께서는 저를 위해서 그렇게 애써주셨는데 제가 그렇게 욕을 하고 소리쳐서 죄송합니다. 나중에 제가 그 큰사랑에 보답을 하고 싶습니다.
저요, 나중에 엄마, 아빠께 큰 선물을 하고 싶은 사람입니다.
제가요, 너무나 슬픕니다. 슬픈 이유가 부모님의 마음에 상처를 드린 것 같아서요. 제가 너무나 잘못 했습니다. 제가 앞으로는 욕 같은 것은 안 하겠습니다.
제가 너무나 너무나 잘못한 것 같고 너무나 잘못한 것 같습니다.

2010. 1. 20.

입원 10일째 토요일이라 점심식사 후에 환자 10명과 함께 병원의 뒷산으로 등산을 나갔습니다. 한겨울의 오후는 따스한 햇살이 우리를 반겼습니다. 30분을 걸어서 거제시의 추모공원을 지나서 걸었는데 환자 혼자 50m정도 처졌습니다. 일행은 더 걷도록 하고 환자에게 힘들면 다시 병원으로 돌아가겠느냐고 했더니 힘이 든다며 병원으로 돌아가길 원하여 단둘이 먼저 돌아왔습니다. 병원에 자주 입원하느라 체력이 너무 모자라는 것 같으니 다음날부터 새벽에 조깅을 하겠느냐 했더니 하겠다고 합니다. 돌아오면서 함께 5분만 뛰어보자고 했더니 잘 뜁니다. 내려다보이는 한려수도는 찬란한 햇빛을 받아서 더욱 아름다워 보였습니다. 체력도 약한 게 아닌데 했더니 계면쩍게 웃습니다. 매점에 들러서 홍삼 주스를 한 병 건넸더니 '감사합니다.'하고는 다 마셨습니다.

2주 만에 부모님이 다시 면회 와서 환자가 지난 일을 사과하고 다시 그러지 않겠다는 태도를 보이면 재발의 가능성을 설명하고 약물을 리스펜 1mg만 복용시켜볼 차례입니다. 왜 같은 환자를 두고 정신과전문의들의 평가가 달라지는 것일까요? 지지난번의 사례연구 13번의 고3학생도 마찬가지였습니다. 현재 입원 중인 20세의 처녀도 마찬가지입니다. 그들의 지난 세월의 억울함이나, 돌출 행동을, 정신병으로 스스로 인정하고 싶지 않은 사춘기적인 반항을 정신병적인 증상으로 판단하지 말아야 합니다. 실제 정신병적인 증상들이 사라지면 스스로 생각하기에도 너무나 황당한 일이 벌어져 있는 것이고, 나이 20세 전후의 청소년들이 이를 슬기롭게 이해하고 받아들이기에는 정신병이라는 낙인이 너무도 힘들 것입니다. 위의 환자도 2년 4개월 동안 거듭되는 정신병원의 입원과 과량의 약물은 전부 아버지 탓이라고 받아들이면 아버지를 살인마로 몰고 싶고, ㅆㅍ놈이라고 욕하고 싶은 심정일 것입니다. 그들의 아픈 마음을 잘

달래서(의사가 짐승보다 못하다고 나무라더라도) 온전한 인간으로 돌아오도록 유도해야지 과량의 약물은 그들을 더욱 부모와 세상 원망을 하게 만드는 것입니다. **후배 정신과의사들에게 당부합니다. 항정신병약물을 함부로 과량으로 올리지 마십시오. 종국에는 재활 치료가 필요한 환자로, 평생 정신병동에 갇혀서 지내야만 하는 환자로 우리 정신과의사들이 그렇게 만드는 것입니다. 이는 고의가 아니었다 하더라도 한 인간을 처절하게 평생 망가지게 만들었다면 정신과의사의 자격이 없습니다. 고의적인 범죄보다 더 무서운 결과를 만드는 것입니다. 정신과의사 스스로 내가 20세에 정신병원에 입원했다가 증상이 사라지면 어떤 심정일까를 생각하며 평가하고, 약물의 용량을 정하십시오.**

항정신병약은 치료적인 범의(리스펜 3~5mg/day) 내의 용량이면 1, 2일 만에 정신병적인 증상들은 사라집니다. 클로자핀이 꼭 필요한 환자(treatment-resistant schizophrenia)가 아니라면 환자의 정신병 증상들은 이미 없어졌다고 생각하고, 그들의 처지나 그들의 나이에서 생각하고 평가해 보는 버릇을 정신과의사는 길러야 합니다. 이는 정신과의사의 소명입니다. 그리고 잘못된 평가는 약물만 증가시켜서 환자들의 정상생활로의 복귀를 더욱 어렵게 만들게 됩니다. 고의가 아니었어도 한 청소년이 일생 망가지는 것을 고려하면 고의적인 범죄보다 가볍다고 볼 수 없습니다. 평가가 어려우면 환자들과 함께 병동에서 탁구를 치고, 율동을 하고, 걷고, 식사를 하고, 뛰고, 산을 오르고, 함께 목욕을 하면 저절로 그들이 정신병적인 상태가 아님을 알게 됩니다. 약물을 과량으로 올릴 필요가 없음을 깨닫게 됩니다.

위의 환자를 치료한 서울대병원의 후배의사나 이 환자를 보내준 후배의사에게 당부합니다. 평가는 더욱 환자의 입장에서 유의해야 하며, 리스펜 5mg 이상으로 올려도 헛소리를 계속한다고 판단했다면, 리스펜 2mg만을 먹여도 마찬가지입니다. 쓸데없는 과량의 약물이 종국에는 환자들의 인격의 황폐화를 초래시키고 있고, 평가는 환자의 입장에서 다시 생각하는 버릇을 길러야 합니다. 위의 후배 의사들이 개인적인 연락을 소생에게 할 수 있는 열린 마음이 있다면 더욱 좋겠습니다.

「정신분열병을 이겨낸 사람들」 4판, 370쪽을 유의해서 보시길 바랍니다.

세 번 입원(2011. 1. 12 ~ 2011. 2. 18 / 2011. 2. 19 ~ 2. 28 / 2011. 3. 4 ~ 2011. 3. 19)

리스펜 2mg+벤즈트로핀 1mg+디아제팜 5mg을 그대로 복용하며 퇴원함.

2013. 1. 9 모친과 통화 : 지난 학기 억지 학점을 받았음.

클로자핀 125mg+리스펜 1.5mg+인데놀 20mg 복용중 ; 클로자핀은 불필요한 경우임.

사례 연구 16

귀신과의 전쟁

정OO(20세, 여, 2녀 중 첫째, 입원 42일째 개방병동으로 전동.)

■ Present Illness &Past Illness

- "이상한 사람들이 보고 있어 샤워를 못 하겠어요", 귀신 들렸다고 주장함. 혼잣말하고 웃고 우는 일이 많았다고 함. 종일 말을 하고, 어머니를 때리려고 하고 나가라고 소리 지름. 머리에서 지시를 한다. 깔깔 웃고 하나님을 봤다며 고개를 까닥까닥.
- 2010. 10. 7 ~ 12. 13 OO대병원 정신과에 입원(2009년 무렵 환자가 자신이 조현병인 것 같다며 병원치료 받기를 원하였고 이에 수원의 한 병원에서 '대인기피증'으로 진단받고 낮병원 등 1개월간 치료받은 바 있음. 환자가 치료받기를 거부하여 치료가 중단됨).
- 이후 2010년 12월 20일 OO정신병원에 입원하였고 치료 중 보

호자의 요청으로 12월 28일 본원으로 이동하였음. 입원 당일까지 복용약(인베가 9mg+할돌 10mg+프로이머 10mg+데파코트 250mg+아티반 1mg/day)

■ Personal History

- 환자는 어린 시절부터 소심하고 내성적인 성격으로 말을 잘 하지 않고 다른 사람과 접촉하기를 꺼렸다고 함.
- 건강상의 특별한 문제는 없으나 밥을 잘 먹지 않았다고 함.
- 부모가 생업으로 인해 환자에게 관심 가지고 대화하거나 함께 시간으로 보내는 일이 적었다고 함 – 초등학교 시절 담임교사와의 관계가 환자의 생활이나 성격 등에 영향을 미치는 일이 많았고 초등학교 3학년 경 담임교사와의 관계가 좋지 않아 더욱 내성적인 성격으로 변하였다고 함. 이 무렵 모에게 "나를 왜 낳았어요?"라고 묻는 등 다소 우울해 보였다고 함.
- 학창시절 친구들이 자신을 싫어할 것이라고 혼자 생각하고 다른 사람과 어울리기보다 혼자 생활하는 등 또래 관계 형성에 어려움이 있었다고 함 – 환자의 얘기에 의하면 어린 시절 자살하고 싶다고 생각한 적은 있으나 실제로 행동에 옮기지는 못하였다고 함.
- 상업고등학교에 진학하였으나 학교 분위기에 적응하지 못하고 1학년 때 자퇴하였고 검정고시를 통해 고등학교 과정을 이수하였음 – 대학교 진학을 위해 공부하다 환자가 고시원을 희망하여 4개월 정도 다닌 바 있으나 부모에 의해 집으로 돌아왔으며

이후 다시 고시원에서 1년 정도 생활하였다고 함.

■ Family History

- 부 : 51세로 회사원, 조용하고 내성적인 성격
- 모 : 49세, 자영업(미용실 운영), 조용하고 내성적인 성격
- 동생 : 18세, 학생, 애교가 많으며 밝고 활발한 성격으로 부모에게 귀여움을 받는다고 함.

동생에게 환자가 라이벌 의식을 느끼고 있으며 그로 인해 남자를 꺼려하는 편이라고 함.

환자와 특별히 상호작용하는 가족이 없으며 환자의 말에 의하면 '서로 무관심해요, 각자 방에서 알아서 생활해요. 바쁘니까.' '힘든 일 있어도 이야기하지 않는 편이에요.'

■ Psychosocial &Environmental Problem

- 우울감, 부정적 자아상, 가족과의 신뢰감 형성의 부족 등

■ Case Worker Comment

현재 환자의 경우 병식이 없는 모습이며 면담 중에도 '몰라요, 기억이 안 나요.'라고 대답하는 일이 많은 등 방어적인 태도로 임하였음.

귀신과의 전쟁

귀신은 비정상적인 인간들이 경험하는 세계라고만 인식되었던, 그 존재조차 불투명하게 인식되었던 정신과의사인 소생에게, 위의 사례는 많은 생각을 하게 했습니다. 지금도 위 환자의 문제점들이 완전히 해결이 되지 않은 채로 토의를 하자니 한쪽이 보통 찝찝한 것이 아닙니다. 입원한 지 2개월이 다되었는데 계속 이대로 간다면 이제 스무 살인 이 처녀의 운명은 너무나 비참해질 것이 눈에 보입니다.

네 명의 귀신 중에 2명은 나갔고 남은 2명과 수시로 목소리를 변경시켜가며 대화를 합니다. 혼자 깔깔거리며 웃습니다. 소생이 나타나면 멈춥니다. 벌을 주거나 소생이 환자에게 사정하면 안 합니다. 안 하기로 약속을 했다가도 끄집어내어서 대화를 하고 깔깔 웃습니다. 2명 남았다던 귀신은 이제 5명으로 늘었습니다. 소생이 나타나서 고함을 질러가며 폐쇄병동 격리실로 데려가서 '정신병원이 그리 좋으냐? 퇴원하지 않으려고 환장을 했느냐? 부모를 괴롭히려고 이 세상에 태어났느냐?'라고 나무라며 비인격적인 대접을 하면 귀신 얘기는 하지 않겠다고 합니다. 그리고 반나절은 안 합니다. 현재까지 이를 반복하는 중입니다.

입원 당시 항정신병약물을 과량으로 2가지(인베가 9mg과 할돌 10mg)나 복용하며 환자는 하루 종일 졸려 했지만 증상은 지속되었습니다. 입원 당일부터 (리스펜 2mg)만을 복용하며 덜 졸려 하니 좀 나아 보일 뿐 증상은 지속되었습니다. 입원 3주 만에 소생이 견디지 못하여 클로자핀 150mg을 25일 동안 복용시켰으나 증상은 마찬가지였습니다. 입원 36일째 설 연휴에 들어가는데 2월 중에 해결을 못 하면 다시 공부하기는 어려울 것 같았고, 중얼거리고 웃지 않으면 대화는 정상적으로 이루어지는 느낌을 강하게 받자 소생이 서울로 올라가는 길에 안성의 부모님께 데려다 주고 4박 5일 외박을 나가게 했습니다.

2월 5일 모친과 함께 귀원한 환자는 집에서도 비슷한 모습을 보였습니다. 처음 2일간은 증상이 그대로 지속된다고 느꼈으나 나중의 2일간은 컴퓨터 검색을 하고, 텔레비전도 보고, 안정된 모습을 보이자 왜 좋아진 것으로 보아야 한다고 의사선생님이 얘기하시는지를 알겠다고 했습니다.

2월 13일 일요일 환우들과 함께 예배를 드린 후 30년 정신과의사 생활에 처음으로 조현병 환자의 귀신들림에 대하여 목사님(본원 원장님, 가정의학과전문의)께 도움을 청해 보았습니다. 성서에 나타난 귀신을 물리치는 내용을 소생은 이해도 못 하고 체험이 없어서 모르는 분야라고만 생각했는데, 박 목사님의 간단한 안수기도와 환자에게 하시는 설명에서 소생이 새로이 느낀 부분이 많았습니다.

평소 소생이 환자들에게 해온 말과 같은 내용이었지만 너무 신선하고 소생이 귀신론에 대해서 얘기할 경우가 있다면 자신 있게 얘기할 부분이 새로이 생겼습니다. 그리고 위 환자가 웃고 중얼거리는 모습이 사라져서 3월에는 공부에 열중하는 학생으로 돌아갈 수 있기를 간절히 기원합니다.

지금까지 소생이 느끼는 **귀신은 정신병이 오면서 함께 파고드는 허상에 불과하다는 생각**입니다. 즉 약물로 정신병적인 증상이 사라진 후에도 환자가 원래의 생활로 복귀하는 데에 여러 가지 어려운 현실이 있고, 정신병을 인정하고 싶지 않고, 정신병적인 증상이 있었을 때 귀신이 나타나 환청과 환시를 경험한 경우, 가성 환각처럼 귀신을 불러내어 떠들고 얘기하고 함께 즐기며 논다는 생각입니다. 이중인격자처럼 마치 다른 목소리의 두 사람이 얘기를 하는데, 그 내용이 주로 자신의 갈등이 표출되어 나타나는 느낌입니다. 즉 가성 환각이 맞다면 환자 스스로 이를 떠올리거나 불러내지 말아야 합니다. 이를 반복하는 한, 정신과의사들은 정신병적인 증상들이 지속된다고 평가하고 약물을 끝없이 올려보게 됩니다. 그래도 해결이 안 되니 항정신병약물 2, 3가지를 과량으로 병용시켜도 아무런 효과도 보지 못합니다. 그리고 결국 환자만 약물에 찌들게 되어 더욱 어려운 상황을 연출시킵니다.

안수기도는 환자가 신앙에 대한 이해가 있고 복음을 온전히 받아들이는 기독교인이라면 효과가 있을 것이라는 생각이 들었습니다만 부모님은 기독교인이 아닌데 안수기도의 현장을 보게 한 환자의 의도처럼 모친이 놀라서 중지해 주기를 바라는 것은 당연하다는 생각입니다. 위 환자의 안수기도에 두 번 참여해본 소생이 그 환자의 아버지이어도 그런 방법으로는 해결되기가 어렵고 내 딸이어도 안수기도를 원하지 않았을 것 같다는 생각입니다. 즉 환자가 하나님의 자녀라는 확신만 가지게 된다면, 성경에 대한 공부를 하고 복음을 이해할 수 있어야 안수기도도 효과가 있다는 원장님의 말씀이 맞다는 생각입니다. 너댓 시간 지속되는 목사님들의 수고가 너무 안쓰럽고 목소리까지 쉬게 되시니 죄송할 뿐이었습니다. 보호자들에게 좋은 소리도 못 듣는데 효과마저 뚜렷하지 않다면 하지 않는 것이 옳다는 생각입니다. 현실 적응을 못 하고 또다시 본원에 위의 환자를 의뢰하며 입원시키기를 원한다면 그때는 3~6개월의 장기입원으로 개방병동에 있게 하면서 성경 공부를 시키고 신앙심의 성숙을 기다리는 치료가 필요하다는 생각입니다.

안수기도의 지지적 정신치료(supportive psychotherapy)의 효과를 살펴보면 강한 암시(suggestion)와 설득(persuasion), 안심시킴(reassurance)과 정화(제반응 abreaction) 등의 긍정적인 면이 있겠으나, 신체에 대한 구타나 환자의 거부감이 지속될 경우에는 피함이 더 나으리라는 생각이 듭니다.

이번에 목사님께 위의 환자를 부탁드리기 전에 소생이 했던 방법은 아무도 이해해 주지 못하는 귀신을 떠벌리면 너만 손해다. 호호 깔깔 웃고 다니면 부모님은 정신병원에 입원시킬 수밖에 없는데 정신병동에 갇혀 있는 게 그리 좋으냐? 퇴원하고 싶으면 그런 생각이 떠올라도 입 밖으로 꺼내지만 않으면 집으로 갈 수 있지 않느냐는 회유와 협박이었습니다. 퇴원하고 싶어서라도 귀신 얘기를 꺼내지 않으면 된다는 생각이었고 그런 방법으로 실제 중얼거리지 않는 환자도 있었습니다. 외래로 현재도 오고 있는, 끊임없이 중얼거려서 본원에 1개월간 입원시켰던 환자가 입원당하기 싫어서 중얼거림은 사라졌으나 이제는 정신병이 다 나았으니 약을 먹지 않겠다고 실랑이를 벌입니다. 위의 사례도 수시로 자신은 정신병이 아니고 귀신 들렸으니 테마에게 가야한다며 어머니를 설득시켜 달라고 소생에게 지금도 부탁합니다.

문제는 환자들의 이런 현상에 대해 환자가 보여주는 겉모습만으로, 중얼거리기만 하여도 정신병적인 증상이 지속되고 있다는 평가를 내려서 약물의 용량을 올리는 정신과의사들입니다. 이는 환자에게 속는 것일 뿐 아니라 아무런 효과도 없으며 환자의 이상행동만 더욱 고착시키는 결과를 초래하고 종국에는 한 젊은이의 일생이 엉망으로 꼬이게 합니다. 정신과 치료가 환자에게 속기 시작하면 어떤 결과가 오리라는 것은 너무도 자명합니다.

간혹 세간을 시끄럽게 하는 유명인들이 정신병력으로 군대 면제를 받았다는 뉴스를 접할 때마다 정신과의사로서 부끄러움을 느낍니다. 유명인이 아니어도 소생의 동기 동창 중에도 있습니다. 속아주는 정신과의사가 있었던지, 속은 정신과의사가 있었든지 간에 이는 심각한 문제이고 부끄러운 일입니다. 소생도 그런 우를 범할 수 있었으리라 예견은 되지만 적어도 1개월간의 입원기간을 거쳤다면 속는 일은 없어야 한다는 것이 소생의 생각입니다. 환자와 함께 식사를 하고, 산책을 하고, 차를 마시고, 뛰고, 산을 오르는 1개월이 있었다면 환자에게 속기가 어렵습니다.

2월 22일 면회 온 모친이 종일 환자와 함께 거제 관광을 하며 시간을 보냈지만 뚜렷한 정신병 증상은 없었고 저녁을 먹고 병원에 거의 다 와서부터 귀신 얘기를 또 했다고 합니다. 현재 복용약물은 (리스펜 2mg+벤즈트로핀 1mg+디아제팜 5mg/day)이며 입원 63일 만에 퇴원하기로 했지만 집에서 얼마 있지 못하고 또 귀신을 끄집어내어 혼자 말하고 혼자 웃고 입원당할 것 같은 예감입니다. 부모와 조금만 마찰이 생겨도 귀신을 불러내어 떠들고 부모를 놀라게 할 것이라는 예감이 강하게 옵니다. 그리고 공부하여 대학에 가겠다고 했지만 말뿐이고 부모를 괴롭히며 테마에게 자신을 데려가서 귀신을 쫓아내 달라고 할 것 같습니다.

소생은 본원의 간호사 교육용으로 작성한 이 글도 당연히 보여드리겠지만 안수기도의 현장을 목격한 실망감 때문에 소생에게 다시는 환자를 의뢰하지 않을 수 있다는 생각도 듭니다. 그러나 현실적으로는 환자가 정신병을 이해하고, 환자의 인격 성숙을 도와주는 것 말고는 방법이 없습니다. 귀신을 자꾸 끄집어내니 귀신론을 공부시키고 귀신을 이해할 수 있도록, 건강한 신앙관이 형성되도록 도와주는 것 말고는 방법이 없습니다. 소생이 그런 말을 못하게 하고, 깔깔거리며 웃지 못하게 윽박지르는 것만으로는 얼마 가지 못하여 또 입원당하는 증상들을 연출할 것 같습니다. 재수해서 대학을 가겠다는 것도 귀신을 꺼내면 공부하지 않아도 되는데 당장은 더 편하니 그리할 것 같습니다. 부모는 또 열심히 한다는 정신과의사를 수소문하여 정신병원에 입원을 시키겠지만 정신과의사가 이 환자의 언행을 이해하는 데에만 1개월은 족히 소요될 것이고, 그나마 환자의 상황을 제대로 파악하기만 하여도 다행입니다. 그리고 증상은 지속되니 또다시 약물만 증량하게 될 것입니다. 환자는 필요에 따라 수시로 귀신을 불러낼 것이며 테마에게 데려다 달라고 요구할 것입니다. 부모가 견디지 못하여 테마에게 데려가지 않으면 그나마 다행이고, 테마에게 데려가더라도 거액만 날리고 증상은 마찬가지일 것입니다.

20세의 이런 처녀를 쳐다보며 자신의 쉰 목소리는 아랑곳하지 않는 목사님의 안타까운 시선이 느껴지고, 소생이 주야로 들락거리며 3월에는 공부하는 학생으로 돌아가기를 기원하지만 부모는 입원을 연장시키려 한다는 메시지를 환자에게 주고 있으니 섭섭할 뿐이었습니다. 「정신분열병을 이겨낸 사람들」 책에 입원 1, 2개월이면 무조건 퇴원시키는 것이 좋다는 말이 틀린 것은 아닙니다. 입·퇴원을 반복하고 있다면 재입원하지 않을 근원적인 방법을 찾아야 합니다. 그래서 재활치료가 등장하게 되고, 재활이 필요하지 않은 환자의 경과가 훨씬 더 좋은 것입니다.

이제 모레면 환자가 퇴원을 하니 귀신과의 전쟁이 끝나가는 기분입니다만 귀신이 진짜로 있기는 한 것인지 정신과의사인 소생은 지금도 모릅니다. 다만 성서에 나오는 귀신에 대한 언급은 인간이 쉽게 경험할 수 있는 분야가 아니니 인간생활을 위해서는 건강해야 한다는 것입니다. 귀신이 있다고 믿는 성직자들의 건강한 귀신론은, 귀신이 있는지 없는지 인간이 경험할 수 없는 분야라는 의사로서 소생의 생각과 다르지 않음을 이번에 우리 병원의 목사님(원장님)을 통해서 알게 되었습니다. 정신과의사로서 해야만 할 일은 귀신과 정신병과는 다른 면이 있다는 사실을 깨닫는 것입니다. 귀신을 언급하는 내용은 대부분 정신병 증상이지만 **환자가 정신병 증상이 호전되었음에도 끊임없이 귀신을 끄집어내어서 귀신 흉내를 내는 것(가성 환각 및 가성 망상)을 정신병적인 증상으로 판단하지 말아야 한다는 사실**입니다. 이는 약물의 용량과 앞으로 환자의 인생행로를 달리하는 결과를 초래시킬 만큼 중요한 일입니다.

불현듯 교회에서 귀신들렸다가 나았다는 사람들을 만나보고 싶어졌습니다. 그들에게 조현병이 왔다가 저절로 호전된 것(1% 미만에서 보고됨)인지, 조울병이어서 저절로 사라진 것(죽지만 않는다면 1년 경과하면 저절로 치유됨)인지, 성직자들이 경험했다는 – 정신병은 아닌데(?) 귀신들린 채로 살고 있다든가, 귀신이 왔다가 저절로 사라진 경우는 무엇인지 정신의학적인 평가가 궁금해진 것입니다. 소생의 생각이 달라지거나 성직자들의 귀신들림에 대한 다른 생각이 정리되는 부분이 생긴다면 그때 오늘의 글을 비교해가며 올릴 것을 약속드리며 이만 귀신에 대한 생각을 접습니다.

2011. 2. 26. 새벽 5:10

본원입원 : 2010. 12. 28 ~ 2011. 2. 28, 퇴원 후 퇴마치료로 300만 원 허비하고 효과 없이 중단.

2011. 3. 28 ~ 2011. 8. 8(ㅇㅇ정신병원입원) – 자이프렉사 20mg+인베가 9mg+벤즈트로핀 2mg 복용 중.

2011. 9. 1 ~ 2011. 12. 8까지 본원 외래로 매달 내원함 – (몰린돈 50+벤즈 1+디아제팜 5) → (리스펜3+벤즈1)

2013. 1. 12 모친과 통화 : 리스펜 5mg+벤즈 2mg 복용 중. 별다른 차이점은 없음.

사례
연구
17

조현병의 유지용량

최○○(여, 현재 34세, 미혼, 1남 2녀 중 장녀, 개방병동.)

17세에 발병하여 현재 34세의 처녀로 어제 퇴원했습니다.

- 본원 입원 : 2008. 7. 7 ~ 2009. 7. 11 / 2009. 7. 19 ~ 2010. 6. 28 / 2010. 6. 30 ~ 2011. 3. 11

위의 본원 입원기간을 보면 제도화현상의 대표적인 사례입니다. 한 번 입원했다 하면 해를 바꾸어야 퇴원했던 환자이고 첫 발병부터 정신병원에 7년, 4년, 1년, 2년씩 4군데 정신병원을 이미 거쳤고 본원에 3번 내리 입원했던 환자입니다. 퇴원하면 약 복용을 중단하고 2, 3개월 지나면 사람들이 웃는 웃음소리가 들리고 다른 사람들이 자신에게 뭐하고 말을 한다며 난폭해져 재발된 상태로 입원을 거듭했다고 적혀 있습니다. 본원에서는 퇴원 후 8일, 2일 지나서 다시 입원했으니 거의 계속 입원과 진배없습니다. 첫 발병 때 여고생이었던 이 환자를 7년간이나 장기간 연속으로 입원시킨 정신과의사는 무슨 생각으로 일을 하는 분들인지 알 수 없습니다. 소생이 전공의 시절 선배 병원에 파견근무를 나갔다가 서울법대 1년생이 7개월 넘도록 계속 과량의 약을 복용하며 멀쩡한 채 입원하고 있어서 선배에게 대들었던 기억이 생생합니다. 29년의 세월이 흘러 지금은 49세가 되었을 그 환자의 인생이 어찌 되었으리라 상상을 하면 지금도 소생은 그 선배의사가 온전한 인간으로 보이지 않습니다. 조물주의 벼락을 맞아 죽지 않고 지금도 고액의 봉급을 받으며 잘살고 있는 게 신기합니다. 하기야 광주사태를 일으킨 살인마들도 같은 시대에 살며 국민의 세금으로 경호원들의 보호를 받으며 생존하고 있으니 조물주의 의도는 소생이 죽어야 모든 것을 이해할 수 있으리라 생각됩니다.

본 사례의 환자 상태가 애매한 정신병적인 증상이 지속되는 것은 하나도 없습니다. 잔여 환각이나 가성 망상도 없습니다. 본원에서 정신과의사의 처방을 보면 (리스펜 6mg+티세르신 50mg+벤즈트로핀 1mg+리튬 600mg+트리티코 25mg+부스파 10mg+둘코락스 2알/day)으로 2009년 3월 31일부터 거의 변화가 없습니다. 2010년 7월 15일에 소생이 주치의를 하기 전까지 본원에서 3명의 전문의를 거쳤으나 무슨 교과서에 있는 처방처럼 2년 내내 주치의를 했던 전문의 3명 모두가 위의 처방에서 거의 변화가 없습니다. 소생이 주치의를 맡자마자 당일로 (리스펜 2mg+벤즈트로핀 1mg/day)로 줄였고 4주 후인 8월 12일부터 리스펜 1mg 달랑 한 알만 복용하며 7개월을 보냈지만 아무런 문제가 없습니다. 그리고 어제 퇴원했는데 죽는 날까지 하루 1알 먹는 약은 먹기로 약속을 했고, 다시는 임의대로 입원하러 오지 않기로 약속했습니다. 소생은 재발이 아닌데 다시 입원하러 오면 입원시키지 않겠다고 환자에게 힘주어 말했고, 환자는 데이트할 때에 병원 밖에서 하겠답니다.

10년 연상인 알코올의존증 환자와 1년 넘게 연애를 하며 결혼까지 꿈꾸는 있는 모습은 보기 좋았습니다. 덕분에 남자 환자도 1년 넘도록 금주 상태입니다. 둘 다 불러서 진료실에서 얘기했던 내용이 생각납니다. 알코올의존증 환자의 예후는 99%가 다시 음주하여 인생이 다 망가지는 가장 무서운 병인데, 조현병은 지금처럼 약을 끊지 않고 앞으로 1년 6개월 동안 재발하지 않는다면 일평생 재발이 없을 확률이 99% 넘을 것이라고 했습니다. 남자환자에게는 결혼은 금주할 자신이 없으면 안 해야 한다고 했고, 위 사례의 여자환자에게는 단주시킬 자신이 없으면 결혼은 생각하지 말라고 했습니다. 지금처럼 달랑 1알 먹으니 변비도 없고 건강한 아기도 낳을 수 있으니 더 좋은 사람 욕심을 내어도 된다고 했으나 이미 정이 많이 든 모습입니다. 알코올의존증이 조현병보다 더 심각한 병이고 치료가 어려운 병인 것은 틀림없는 사실입니다.

리스펜 1mg만으로도 잘 자고 잘 먹고 아무 문제가 없는 환자에게 리스펜 6mg도 모자라 티세르신 50mg까지 항정신병약 두 가지를 왜 병용시키는지 이해할 수 없습니다. 다른 환자와 다툼이 있었다고 리튬을 복용시킨 것 같은데 리튬을 안 먹어도 환자는 너무 부드럽고, 다른 환자들에게도 잘합니다. 트리티코와 부스파를 복용하지 않아도 잘 자고, 불안해하지 않으며 우울하지도 않습니다.

왜 복용시키는지 저는 이해할 수 없습니다. 위의 하루 약값을 계산하니 2,242원입니다. 리스펜 1mg은 226원입니다. 환자 1명당 하루 2,000원의 비용절감이 된다면 월 6만 원, 의료보호 조현병 환자 200명이 있다면 월 1200만 원이 병원 운영에 도움이 됩니다. 필요 이상의 약을 복용하니 변비가 생기고, 변비를 없애려니 마그밀로 효과를 못 봐서 둘코락스가 또 필요합니다. 필요 이상의 약을 장복하면 누구나 약화를 입는 것이고, 의사라면 이를 피하기 위한 노력을 부단히 해야 합니다. 조현병 환자에게 재발을 감수하면서까지 최소용량을 찾아야만 하는 이유는 지연성 운동장애 같은 항정신병약물에 의해서 평생 신체장애인으로 만드는 것을 막아야 할 소명이 정신과의사에게 있습니다. 또한 40만 명으로 추정되는 우리나라 조현병 환자들의 약값이 월 6만 원 절감된다면 월 240억 원, 연 2880억 원의 국민건강보험 재정이 튼튼해집니다.

소생이 30년 동안 정신과의사 생활에서 터득한 **정신분열환자들의 최소유지 용량은 리스펜** 1~2mg/day, **피모자이드** 0.5~2mg/day, **할돌** 1.5~3mg/day, **몰린돈** 10~35mg/day, **클로르프로마진** 100~200mg/day, **클로자핀** 50~150mg/day, **설피라이드** 200~500mg/day, **솔리안** 50~300mg/day입니다. 즉 소량의 용량으로도 90% 이상이 관해상태를 유지하고 있다는 사실을 정신과의사는 경험적으로 진료실에서 깨달아야만 합니다. 그런데 위의 사례처럼 현실은 근무했던 병원마다 환자가 호전되었음에도 리스펜 4~6mg/day에서 몇 년이 흘러도 감량을 하지 않는 처방전이 대부분입니다. 지연성 운동장애를 예방하기 위해서라도 최소한 2, 3개월마다 전문의는 감량을 고려해야만 합니다. 감량을 고려하지조차 않았거나, 전문의가 적절한 처치를 하지 않아서 지연성 운동장애가 나타나 심각한 부작용을 안고서 평생을 살게 된 환자들에게 소송을 당할 날이 머지않았습니다. 우리나라에서도 이의 소송을 전담할 변호사들이 광고를 하고 다닐 날이 머지않았습니다. 이미 진료차트는 환자가 요구하면 전부 복사가 가능하도록 되어있고 약물의 처방은 이미 여러 군데서 확인할 수 있는 시절이 되었습니다.

또한 소량의 적절한 유지용량은 환자들의 건강한 생활로의 복귀에 필수요소입니다. 과량의 약물은 환자가 아무것도 못 하게 만드는 결과를 초래합니다. 과량의 약물은 재활치료가 필요한 환자를 양산시킵니다. 과량의 약물은 만성질환으로 고생하는 환자들의 인생을 더욱 꼬이게 하는 용서받을 수 없는 죄악을 저지르는 것입니다. 정신과의사라면 수시로 나는 환자들에게 소임을 다한 의사였는가를, 수시로 반성하여야 엉망으로 꼬여가는 환자들이 줄어들 것입니다.

2011. 3. 12. 새벽 5:10

사례 연구 18

반이라도 이루었다 (알코올의존증과 조현병)

예수께서 신 포도주를 받으신 후 가라사대 **다 이루었다** 하시고 머리를 숙이시고 영혼이 돌아가시니라(요19:30) – 운명 직전에 남기신 예수님의 말씀.

1. 이OO(남, 48세.)

본원의 6번 입원력 (2008. 5. 17 ~ 2008. 8. 23 / 2008. 11. 10 ~ 2009. 2. 6 / 2009. 9. 18 ~ 2010. 7. 12 / 2010. 7. 18 ~ 2010. 10. 15 / 2010. 11. 12 ~ 2010. 11. 24 / 2011. 1. 17 ~ 2011. 3. 19)

본원 입원 14년 전인 1994년부터 마산, 삼천포, 사천에서 수차례 입원 경력이 있음.

2010년 5월 초 환자를 인계받을 당시 진단은 조현병과 알코올의존증이었고 약물은(리스돈 6mg+클로르프로마진 50mg+프로이머 10mg+카마제핀씨알 400mg+아티반 1.5mg+맥페란 2T+라벤 2T)

을 6개월 동안 변함없이 복용 중이었음. 소생이 맡은 당일 조현병이 아니라는 환자의 주장에 동의하고 (클로르프로마진 50mg+디아제팜 15mg/day)만 복용케 하다가 10일 만에 모든 항정신병약을 끊었고 2010년 5월 19일부터 (디아제팜 10mg/day)만 복용하게 했음. 일자리를 구해놓고 7월 12일 퇴원했으나 누나 집에 기거하면서 적응하지 못하여 7월 18일 술을 마시지 않고 다시 입원하러 옴. 이후는 술을 끊고 사회에 적응하려고 직장을 구하러 다니고 사회로 복귀하기 위하여 부단한 노력을 하는 중임.

9월 9일 면담 시 술 안 마신 상태로 타 병원에 입원당한 적이 있었다고 함. 영혼들이 툭툭 거리는 소리, 쿵 소리가 나서 아파트 위층으로 가보면 사람은 안 보이고 겁이 난 적이 있었어요. 혼자 히죽 웃고 TV를 보다가도 웃고 식사를 잘 안 하는 모습이 관찰됨. 조현병으로 보는 것이 맞겠다는 생각으로 (리스펜 3mg+벤즈트로핀 1mg/day)를 먹다가 3주 후부터는 (리스펜 2mg+벤즈트로핀 1mg/day)를 복용하며 10월 15일 퇴원함.

11월 12일, 약을 먹으면 멍청해진다며 약은 반 정도만 먹었고 용역일 나가며 일하러 다녔지만 사회적응이 안 된다며 찾아와서 스스로 12일간 입원함. 직장을 구했다며 퇴원함.

경비, 청소 일을 하며 그런대로 지내다가 심한 두통을 호소하며 스스로 찾아와서 2011년 1월 17일부터 3월 19일까지 입원함. 1월 24일 부친이 찾아와서 면담했는데, 술만 안 마시면 아무 문제 없음을 주장하며 모든 문제가 술 때문에 생겼다고 하심. 1월 24일부터 다시 복용하던 리스펜 3mg을 끊었고 혼자 거주할 아파트를 장만하여 (디아제팜 10mg+에트라빌 10mg/day)만 복용하며 퇴원함.

2. 김OO(6병동, 현재 46세.)
(리스펜 4mg+카마제핀 400mg+프로이머 5mg+아티반 1mg/day)
→(리스펜 2mg+벤즈트로핀 1mg/day)

3. 김OO(2병동, 현재 39세.)
(리스펜 4mg+벤즈트로핀 2mg+리보트릴 1mg+디아제팜 4mg+아티반 3mg+졸피뎀 10mg+트리람 0.25mg/day)→(클로자핀 25mg/day)

두 사람 모두 알코올의존증을 주장하여 항정신병약을 끊었으나 몇 개월 못 가서 정신병적인 증상을 보여서 치료범위 내의 용량(리스펜 4mg/day), (클로자핀 100mg/day)으로 항정신병약을 복용하여 호전된 후 감량하여 현재 (리스펜 2mg+벤즈트로핀 1mg/day), (클로자핀 25mg/day)만 복용하며 관해상태를 유지하고 있음.

필자가 주치의를 맡기 전의 몇 년씩 지속된, 잘 변하지 않는 처방전이 위에 적혀 있으며, 지금 복용하는 약을 보면 많은 생각을 하게 하는 경우입니다.

2. 2011. 5. 3 ~ 2012. 3. 27 정신병적인 증상을 보여 재입원. 리스펜 2mg+디아제팜 5mg 복용함.

2012. 6. 2 ~ 현재까지 입원하여 다른 의사가 맡음. 리스펜 3mg을 2012. 7. 25부터 복용.

3. 2012. 8. 16부터 리스펜 6mg 복용 → 불필요한 과용량임.

2012. 12. 7부터 클로자핀 100mg 복용 중임 → 클로자핀이 필요한 환자가 아님.

장기간 입원하고 있는 환자들이 잘못된 진단으로 조현병이 아닌데 항정신병약물을 복용하고 있다고 주장하면 소생은 본인의 말이 틀릴 가능성이 더 많다는 것을 알면서도 환자들의 병식이 생기길 기대하며 약을 끊어보게 합니다. 3명 모두 6개월도 못 가서 정신병적인 증상들을 보였습니다. 위의 첫 사례의 경우는 2010년 9월 9일 면담과 병동생활에서 정신병적인 증상을 보인다고 판단했었으나 나중에 내원한 부친의 애기를 듣고 병동에서의 관찰이 잘못된 것일 수 있다는 생각으로 재차 항정신병약물을 중단하고 2개월 가까이 기다린 상태에서 2011년 3월 19일 퇴원하였습니다. 최근까지 정신병적인 증상은 없었으며 아마도 부친의 말씀이 맞을 가능성이 더 많다는 생각이 듭니다. 여러 번 만취상태로 입원했던 환자의 과거력과 오랜 세월 조현병의 진단을 붙인 치료진들의 선입견이 반영되었을 가능성이 더 큽니다. 앞으로 단주 상태에서 뚜렷한 정신병적 증상을 보이며 입원한다면 진단이 다시 조현병으로 바뀔지도 모르겠으나 현재로서는 알코올 의존증 환자였던 것으로 여겨집니다. 16년간 술에 취해서 정신병원을 오가던 환자가 놀라운 의지력을 보여주고 있는 중입니다.

2010년 8월에는 술을 끊고 사회로 복귀하려는 생각으로 말을 줄이고, 체중을 감량하려고 식사량을 줄이며 스스로 극기하는 시간을 보내는 중이었는데 치료진들이 자신을 정신병적인 증상으로 보았다고 합니다. 하긴 10년 전부터 조현병의 진단까지 붙었고 정신장애증까지 소지하였으니 이후는 어느 의사든 환자의 주장을 들어주기 어려웠으리라 짐작됩니다. 수시로 환자는 의사에게 자신은 정신병이 아니니 정신장애 진단을 없앨 수 있는 방법을 물었다고 했고, 간호일지에도 그런 주장이 간혹 기록되어 있었습니다.

마지막 퇴원 며칠 전인 2011년 3월 10일경 병실에서, 25년 전부터 조울병으로 고생하며 입·퇴원을 반복했던, 호전되어 퇴원을 기다리던 60세의 환자(6병동, 이현O)와 함께 아침밥을 먹으며 나누던 아름다운 얘기가 있어서 오늘의 사례를 올립니다.

'권 선생님, 21세기 한일병원과 같은 정신병원은 없습니다. 20년 넘게 정신병원을 오갔지만 환자들을 위해서 뭔가를 해주려고 노력하는 정신병원을 경험한 적이 없었는데 여기서는 정신병환자들을 모아놓고 다시 재발하여 입원하지 않을 방법을 교육시키고, 수시로 면담하고는 약을 감량하며 부작용을 없애주려 노력하고, 무조건 계속 입원해야 한다는 얘기도 하지 않으며 오히려 정상생활을 하도록 도와줍니다.'

그러자 위의 알코올환자가 웃으며 '술만 마시고 만취되어 10년 넘게 정신병원에 갇혀서 지냈는데 정말 21세기 한일병원 같은 곳은 없습니다.' 고 합니다. 더구나 알코올환자들에게도 술만 안 마시면 언제든지 재활을 기회가 주어지는 이런 정신병원은 없었다고 합니다. 정신병원으로는 병원 시설도, 먹는 것도, 환자를 치료하는 방법도 최고라고 엄지를 치켜세웁니다. 공연히 소생의 콧잔등이 시큰해졌고, 그래도 이현O 씨는 인권위원회에 고발까지 하지 않았느냐고 하자, 입원하자마자는 붕 떠서 제정신이 아닌 상태로 모르고 한 행동이고, 곧 취하하지 않았느냐고 해서 함께 유쾌하게 웃었습니다.

우리 병원을 자랑스럽게 얘기한 분이 또 있습니다. 고3 아들을 둔, 보호사 생활을 8년간 하신 분이 최근에 우리 병원에 와서 근무하는데 그동안 일했던 어느 정신병원에서도 21세기 한일병원과 같은, 환자를 위하는 정신병원은 없었다며 위의 환자가 이야기했던 내용과 같은 말을 했습니다. 감사하고 또 감사해 하며 소생이 이곳에서 일했던 지난 11개월 동안에 하나님의 손길이 있었음을 느끼게 했습니다.

소생이 이곳에서 근무한 지 12개월째, 지금은 4월 1일 새벽 5시입니다. 5시 40분이면 조카를 깨우러 2층으로 가볼 시각입니다. 소생의 처조카가 지난 가을 조현병이 발병하여 12월에 우리 병원에 1개월 가까이 입원했었습니다. 퇴원 후 집으로 갔지만 3개월 내내 두문불출 낙담의 시간을 보내자 처형이 견디지 못하고 소생에게 다시 보냈습니다. 소생도 재발이 아닌 조카를 다시 입원시키고 싶지 않았고, 본인도 무조건 아르바이트라도 할 터이니 집으로 보내달라고 해서 이종사촌인 나이 어린 동생들과 함께 저녁을 먹이고 통영터미널로 데려다 주었습니다. 지난주 금요일 저녁이었는데 월요일 아침까지 어디든 출근하지 못하면 다시 내려오라고 했더니 지난 월요일 밤 대전에서 내려와 본원에 두 번째 입원했습니다. 수·목요일 이틀간 새벽에 고현으로 가서 용역일 하고 왔습니다. 하루 일하고 힘들어서 막일은 도저히 못 하겠다는 것을 무조건 밀어붙여서 평생에 막일은 언제 다시 해보겠느냐? 건장한 체격의 젊은이가 1주일이라도 하고 나서 도저히 못하겠으면 그때 다른 자리를 찾자고 해야 하지 않겠느냐고 설득해서 어제는 깨우러 가지 않았는데도 일을 하고 귀원했습니다. 오늘은 어떤 반응을 보일지 모르지만 따라주는 조카가 대견하고 고마웠습니다.

소생의 친족이나 누구든지, 환자를 대하는 소생의 마음은 같습니다. 1년 가까운 시간을 이곳에서 근무하며 오래된 환우들에게 우리 병원이 최고의 정신병원이라는 칭찬을 듣는 순간, 이는 의사로서 소생이 살아가는 자긍심을 느끼게 하는 최대의 찬사입니다. 우리 병원의 두 원장님도 같은 마음일 것입니다. 이는 결코 정신과의사 혼자 이루어내는 일이 아닙니다. 직원 여러분들이 모두 함께 동참하는 치료적 공동체를 이루어가는 과정입니다.

이제 육십이라는 소생의 나이가 자꾸 의식되는 시각입니다. 환자를 위하는 마음만 있다면 이제 함께하지 못할 분은 아무도 없습니다. 사람으로 이 세상을 살면서 **반이라도 이루었다**는 생각이 든다면 잘하고 있는 것인지도 모르겠습니다. 그러나 **다 이루고 싶은 갈증이 없다면 하나님께서 소생의 마음속에 함께하셔서 생동하는 것이 아니겠지요.** 이제 6병동을 중심으로 직원들끼리의 산행과 회합을 이루어보려는 모습이 있으니 더욱 기대가 됩니다. 간호사들과 함께 환자를 위한 공부를 하고 우리 병원이 지상 최고의 정신병원이 되는 분위기가 이어지리라 기대됩니다. 우리 병원의 아름다운 치료적 공동체는 더욱 발전하리라 예견되며, 인간으로 살면서도 **다 이루었다는 십자가의 꿈을 시현하는 병원**이 되어가기를 기대합니다.

2011. 4. 1. 사순절을 묵상하는 새벽 5:40

사례 연구 19

가성 환각 어떻게 하는 것이 가장 현명한 길인가?

강○○(6병동, 남, 27세, 전문대 전산과 졸업, 2010년 6월 발병.)

피리 소리, 한숨 소리가 들림. '확실히 너를 조정할 수 있다. ㅈㅅ아! 죽어라. 니가 죽어야 된다' 소리가 들려서 목도리로 목을 조르기도 했고 목을 매달아 방바닥에 떨어지기도 함. 검은 사제복을 입은 사람이 '네가 평범한 사회생활을 하면 우리가 조정해서 히틀러나 박정희처럼 수천 명을 죽이게 될 것이다.'라고 했다. 엄마는 아들이 그런 인간이 되는 것이 좋으냐며 심각하게 말함. 2010년 11월, 경기도의 모 정신병원에서 조현병의 진단을 받고 간헐적인 치료를 받다가 12월 본원에서 25일간 입원 치료함. 리스펜 4mg에서 호전되어 점차 감량하여 리스펜 1mg까지 내려가자 환청이 현저히 더 들린다고 호소하여 증량하자 곧 약해졌다고 해서 리스펜 2mg으로 유지하며 퇴원함. 퇴원 후 처음에는 편의점에서 일을 며칠 했으나 환청이 들려서 안 들으려고 고개를 흔들어도 점점 크게 들려서 일을 할 수 없다며 3개월간 아무것도 안 하고 방에만 있음. 퇴원 후 리스펜 2mg 복용 1개월 후 환청을 없애려고 집 근처의 정신과에 갔더니 (리스펜 4mg+벤즈트로핀 2mg/day)을 처방받아 먹었지만 마찬가지로 환청은 지속되었다고 함. 견디다 못한 모친이 아무 일이라도 시켜달라며 대전에서 본원으로 보냄.

본원에 오자마자 약물의 증량은 아무런 득이 없다고 설명하고 리스펜 2mg만 복용 4주째인데 증상은 마찬가지로 지속된다고 함. 용역 일하러 2일 다녀왔고, 병원에서 청소 일을 1주일 했습니다만 꾸준히 일을 하지 않고 환청은 마찬가지라며 아무것도 하지 않으려고 함.

차OO(2병동, 남, 26세, 의학과 1년 휴학 중, 2011년 2월 중순 발병.)

내 생각이 빠져나간다, 남이 나에게 욕을 한다, 누가 듣는다, 내 행동 상념 하나하나를 다 체크하고 '씨팔 놈아' 환청이 지속됨. 기숙사에 카메라를 장치했다고 의심하는 피해망상과 환청으로 3월 첫 주에 학업을 중단하고 서울 집으로 돌아옴. 정신과 외래에서 1주일 만에 리스펜 2.5mg까지 증량하자 호전되었으나 환청이 지속됨. 우호적인 내용으로 환청이 바뀌었음을 호소하자 4주 만에 리스펜 4mg으로 증량했으나 마찬가지로 환청은 지속됨. 「정신분열병을 이겨낸 사람들」 책을 본 부친이 본원에 전화하여 상담함. 1개월만 휴양 겸 본원에 입원하기로 함. 현재 다니는 의원의 정신과전문의도 권 선생님의 서울의대 선배로 장차 의사가 되기는 어려울 것이라 했는데, 선생님 책의 서두에 4년 만에 의과대학을 졸업하고 의사가 된 분이 4명이라니 아들을 권 선생님 병원에 보내서 꼭 치료받도록 하고 싶다고 하심. 환자와 부친 사이에 다소 언쟁이 있었으나 순종적인 환자는 본원에 와서 조현병에 대한 공부를 하고, 조깅을 하고, 4월 23일 토요일에는 소생과 함께 망산에 올라 옥포, 장승포에서 매물도를 넘나들던 이순신의 남해 바다를 내려다봄. 3주 만에 퇴원하여 서울 집으로 갔음.

입원 당일로 먹고 있던 리스펜 4mg을 1mg으로 줄였음. 환자에게 나빠지려면 금년 중에 나빠져야 내년에 학교로 복학할 수 있을 것이라 설명하고, 환자도 동의하고 현재까지 리스펜 1mg짜리 한 알만 복용 중임. 환청은 현재까지 별반 차이가 없으나 우호적인 내용으로 크게 방해되는 것은 없고, 뭐든 하기 싫은 상황에서 더 들린다고 함.

가성 환각 어떻게 하는 것이 가장 현명한 길인가?

모든 답은 이미 위의 글에 다 나와 있습니다. 위의 두 사례 모두 정신과 외래에 가서 의사에게 환청을 호소하는 순간 집에 갈 때 약을 보니 리스펜 2mg에서 4mg으로, 두 배로 증량되었다고 합니다. 그러나 환청은 아무런 변화가 없었다고 합니다. 환자가 또 와서 얘기를 하면 정신과의사는 약물을 더욱 증량하거나 신약을 써보자고 할 것이지만 아무런 효과도 없이 환자는 더욱 정상생활과는 멀어지는 결과를 초래할 뿐입니다.

잔여증상을 다루는 정신과의사가 약의 용량을 올린 결과는 환자가 의과대학 공부를 해내고 의사가 되기 어렵습니다. 약물의 용량을 올리는 정신과의사가 조현병이어도 우리와 똑같은 정상생활이 가능하다는 소생의 책을 접하면 권영탁이는 오진을 했거나, 사기꾼이라는 표현을 서슴지 않습니다. 그런 의사는 한 명도 정상생활로 돌아가는 환자를 경험하지 못했기 때문이지 소생이 책에다 가상의 인물을 쓴 적이 없습니다. 지난 30년간 49명의 주부가 항정신병약을 먹으면서도 임신하여 70명의 건강한 아기가 태어났다는 글을 읽으면 권영탁을 더욱 사기꾼으로 전락시키는 것이 현실입니다. 1991년 처음 「정신분열병을 이겨낸 사람들」을 출판한 지 20년이 지났으니 소생은 그런 소리를 너무 많이 듣고 살았습니다.

의사라면 누구나 오진도 있을 수 있겠지만 「정신분열병을 이겨낸 사람들」의 50명이나 그동안 나간 사례연구 19명 모두 저보다 먼저 보았던 정신과의사가 조현병으로 내린 진단이 적어도 90%는 넘을 것입니다. 진단 문제도 환자와 면담을 자주 하고 오랜 세월 함께 보아온 의사를 따라갈 수 없습니다. 오히려 소생의 진단이 더욱 정확하리라 자부합니다. 근무처가 달라지더라도 환자들이 어디로 갔는지도 모르게 하고 다니는 정신과의사는 소생과 같은 경험을 하고, 소생과 같은 글을 쓸 수가 없습니다. 경상대에서 근무하시는 박철수 교수님이 생각납니다. 전공의를 마치고 군대에 가면서 서울대병원에서 3년간 보아오던 환자를 어찌할 줄 몰라서 소생에게 일일이 다 기록하여 넘겨주며 환자를 잘 돌봐달라고 하던 분입니다. 그들 중 한 분은 29년이 흘렀지만 지금도 소생에게 전화하여 약을 복용하고 있습니다. 박 교수님이 의과대학 2년 후배이지만 소생이 지금도 두고두고 존경하는 동료입니다.

소생에게 유독 정상생활을 영위하는 환자들이 많은 이유를 열거해 보겠습니다. 항정신병약물을 복용하고 있는데, 약물 복용 전과는 달리 웃기도 하며 일상적인 대화가 가능한데, 환청과 환시를 얘기하거나 중얼거리거나 정신병적인 상태에서 경험한 망상의 내용을 열거하면 그냥 듣고 있지를 않았습니다. 정신병원 폐쇄병동에 갇히는 것이 그리 좋으냐? 다른 사람들이 제정신이 아니라는 소리를 하는 것이 그리 좋으냐? 말하지 않을 수 있는데 왜 자꾸 떠벌려서 정신병자 취급을 받으려고 하느냐며 호되게 야단을 치거나, 말을 못하게 했고 약물은 증량하지 않았습니다. 그런 말을 의사 앞에서 하면 약물의 용량을 올려볼 것이지만 아무런 변화도 없고 결국 과량의 약물로 인해서 약화를 입는 당신만 손해라는 얘기를 했습니다. 머리는 더욱 멍해지고 할 수 있는 일은 더욱 없어지니 쓸데없는 환각과 망상을 더욱 떠벌리게 됩니다. 정신과의사는 약물을 올려도 소용이 없으니 더욱 과용량을 쓰거나 고가의 신약을 소개하거나 두세 가지 약을 복합적으로 처방내립니다. 환자는 점점 더 일상생활과는 멀어지는 결과를 초래하고 세월이 흐르면 그는 정신장애인으로 전락하고 마는 것입니다. 지금도 소생이 두 가지 이상의 항정신병약물들을 복합처방을 내리는 환자는 1% 미만이고 그나마 수면 조절을 위해서입니다.

둘째, 찾아오는 환자 모두에게 항정신병약을 복용한 후 조금의 호전만 있어도 약을 증량하지 않았고 오히려 재발이 우려될 정도로 감량을 시도했습니다. 기다리며 환자에게 원래의 생활로 돌아갈 것을 주문하고 보호자들에게도 원래의 생활로 돌아가도록 강권할 것을 당부했습니다. 정신과 치료를 받는다는 사실로 아무 일도 안 하면 결국은 폐인이 된다는 점을 역설했습니다. 전문의의 지시에 따라 주는 환자는 모두 정상생활을 하고 있습니다. 의사로, 치과의사로, 교수로, 목사로, 간호사로, 택시기사로, 세무사로, 공무원으로, 대기업체 회사원으로, 환경미화원으로, 통닭집 사장으로, 기업체 사장으로, 피아노학원장으로, 주부로 정신병이 없는 사람들과 똑같은 삶을 건강하게 살아가고 있습니다.

아무것도 안 하는 환자와는 지금도 실랑이를 벌이고 있습니다. 맨 위의 첫 사례가 소생의 처조카입니다. 계속 환청을 얘기하며 아무것도 하지 않으려 합니다. 병이 없을 때에도 힘든 일을 안 했는데 정신병 약을 먹고 있는데, 환청이 계속 들리는데 어떻게 일을 하느냐? 병이 다 나으면 일을 하겠다고 합니다. 이모부 책을 보면 피모자이드를 많이 사용했던데 리스펜 대신 피모자이드로 바꾸어 달라고 해서 아무 차이가 없을 것이란 설명을 하고 피모자이드 3mg으로 바꾸어 주었습니다. 역시 아무 차이가 없이 계속 들린다고 합니다. 리스펜 2mg을 먹을 때와 같다고 해서 다시 리스펜을 복용하기로 했습니다. 환청이 다 없어지고 일을 하겠다면 평생 놀고먹을 것이냐며 소생이 화를 냈습니다. 그가 전공을 살리는 취직이 어렵다면 무슨 일이든 하며 열심히 살아가는 사회인으로 돌아가는 것 말고는 방법이 없습니다.

위의 의과대학 1년생과 처조카를 한꺼번에 방으로 불러서 호전된 후 계속 들리는 환청을 무시하고 살아갈 수밖에 없음을 역설했습니다. 의대생은 마음 내키지 않는 일을 하고 있으면 더 생생히 들리지만 호의적인 내용으로 바뀌었고 무시할 수 있다고 합니다. 처조카도

무시할 수 있을 정도로 약하다고 하면서도 현재 일을 안 하고 있고, 안 하려고 합니다. 그의 장래가 몹시 염려되는 상황입니다.

정신과에서 일하는 직원 여러분들의 일은 분명해졌습니다. 그들도 우리와 똑같은 일을 하고 살아갈 수 있음을 격려하고, 우리보다 더 열심히 살아가길 당부하는 것입니다. 가성 환각이든 가성 망상이든 비현실적인 말은 아예 못하게 하는 것이 환우들을 진정으로 도와주는 것입니다. 약을 최소량으로 먹으며 자기 일에 열심인 분은 누구나 건강한 사회인으로 부활할 것입니다.

2011. 4. 24. 부활절 새벽 2:00

강OO(3번 입원 2010. 12. 26 ~ 2011. 1. 20 / 2011. 3. 28 ~ 2011. 5. 20 / 2011. 8. 12 ~ 2011. 8. 23)

집에서 가까운 정신과에 다닌다고 했으나 여전히 약물 복용을 거부하며 정신병적인 상태로 지내고 있어도 처조카이지만 처형이 적극 나서지 않는 한 도울 방법이 없음.
2012. 5. 9. 본원 외래에 마지막으로 다녀감.

차OO(본원 입원 2011. 4. 8 ~ 2011. 4. 29.)

2012년 4월 의대 본과 1년 중간고사 때 리스펜 3mg으로 증량하여 5일간 복용. 이후 리스펜 2mg으로 유지 중임. 무사히 본과 1학년을 마치고 금년 3월부터 2학년으로 다닐 것임.

사례연구 20

강박장애(강박신경증, Obsessive-Compulsive Disorder)와 망상장애(편집증, 망상증, Delusional Disorder, Paranoia)

한OO(2병동, 남, 32세, 영문학과 졸, 2남 1녀중 막내.)

■ Present Illness &Past Illness

- 2008년경 위층에서 자신을 도청하고 있으며 자신을 괴롭히기 위해 소음을 내고 있다고 생각하여 시비를 걸거나 다투는 일이 잦았다고 함. 집안 반찬에 "누군가 독을 탔다."라고 하며 모두 버리거나 자신이 잠을 잘 때 공격을 받을지도 모른다고 생각하여 침대 근처에 칼을 숨겨놓고 지냈다고 함. 이러한 일들이 반복되면서 2008년 9월 시립은평병원에 1개월간 입원 치료 받았다고 함.
- 퇴원 후 주로 집안에서만 생활하였으며 약물복용을 거부로 가

족들과 자주 다투었다고 함.

- 이번에는 권 부원장님 책을 보고 자의로 문제 해결을 하고자 찾아와서 입원 치료 중임.

■ Main Problem (or Need)

- 다른 사람들이 자신을 도청, 고의적으로 자신을 괴롭힌다고 생각함.
- 병균이나 세균, 오염물질로 인해 자신의 건강을 해친다는 공포. 비 오는 날 밖에 못 나감(유흥업소나 모텔에서 오염된 물질이 빗물에 녹아 길바닥에 널려 있어서 젖은 길을 피함).

■ Personal History

환자는 2남 1녀 중 셋째로 태어났으며 환자 5세경 부가 사망하여 부의 얼굴을 기억하지 못한다고 함. 부가 돌아가시고 자식이 없는 친척 집에 양자로 들어가 1년 정도 생활하였는데 이때 양부모에게 혼나거나 매를 맞는 일이 많아 스트레스를 받았다고 함. 이후 친모의 요청으로 다시 모와 함께 생활하였고 모는 보유하고 있던 부동산을 하나씩 처분하며 생활하는 등 별다른 경제적 활동은 하지 않았다고 함. 경제적으로 큰 어려움은 없었으나 환자의 등록금을 늦게 내거나 또래 친구들에 비해 풍족하지 않아 학교생활에서 자존심이 상하는 일이 많았다고 함. 환자는 중학교 2학년 경 TV프로그램에서 '에이즈' 관련 방송을 보고 혈액에 의해 병에 감염될 수 있다는 것과 처참한 에이즈 환자들의 모습을 보고 큰 충격을 받았고 이후

위생적인 부분에 신경을 쓰는 일이 많아져 씻거나 청소하는데 시간이 오래 걸리는 편이었다고 함. 환자는 외국어 고등학교 진학 후 주변 또래 친구들과의 문제, 단체생활의 어려움, 틀에 박힌 학교생활로 인해 답답함과 우울감을 느꼈고 '차라리 죽고 싶다.'라는 생각도 자주 하여 성적도 점차 떨어졌다고 함. 대학교 졸업 후 직장생활 시 다른 직원들과 함께 식사하는 것에 어려움을 느껴 퇴사한 경험이 있다고 함. 더러운 것이 손에 묻을까 봐 손가락 1개로 문을 열고 다님.

■ Family History

- 모 : 59세, 무직, 남편 사망 후 혼자 자녀를 양육함, 대화할 때 신앙적인 내용이 많다고 하며 과거에는 환자와 잘 지내는 편이었으나 현재는 원만하지 않다고 함.
- 형과 누나는 기혼으로 잘 살고 있음.

2011년 4월 28일 혼자 서울에서 거제시로 내려와서 위의 내용들을 논리 정연하게 자기 입장을 얘기함. 병원에서 조현병이라고 했지만 본인은 70% 이상 인정이 안 된다고 함.

투약 거부한 상태. 아파트 위층에서 소음을 내어서 나를 괴롭히고 있어서 아파트 벽을 치고 찾아가서 항의함. 2009년 11월 이후 함께 사는 모친에게 위층에서 위해를 가할 수 있다는 생각에 모친을 집에 못 들어오게 함. 모친은 딸과 큰아들 집으로 전전긍긍 – 소생도 조현병은 아닌 것 같다고 동의하고, 진단의 어려움을 호소하며 어릴 적부터 강박적인 사고가 계속 있었다면 우선 강박신경증으로 보고 항불안제를 충분히 2주간 복용한 후 해결이 안 되면 정신병인지를 분간하기 위해서라도 1, 2개월 입원할 것을 권유함. Bromazepam 12mg를 하루에 2번 나누어 먹었으나 별 호전이 없었고 2주 후 환자는 입원 준비를 하여 거제로 내려옴.

비정형성정신병이나 망상장애을 생각하고 입원하면서 항정신병약(리스펜 5mg)을 5일간 복용했으나 아무런 차도가 없어서 끊었음. 사고의 내용이 피해망상이지만 기존의 조현병에서 보이는 사고연상의 이완이 없음. 피해형 망상증(편집증)이거나 피해망상을 동반한 심한 강박장애로 보고 항불안제(디아제팜 10mg)와 항우울제(벤라팍신 112.5mg=이펙사=베넥사)으로 다소의 증상이 완화됨을 보이며 졸려 하여서 용량을 조절 중임.

진단은 한 가지를 선택한다면 강박장애로 봄이 타당하리라 여겨짐.

소생도 위 사례를 외래에서만 보았거나 보호자 얘기만 들었다면 진단이 조현병이었을 것으로 추정됩니다. 2008년 9월, 1개월간 정신병원에 입원한 이후 환자는 병명과 투약의 필요성에 대해 회의적이었고, 실제 증상의 완화도 거의 없었다고 했습니다.

소생이 출판한 「정신분열병을 이겨낸 사람들」을 자세히 읽은 환자가 소생에게 와야만 해결을 볼 수 있겠다는 생각을 가지고 왔었습니다. 그러다 보니 환자와 의사 사이의 신뢰감 형성이 용이했었던 것 같습니다. 2011년 5월 13일 모친을 대동하고 입원하러 본원에 왔고 24일째를 보내는 중입니다. 모친은 20개월째 집에 들어가지도 못하고 딸집에서 지내는 상태였습니다.

5월 16일 월요일 새벽 5:45분 소생이 조깅을 하자며 운동화를 신고 나타나 네댓 명이 함께 뛰었습니다. 1주일 내내 집밖에 한 번도 못 나가고, 집에 누가 침입을 한다고 문마다 테이프를 붙여두고 신경을 쓰던 것이 너무 싫었다며 운동하는 자신을 너무 좋아했습니다. 가족들에게 피해를 주고, 약 먹고 입은 마르고, 결벽증이 심해서 자신이 너무 우습게 생각되었는데 운동을 하니 너무 좋다고 합니다. 5월 17일 오후에는 병원 뒤로 산에 10명의 환우들과 함께 1시간 40분가량 다녀왔습니다. 2009년 12월부터 정신과 외래로 3군데를 갔지만 별 도움을 못 받았다고 했습니다.

약을 변경할 때마다 위의 설명을 소상히 환자에게 다 했습니다. 심리검사상 별다른 특이점은 없었고 로샤 검사에서도 연상이 기괴한 점이 없었습니다. MOCI(44~48점 : 강박 행동 경향이 있음, 49점 이상 : 심한 강박 행동)가 53점으로 심한 강박장애 소견을 보였습니다.

5월 23일부터 아파트 열쇠를 모친에게 보내고 모친이 집에서 생활하게 하면 얼마나 감동하시겠느냐고 설득하자 생각해 보겠다며 고민을 했습니다. 매일 운동하고 미달된 체중(52kg)이 회복되도록 체력을 회복시키자는 소생의 의견에 환자는 적극 동참하며 그럴 필요가 있다고 했습니다. 5월 24일 오전까지도 고민하더니 오후에 아파트 열쇠를 모친에게 부쳤답니다. 조깅할 때에 길바닥이 부분적으로 젖어 있으면 마른 곳만 골라서 디딥니다. 근처 모텔에서 쓰레기, 콘돔, 분비물 등등 더러운 것들에 신경이 쓰이어 그리한다고 합니다.

6월 3일 아침 공복 시에 55kg까지 체중이 늘었고 낮잠도 3시간 자게 된다고 하여서 디아제팜 5mg과 벤라팍신 75mg으로 줄인 상태입니다. 3일 연휴 동안에 비가 오면 무조건 고현터미널에 다녀올 것을 주문했습니다. 보통 비가 오면 더러운 것이 자신의 신발에 묻는다고 외출을 하지 않았는데 꼭 그리해야 하느냐고 합니다. 서울 가더라도 아무에게도 증상을 얘기하지 말고 묵묵히 자신의 일을 해야 한다고 했습니다. 그동안 무수한 확인이 증상의 호전에 도움이 된 것이 없음을 본인도 잘 알고 있었고 가족들만 괴롭혔다고 했습니다. 모친이 집으로 들어간 지가 1주일이 지났는데 아무런 피해가 모친에게 없다고 좋아하며 이제는 그 일을 잊어버릴 수 있다고 합니다. 인지 치료의 필요성을 얘기하며 인식을 바꿔어야 함을 얘기했습니다.

고3 때 58kg이었다고 해서 55kg은 넘기자고 했었는데 체력이 회복되니 환자 스스로 좋아합니다. 모친에게 전화가 와서 다시 아들을 찾은 듯이 좋아합니다. 운동을 시키고 2개월만 데리고 있어 달라고 합니다. 개방병동에 있는 신경증 환자를 본인이 원한다면 몰라도 정신병원의 여러 모습을 보며 인생을 공부하는 중이니 본인의 판단에 맡기자고 했습니다.

강박장애의 경우 망상이 동반될 정도면 일상생활이 어려워집니다. **편집증**도 망상에 집착하는 순간 큰 사건이 일어나지 않으면 다행입니다. 정신과 질환들이 전부 정상생활이 가능하지만 위 두 가지 질환은 가장 치료가 어려운 병명이고 편집증은 심하면 폐쇄병동에서 평생 보내는 수밖에 없습니다.

30년 정신과의사 생활에 자주 보는 편집증은 주로 의처증과 의부증으로 대별되는 Othello syndrome입니다. 간혹 배우자를 살해하거나, 큰 부부싸움 끝에 애기를 아파트 창밖으로 던지고 가스폭발로 일가족이 사망했다는 끔찍한 사고는 대개 질투형 편집증입니다. 조현병의 정신병적인 상태에서는 이런 사고를 저지를 능력이 없고 범죄율도 일반 인구에 비해서 낮은 것으로 조사되어 있습니다. 피해형 편집증이 가장 흔하다고 정신과 교과서에 나오지만 위의 강박장애 사례에 편집증 진단을 부가적으로 내릴 수 있으니 본 사례와 같은 경우를 다 피해형 편집증에 포함시킨다면 피해형이 가장 많다고 볼 수도 있겠습니다. 그러나 본 사례처럼 뚜렷한 망상 수준으로 증상이 나타나도 기존의 편집증과는 뭔가가 많이 다르다는 느낌입니다.

우선 다른 신경증 환자처럼 망상의 내용을 애기하면서도 아닐 수 있다는 사실을 환자가 인지하고 있습니다(ego-dystonic). 편집증인 족보망상이나 의처증, 의부증은 아무리 의사나 친족들이 사실이 아님을 애기하여도 막무가내입니다. 사실이라고 철석같이 믿고 있습니다(ego-syntonic). 위의 환자는 그렇지 않습니다. 그러니 진단 기준이 그러하더라도 편집증에 포함시키는 것은 무리가 있다고 봅니다.

본 사례처럼 강박장애가 심하면 직장도 그만두게 되고 모든 것이 엉망으로 꼬여갑니다. 함께 사는 모친이 20개월이나 집에 못 들어오고 있다가 이번에 집으로 들어간 지 열흘입니다. 온종일 증상에만 매달리니 체중도 줄고 잠자는 시간도 충분하지가 않았습니다. 무엇보다 스스로 너무 힘들어합니다. 가족의 고충도 말로 표현하기가 어렵습니다. 위의 약물복용으로 일상생활로 환자가 돌아가길 소망합니다. 강박장애가 치료가 가장 힘든 질환이지만 그래도 편집증보다는 낫습니다. 체력이 회복되면 스스로의 일은 전부 해낼 수 있으리라 여겨집니다. 아무리 어려운 환자이어도 치료자의 진심이 가닿으면 환자는 이리 의사를 믿고, 따라주고 환자는 정상생활로 나아갈 수 있으리라 여겨집니다.

지난밤에는 6병동 회식이 있었습니다. 직원들 모두, 특히 김 부원장님께 감사를 드립니다. 30년 경험을 다 물려주고 싶다는 소생의 구인 광고를 보고 우리 병원에 왔다고 했지만, 10년 후배지만 소생이 배우는 게 더 많습니다. 직원들에게 마음 씀도 소생보다 더 큽니다. 역시 환자를 열심히 보는 의료인은 그 마음에 하나님의 마음이 느껴집니다. 소생이 원장님께 '히야, 히야(兄아, 兄아)'하며 엉기던 모습으로 다가옵니다. 7년간 입원실을 운영할 때 많은 후배들이 소생의 의원에 왔다 갔지만 김 부원장님처럼 열심인 분은 없었었고, 환자에 대해서 서로 의견을 나누고 있으니 요즈음 정신과의사로서 너무 행복한 시간을 보내는 중입니다. 몇 년 만에 대취하여 보호사 기숙사 방에서 떠들다가 잠이 들었고, 오늘 종일 힘든 시간이 흘렀지만 이재철 목사님의 「비전의 사람」을 읽으며 흐르는 눈물을 주체하기 어려웠습니다. 의사의 조그마한 성의는 망가지는 한 영혼을 살리게 하며, 이는 모두 하나님께서 이미 계획하신 일이었습니다.

2011. 6. 5. 새벽 0:50

한ㅇㅇ(2011. 5. 13 ~ 2011. 8. 26 / 2011. 8. 31 ~ 2011. 9. 26)

2012년 1월부터 투약 중단.
강박증상은 큰 호전이 없으나 자동차부품 업체에서 연봉 4000만 원 봉급자 생활함.

사례연구 21

조현병은 한 가지 약물을 최소량으로 복용해야만 합니다

유OO(남, 30, 의사, 처와 3세 아들을 둠, 발병일 2010. 5, 초진일 2010. 7. 29)
리스펜 4mg+자이프렉사 10mg+벤즈 1mg/day → 2010. 9. 17부터 리스펜 1mg/day.

배OO(남, 31, 대졸, 엔지니어, 미혼, 발병일 2009. 8, 초진일 2010. 11. 2)
인베가 3mg+젤독스 120mg+리보트릴 0.5mg+벤즈 2mg→2011. 1. 4부터 리스펜 1mg/day.

차OO(남, 27, 의대 본과 1년생, 미혼, 사례연구 19, 발병일 2011. 2월 하순, 초진일 2011. 4. 8)

리스펜 4mg+벤즈 2mg/day → 초진일부터 리스펜 1mg/day.

조OO(여, 32, 주부, 발병일 2010. 3, 초진일 2011. 6. 28)
아빌리파이 30mg+바렙톨 900mg+프로이머 5mg+아티반 1mg→ 초진부터 아빌리파이 7.5mg/day.

다음 [파란 마음 하얀 마음] 카페의 〈psyfree 상담실〉에 올라오는 많은 질문이 과용량으로 고생하는 환우들의 처절한 이야기들입니다. 정신과의사들의 처방이 과용량이어서 저절로 일상생활은 박탈당하고 세월이 흐르면 정신장애인으로 전락해가는 과정을 보고 있습니다. 이를 심각하게 보지 않는 동료들도 있습니다만 젊은 환자들의 일생을 생각하면 있을 수 없는, 무책임하고 잘못된 처방전입니다.

「정신분열병을 이겨낸 사람들」 책을 보고 찾아온 사람들과 〈psyfree 상담실〉에 올라온 상담은 거의 다 과용량이 문제였습니다. 위의 네 분 모두 소생이 진료하기 전에 이미 다른 정신과의사들로부터 조현병의 진단을 받고 과용량을 복용 중이었습니다. 초진 당일부터 재발의 가능성을 설명하고 과감한 감량으로 원래 먹던 약의 25~10%만 복용하고도 현재까지 아무런 재발 징후가 없습니다. 최근 1년 이내에 소생이 진료를 시작한 분들로 10개월이 지나도 아무런 문제가 현재 없습니다. 지난 30년간 소생이 치료한 환자들에게 대부분 **초진 당일 리스펜은** 2mg, **피모자이드** 2mg, **할돌** 5mg, **자이프렉사** 5mg, **클로자핀** 100mg, **클로르프로마진** 200mg, **몰린돈** 25mg,

아빌리파이 7.5mg 이하로 시작하여 벤즈트로핀이나 프로이머가 필요 없을 용량까지 2개월이면 리스펜 1mg, 피모자이드 1mg, 할돌 1.5mg, 자이프렉사 2.5mg, 클로자핀 50~100mg, 클로르프로마진 100mg, 몰린돈 10mg, 아빌리파이 5mg까지 급하게 내려갔지만 재발은 많아야 30% 정도였습니다.

2년 전 강릉에서 정신보건센터에서 만났던, 휴학 중이던 의과대학 본과 1년생이 자이프렉사 10mg을 복용하고 있어서, 약을 감량하면 수면이 줄어들고 공부를 해낼 수 있다며 다음 해에 복학하여 의사가 되자고 했습니다. 발병 2년 만에 모든 것을 포기하고 자기는 의사가 될 자신이 없다며 의기소침해 있었습니다. 정신과의사의 진료에 임하는 태도는 한 젊은이의 인생을 좌우하게 됩니다. 의사로서 당연한 소명을 가지고 환자들에게 약물을 최소량으로 찾아주는 노력을 하지 않으려면 정신과의사 자신의 인생을 위해서라도 정신과 진료를 그만두는 것이 옳습니다.

조현병이라는 진단을 내리고도 위 사례의 조OO의 처방처럼 조울병에나 사용할 기분조절제인 바렙톨, 데파코트, 카바마제핀, 라믹탈, 리튬을 병용하게 하는 처방이 굉장히 많습니다. 진단에 대해서 주치의 스스로 분간하는 노력을 꼭 해야 하며 단언컨대 소생은 조현병의 진단으로 기분조절제를 30년간 한 명도 처방내지 않았습니다.

환자들의 결혼과 출산, 평생 정상생활과는 멀어지는 지연성 운동장애와 같은 심각한 부작용을 생각하면 약물의 감량은 필수적이었고 꼭 필요한 약이 아니라면 처방내지 말아야 합니다. 지난주에도 과량의 약물을 처방 내며 7, 8시간의 정상적인 수면으로 유도하지 못했던 정신과의사는 처녀환자에게 시집은 가지 말고 연애만 하고 살라는 이상한 조언을 서슴지 않습니다. 기대치를 낮추라든가 인터넷 카페에서 보니 정상수면과 단일 약으로 복용하는 것이 필요하다고 얘기를 해주어도 듣지 않는 주치의를 소비자인 본 카페의 회우들이 바꿀 줄 알아야 합니다.

같은 조현병으로 남들은 병이 없는 사람과 조금도 다를 바 없는 생활을 하고 있다는데, 남들은 정상수면으로 4년 만에 의과대학을 졸업하고 의사가 되고 박사까지 되었다는데, 남들은 49명의 산모가 70명의 건강한 아기를 출산했다는 30년간의 진료 증언을 책으로 출판까지 했다는데 여러분들은 무엇을 보고 비관적인 전망을 일삼는 주치의 곁을 떠나지 못하는지요? 소생이 본 카페에 저와 비슷한 생각을 하는 분들로 예상되는 정신과전문의들을 〈psyfree 칼럼〉 126번에 지역별로 35명의 명단을 올렸습니다. 현재까지도 그분들에게 아무런 연락을 드리지 않았지만 여러분들의 정상적인 생활을 위한 성의 있는 노력과 좋은 결과는 그분들에게도 삶의 의미를 깨닫게 해줄 것입니다.

이런 글을 보게 된 정신과의사는 약물을 최소량으로 줄이려는 시도를 해보겠다는 생각은 없는 듯, 환자들의 인생에 자신의 잘못된 인생관을 피력하고 오히려 소생에게 본 글과 비슷한 사례연구들을 학회 홈페이지에 그만 올리라고 하지만 소생의 눈에서 과용량과 불필요한 약물들이 사라지는 날까지 정신과의사들에게 직접 경험한 사례들을 가지고 경고할 것입니다. 그리고 1년이 지나도 리스펜

4mg~6mg의 과용량을 계속 처방내리는 정신과의사는 나중에 환자들이 리스펜 2mg 이하를 복용하고도 충분히 정상생활이 유지될 때에 1년이 넘도록 장기간 과용량을 처방 낸 자신의 주치의를 찾아서 그때 왜 약물을 줄이지 않고 과량을 그대로 변함없이 주었는지를 법정에서 해명하라고 하는 피소를 당할지도 모릅니다. **도대체 항정신병약물의 치료적인 범위용량**(therapeutic window)**과 유지용량**(maintenance dosage)**을 같은 것으로 잘못 알고 있는 전문의들이 너무 많다는 생각입니다.**

본원에서 소생의 이런 노력으로 간혹 나빠지는 환자들로 인해서 번거로움과 곤욕을 치르는 간호사와 보호사들께 미안함을 전하며 여러분들의 고통과 수고가 바로 환자들의 정상생활로 이어지고 있음을 아시고 자부심을 가지고 일해 주시길 바랍니다. 얼마 전 병실 청소 일을 하며 재활에 장기간 참여했던 이OO 씨가 설피딘 200mg 한 알만 먹다가 9개월 만에 나빠져서 다시 폐쇄병동으로 들어갔습니다. 안정이 안 된 상태에서 끊임없이 근무자들을 피곤하게 하며 보호자에게까지 시달리는 모습을 보았습니다. 이를 감내하는 우리 병원의 근무자들에게 다시 한 번 감사 말씀을 올립니다. 설혹 돈을 밝히며 우리의 소중한 뜻을 왜곡시키는 보호자라 하더라도 이것으로 슬퍼하지 마십시다. 모든 것은 창조주가 보고 계십니다. 그리고 우리 병원의 병원장님이 격려하고 계십니다. 우리 병원은 지상에서 가장 성공사례가 많은 최고의 정신병원이 될 것이고 가장 환자를 위한 병원으로 거듭 성장하리라 여겨집니다.

재삼 당부드릴 일은 아무리 정신병적인 상태의 손아래 환자이더라도, 제정신이 아닌 치매 노인이더라도 반말은 안 됩니다. 정신병적인 상태의 환자가 고함과 욕설을 하여 격리실에 감금과 결박은 하더라도 반말은 안 됩니다. 그들이 호전된 후에, 퇴원할 때에 그런 일이 있었다고 주치의인 소생에게 얘기하면 소생은 미안하다며 사과하는 수밖에 없답니다.

이 밤도 더 나은 자식들의 세대를 위하여 기도하며 편히 잠드십시오.

2011. 7. 3. 오전 1:10

유OO(남, 30, 의사, 처와 3세 아들을 둠, 발병일 2010. 5, 초진일 2010. 7. 29)
리스펜 4mg+자이프렉사 10mg+벤즈 1mg/day → 2010. 9. 17부터 리스펜 1mg/day.
→ 2013. 3월부터 인턴으로 근무중. 일반으로 8주분 그대로 받아감.

배OO(남, 31, 대졸, 엔지니어, 미혼, 발병일 2009. 8, 초진일 2010. 11. 2)
인베가 3mg+젤독스 120mg+리보트릴 0.5mg+벤즈 2mg → 2011. 1. 4부터 리스펜 1mg/day.
→ 2012. 12. 11 대기업 건설회사에 근무 중. 일반으로 3개월 그대로 받아감.

차OO(남, 27, 의대 본과 1년생, 미혼, 사례 19, 발병일 2011. 2월 하순, 초진일 2011. 4. 8)
리스펜 4mg+벤즈 2mg/day → 초진일부터 리스펜 1mg/day.
→ 2012. 7. 16 리스펜 1~2mg 복용 중. 일반으로 6개월 받아감. 의과대학 1

학년 마침.

조OO(여, 32, 주부, 발병일 2010. 3, 초진일 2011. 6. 28)
아빌리파이 30mg+바렙톨 900mg+프로이머 5mg+아티반 1mg → 초진부터 아빌리파이 7.5mg/day.

사례 연구 22

71명째 건강한 아기 출생입니다

윤○○(여, 33, 주부, 발병일 1998. 6, 본원 초진일 2009. 5. 16)

'선생님! 저 광주 ○○이에요. 안녕하시죠? 제 딸 사진입니다. 건강히 태어나서 잘 자라고 있어요. 요즘은 선생님 생각이 더 나요. 항상 감사드립니다. 건강하세요.^^'

2011년 6월 9일 갓 태어난 아이의 사진과 함께 소생의 핸드폰으로 들어온 메시지입니다.
(유지용량; 할돌 5mg+벤즈트로핀 1mg/day)

〈psyfree 칼럼〉 83번 글입니다(○○철 선생님은 저에게 결혼은 하되 임신은 하지 말라며 비관적인 말을 하셨는데 선생님은 부족한 저에게 결혼과 출산을 권하셨습니다. 이 또한 환자인 저에게 속 깊은 배려였다는 것을 이제야 알 것 같습니다. 제가 약을 안 먹으려

할 때 선생님께서 평생 먹어야 한다고 말씀을 하셨는데 그것이 옳다는 것을 이제야 깨달았습니다.) – 금년 8월 중순에 결혼한다며 7월 27일 오전 모친에게 전화가 왔는데 현재 다니는 의사선생님이 약을 먹으면서는 임신하지 말라 한다는 상담이었습니다.
(유지용량; 피모자이드 1mg/day)

* 1998년 대학 1년 때에 발병하여 두 번 전라도 광주에서 입원 치료를 받았고, 1999년 10월 성남에 있던 소생의 한국정신과의원에 입원했다가 2002년 3월 말 폐업 때까지 성남 외래에서 진료를 받았습니다. 이후에는 고향에서 할돌 5mg+벤즈트로핀 1mg/day를 복용하며 중학생들을 가르치다가 시집가서 아기를 낳아도 되느냐를 질문하기 위해서 2009년 5월에 거제까지 찾아왔었습니다. 그리고 작년에 결혼을 했고 금년 4월 중순에 건강한 딸을 낳았으며 행복하게 가정을 잘 꾸려가고 있다고 아기 사진과 함께 감사 메시지가 왔습니다.

* 〈psyfree 칼럼〉 83번에 나오는 분은 올해 39세로 이제 시집가서 아기를 낳아도 되느냐를 질문하기 위해서 오늘 전화가 왔습니다.

*「정신분열병을 이겨낸 사람들」 사례 50번에 나오는 분도 서울의 가장 유명한 사립 대학병원에 다니며 정신과교수에게서 약을 먹으며 아기를 가지면 위험하다며 기형아 운운에 시집갈 생각조차 하지

않았던 분입니다. 그러나 현재 두 딸(대1, 중3)의 어머니이며 문필가 생활을 하고 있습니다.(유지용량; 피모자이드 1mg/day, 3회/week)

소생은 어찌하여 다른 정신과의사들과는 상반되는 조언을 하며 환우들에게 병이 없는 사람들과 조금도 다를 바 없이 살아갈 수 있다고 주장할 수 있는지 그 근거를 자세히 설명하겠습니다. 이와 같은 진료를 지난 30년간 했더니 금년에 항정신병약물을 복용하는 50명의 산모에게서 건강하게 태어난 아기가 이제 71명이 되었습니다. 누가 올바른 조언을 하는지 판단은 여러분들의 몫이고 이 글을 읽는 정신과의사들의 몫입니다.

미국 식약청에서 매년 나오는 「임신과 수유 중의 약물」이란 책에 모든 약물들이 A, B, C, D, X, 5등급으로 분류가 되어 있음을 환자에게 설명했다고 차트에 기록합니다. X 등급에 속하는 약을 임신 초기에 복용했으면 약물에 따라 보통 5% 이상, 심지어 25% 이상 기형아 출산의 가능성을 설명하고 산부인과의사는 낙태를 권하도록 되어 있습니다. 항정신병약물 중에 X 등급은 없고, 정신과에서 처방 내는 약물 중 X 등급은 수면제로 나와 있는 졸민과 달마돔 뿐이라는 설명을 했다고 차트에 기록하여 남깁니다. 항정신병약물은 모두 C, D 등급으로 약을 먹지 않아도 출생 시 기형아 확률이 2%를 상회하는데 C, D 등급은 보통 2.4%로 증가할 수 있음을 면담 시에 이야기하고, 이런 사실을 설명했다는 기록을 차트에 남깁니다. 내 딸이나 나의 누이동생이라면 그런 정도로 증가하는 확률 때문에 임신을 포기하고 결혼을 안 할 이유가 못 된다고 얘기해 줍니다. 정신병은 혼자 고립되어 외롭게 독신으로 살아가야 할 병이 아님을 설명합니다. 선택은 약을 복용하는 환우들의 몫입니다.

위의 사례 두 분에게 이미 과거에 이를 잘 설명했음에도 현재의 주치의가 약을 먹으면서 임신하면 위험하다고 하니 소생을 다시 찾아서 전화를 하고, 거제시까지 찾아오는 것입니다. 왜 정신과의사들은 방어적인 진료에 급급함을 보여줄까요? 아마 자신의 딸이어도 같은 조언을 했으리라 예상됩니다. 그렇다고 면죄부가 주어지는 것은 아닐 것입니다.

첫째, 환자들에게 매일 약을 먹으면 기형아 운운하며 결혼을 포기하는 조언으로 좌절만 시켜왔으니 그런 정신과의사는 여자 환자의 출산 경험이 없습니다. 소생이 건강하게 태어난 아기가 70명이 넘는다고 하면 어떻게 조언하면 그리할 수 있었는지를 알아보려는 마음보다는 '그러다가 진짜 기형아가 태어나면 그 의사가 책임을 진답디까?'하며 힐난하기 일쑤입니다. 여러분들이 찾아다녀야 할 정신과의사는 어떤 분이어야 하는지는 여러분들이 선택할 문제입니다.

둘째, 임신으로 혹시나 하는 불안한 마음이 생기는 것은 모든 산모가 같은 심정일 터인데 거기에다 항정신병약물을 처방 내는 의사가 미리 겁을 주면 누구도 결혼을 생각하기 어렵습니다. 당장 의사에게 돌아올 책임은 전부 면했으니 편할지 모르나 이는 남의 인생을 함부로 가름 짓는 죄를 범하는 것입니다. 이는 도덕적인 중대한 범죄입니다. 그런 분은 정신과 진료를 할 자격이 있는지 심각하게 생각해 볼 문제입니다.

정신과 교과서에는 과거에 환자들이 정신과 치료를 받았다는 사실로 어떠한 불이익도 받게 해서는 안 된다고 적혀 있습니다. 위의 사실들은 누가 가르쳐 주어서 터득한 것이 아닙니다. 환우들의 일생을 생각하면 저절로 나올 수밖에 없는 대답이었습니다. 적극적인 감량을 시도조차 하지 않는 정신과의사는 결혼과 출산에 대한 기대치가 저하될 수밖에 없습니다. 그래서 연애나 하고 인생을 즐기며 혼자 살아라하는 잘못된 조언도 서슴지 않는 것입니다. 그런 조언은 잘못된 것일 뿐만 아니라 정신과 진료를 안 하니만 못한 죄악입니다.

사랑 안에 두려움이 없고 온전한 사랑이 두려움을 내어쫓나니 두려움에는 형벌이 있음이라 두려워하는 자는 사랑 안에서 온전히 이루지 못하였느니라 우리가 사랑함은 그가 먼저 우리를 사랑하셨음이라(요한일서 4:18~19).

지난 30년 5개월 동안의 정신과의사 생활을 뒤돌아봅니다. 본 카페에서도 소생의 적극적인 감량에 희망을 걸었다가 낭패를 보고 입원까지 이어질 분이 생겨나리라 예견됩니다. 그때의 당혹감과 원망스런 마음이야 오죽하겠습니까? 앞으로 항정신병약물을 먹으며 임신하여 출산한 아기가 100명이 넘어가게 되면 그 중 한 명은 기형아 문제가 오리라 예견되고 그 일을 겪게 될 여성 환우는 소생이 얼마나 원망스럽겠습니까? 아무리 소생이 의사로서 설명을 다했고, 선택은 본인이 한 것이니 소생에게는 책임이 없다 하더라도 그분만큼이야 소생의 마음이 아프겠습니까?

그러나 항정신병약물의 감량과 결혼, 출산은 여러분들의 인간다운 삶을 위해서는 가장 기본적인 요구 사항입니다. 이를 긍정적으로 설명해주지 못하고 엉뚱한 편견으로 좌절만 시키는 정신과의사를 피해 갈 수 있어야 여러분들의 삶이 온전한 사랑으로 이루어질 것입니다.

온전한 사랑이 두려움을 쫓아낼 것입니다. 두려움 없는 온전한 사랑이 여러분들을 그대로 닮은 아들딸을 이 세상에 태어나게 해줄 것입니다. 두려움 없는 여러분들의 도전에 창조주의 축복이 함께할 것입니다. 이는 하나님께서 먼저 우리를 사랑하셨기 때문입니다.

임신 중에 약을 복용하지 않아도 2%의 기형아 출산 확률이 있다면 70명 중의 1.4명이니 벌써 한 명은 있어야 했습니다만 진료에 임하는 소생의 이런 자세와 기원은 창조주가 복을 주셔서 현재까지 기형아는 한 명도 없습니다. 또한 그들 중 반 이상이 청소년기를 넘겼지만 어쩐 일인지 아직 한 명도 부모와 같은 진단을 받지 않았습니다. 모두 소생의 기원을 받아주시는 창조주의 손길을 느끼게 합니다. 도전하는 여러분들에게 행운이 함께하길 기원하며 창조주께서 도전하는 여러분들을 지켜줄 것입니다.

2011. 7. 28. 새벽 4:25

2013. 2. 7 전화통화로 확인한 모습은 아기와 아주 건강한 가정을 꾸려가는 중입니다.

사례 연구 23

최소 유지용량을 정하는 방법 - 이 기쁜 소식(福音)을……

오○○(남, 25, 기계과 4년 휴학 중, 1남 3녀 중 막내, 발병일 2011. 7. 20, 본원입원일 2011. 7. 22)

■ Present Illness &Past Illness (social study 2011. 8. 10)

○○대학교에 재학 중이던 2010년경 시력저하로 학사장교 과정을 탈락하게 되면서 많은 스트레스를 받았다고 함. 이에 환자는 2010년 7월 말 4학년 1학기를 마치고 방위산업체 준비를 위해 휴학을 한 후 기계기사 자격증 공부를 시작하였다고 함. 자격증 시험을 앞두고 있던 2011년 7월 중순경, 평소 기독교 신자였던 환자는 주일예배에서 목사님의 말씀을 듣고 많은 눈물을 흘렸으며, 이틀 뒤 대학 기숙사 방에서 갑작스럽게 하나님의 깨달음을 얻은 것 같고 하나님께서 진정 자신이 원하는 것을 하라는 계시를 받았다고 함. 또

한 내 몸에 예수의 피가 흐르고 있다는 생각에 흥분하여 같이 지내고 있던 룸메이트에게 "이 세상은 천국이다", "이 순간을 최대한 즐겨야 한다"는 이야기를 하였으며, "예수, 하나님은 씨발놈이고 개새끼다"라는 말을 하다 "예수님, 하나님 사랑합니다"라고 말을 하는 등 상반된 감정을 표출하였다고 함. 아울러 감정이 격해져 벽에 자신을 머리를 박기 시작하였고 갑작스럽게 머리가 띵하고 죽을 것 같다는 생각이 들어 어머니에게 전화하였다고 함. 이를 이상하게 생각한 부모는 환자를 데리고 명지대학 병원에 내원하여 양극성 장애 진단을 받은 후 약물 처방을 받았으며, 2011년 8월 중순경 부모님의 권유로 본원 내원하여 입원치료 중인 상태임. 환자는 현재 손을 가만히 두지 못해 지속적으로 움직이고 안절부절못한 마음이 들어 가만히 앉아 있는 것이 힘들며, 들떴던 기분이 차분하게 가라앉은 느낌이라고 함.

■ Case Worker Comment : "이전에 기분이 붕 떠서 부적절한 행동을 보였으나 현재는 기분이 차분하게 가라앉았고 특별한 문제가 없다는 것을 스스로 인식하기 때문에 곧 퇴원해도 될 것 같다"는 등 다소 Insight가 부족한 모습을 보이는 것으로 보아 지속적인 증상 및 약물 교육의 필요성이 요망됨.

서울에서 학교가 있는 곳에서 가까운 정신병원에서 응급 진료를 받고 정동장애의 조증상태로 입원치료를 권유받았습니다. 말이 많고 과대망상(당장 아프리카로 가서 5초에 1명씩 죽어가는 어린이를 구해야 한다. 어제 유니세프에 갔었는데 그냥 아프리카로 떠나겠다, 등등)과 사고비약이 빠른 증상을 보이며 입원하여 투약과정은 다음과 같습니다.

부친이 거제에 거주하고 있어서 7월 22일 환자를 데려와 밤늦게 입원하였습니다.

클로르프로마진 600mg+리튬 900mg+디아제팜 10mg/day – 4days
클로르프로마진 200mg+리튬 900mg+디아제팜 10mg/day+할돌 10mg+코젠틴 2mg – 3days
클로르프로마진 100mg+리튬 900mg+디아제팜 10mg/day+할돌 10mg+코젠틴 2mg – 4days
클로르프로마진 50mg+리튬 900mg+디아제팜 10mg/day+할돌 7.5mg+코젠틴 2mg – 7days
리튬 900mg+디아제팜 10mg/day+할돌 6.5mg+코젠틴 2mg – 3days
리튬 900mg+디아제팜 10mg/day+할돌 4mg+코젠틴 1mg – 4days
리튬 900mg+할돌 2.5mg+코젠틴 1mg – 7days
리튬 900mg+할돌 1.5mg

호전이 빠르고 클로르프로마진에 너무 가라져서 할돌로 바꿈. 조증상태의 입원 33일째 항콜린제(부작용 해소제, 코젠틴)가 필요없을 용량으로 내려옴. 퇴원 준비 중임.

김OO(남, 54, 공무원이었다가 6년 전 그만둠, 1남 1녀를 둠, 55kg.)

2008년 1월 발병하여 타 병원에서 1개월 입원 치료함. 본원에는 2010년 7월에 50일간 입원 치료함. 퇴원 후 1개월간 약 복용 후 임의로 끊음. 2011년 6월 다시 재발 증상을 보이어 1개월(2011. 6. 25 ~ 7. 25) 입원 치료함. 나빠지면 주로 피해망상(남자 2명이 뒷조사를 하러 나를 따라다닌다. 차들이 나를 쫓아온다. 미행한다고 경찰서에 가서 신고함. 나를 죽이려고 약을 뿌려서 2층에서 못살겠다, 등등)과 환청, 불안, 불면이 나타남.

리스펜 3mg+벤즈트로핀 1mg – 7days
리스펜 2mg+벤즈트로핀 1mg – 12days

조현병의 재발 상태로 입원 20일째부터 리스펜 1mg만 11일간 복용하고 1개월 만에 퇴원함. 8월 23일 외래로 내원하여 리스펜 1mg 30일분을 받아감.

〈psyfree 상담실〉에 올라오는 무수히 많은 과용량 처방에 경종을 울리고, 소비자인 환우 여러분들이 왜 최소량을 찾아야만 하는지 깊이 생각하는 계기가 되길 바랍니다. 현재 본원에서 치료 중인 조울병과 조현병 환자의 입원 중 처방 기록을 입원 당일부터 퇴원일까지 올렸습니다. 금일의 이야기는 정답이 없고 여러 반론이 있을 수 있는 이야기이지만 재발을 감수하면서까지 급하게 감량하는 논리와 과정을 설명해 드리겠습니다.

조증상태는 1개월 만에 최소량까지 감량하는 시도가 다시 조증 증상의 악화로 무산될 가능성이 반 정도는 되겠습니다만 조현병은 호전된 후 1주일마다 빠른 감량으로 다시 악화될 가능성이 20% 정도였습니다. 그동안 본원의 사례연구로 나간 분들의 유지용량이 많은 경우에 리스펜 1mg임을 보셨습니다. 특히 조현병은 감량으로 악화되어도 입원 당시의 치료범위 이내의 용량으로 올리면 1~3일 만에 곧 호전됩니다.

문제는 상담실에 나타나는 여러분들의 항정신병약물 복용 용량은 건강한 일상생활을 하기에는 역부족일 정도로 과량이고 감량을 시도조차 아니 한 처방전을 많이 목격하게 되어서 오늘 위의 사례를 올렸습니다. 경우에 따라 과용량이 필요했던 분들도 적어도 1개월이면 감량을 시도해야만 합니다. 소생은 길어도 2주면 감량을 시도합니다. 보통은 위에서 보는 바와 같이 1주일이면 마구 감량합니다. 그래서 항정신병약물로 인해서 신체장애인을 만드는 지연성 운동장애를 예방하게 합니다. 몇 차례 지연성 운동장애에 대한 소회를 칼럼에 올렸습니다만 교과서에 실린 예방법을 아래에 다시 열거합니다.

지연성 운동장애(Tardive Dyskinesia) 예방과 처치방법입니다.
- 항정신병약물의 장기요법은 조현병 환자처럼 객관적인, 뚜렷한 효과가 있을 때에만 시행해야 합니다. 신경증(극심한 불면증)이나, 정동장애, 성격장애에서는 선별적으로 주의 깊게 사용해야 합니다. 효과적인 최소용량을 찾아야 하며 복합처방을 피해야 합니다. 가

족 중에 이런 환자가 있다면 6개월 이상 항정신병약물의 장기복용 시에는 임상기록지에 환자와 상의하고 동의를 받았음을 기록해야 합니다. 지연성 운동장애의 초기징후를 보이는지 정기적으로 환자를 관찰해야 합니다. 적어도 3개월 또는 6개월마다 항정신병약물을 감량하는 시도를 하고 재평가해야 합니다. 초기 징후를 보이면 약을 더욱 줄여야 하며 정신병적인 상태가 아니라면 일시적으로 끊는 것도 고려해야 합니다.

위의 조증 환자에게 클로르프로마진을 선택했던 이유를 설명해 보겠습니다. 요즘 전문의들이 신약이나 고가의 항정신병약물을 선호하는 경향이 있는데 지난 1년간 조증 환자들에게는 클로르프로마진 대신에 쿠에타핀(세로켈)을 처방한 결과는 클로르프로마진보다 호전되는 데에 시간이 더 많이 걸리고 환자나 근무자들이 더 고생한다는 생각입니다. 즉 77원(클로르프로마진 200mg)에 불과한 약이 1,251원(쿠에타핀 300mg)인 약보다 더 효과적이라는 사실입니다. 특히 심한 조증 증상일 때에 더욱 그러했습니다. 클로르프로마진 600mg(241원)을 복용해야 호전된다면 쿠에타핀 1,200mg(5,004원)이 필요하여 치료비용도 엄청난 차이가 납니다. 1952년 항정신병약물로 처음 개발된 옛날 약이라 하여도 효과가 더 좋고 비용도 훨씬 덜 드는 클로르프로마진이 조증 치료에는 훨씬 더 좋은 약물입니다.

조현병의 경우 리스펜 1mg, 피모짓 1mg, 할돌 1.5mg, 아빌리파이 2.5~5mg, 몰린돈 10~25mg, 클로자핀 100mg, 설피딘 200~400mg까지 감량하는 시도가 없었다면 최소량을 찾은 것이 아닙니다. 최근 인베가에 대한 상담이 많았습니다. 인베가는 너무 비싸기만 했지(3mg가 2,200원, 9mg가 4,125원) 약을 복용하는 표시가 잘 나타나서 정말 추천하고 싶은 약이 아니었습니다.

'저는 인베가 9mg와 벤즈트라핀 1mg을 먹고 있습니다. 그런데 약을 먹으면 몸이 부어요. 살이 찌는 것인지. 약을 먹으면서 어떻게 일을 하는지? 저는 약을 먹고 나면 표정부터 굳습니다. 몸이 뻣뻣해지는 경향도 있고 머리가 멍하니 해지는 경향도 있구요.' → 인베가 부작용이니 소생은 처방을 안 내는 약이라 했고, 약을 반으로 줄이든가 다른 약을 바꾸는 것이 좋다고 했습니다. 약물에 대한 상의가 안 되면 추천했던 의사로 주치의를 바꾸어보라 했더니 → '님이 환자의 인생을 책임지세요! 조만간 애가 선생님 찾아갑니다.' - 보호자의 항의성 막말을 메일로 받았습니다.

소생이 지난 30년간 경험한 것과 알고 있는 진실을 말씀드리는 것이고 선택은 여러분들의 몫입니다. 항정신병약물을 복용하고도 71명의 건강한 아기가 출생했다는 글을 보고 나도 아기를 낳았더니 기형아였고 님이 책임지라는 말과 같습니다. 소생의 글과 소생의 답변을 '당장 약을 줄여도 괜찮고 더 줄여도 된다구요? 허, 이 무슨 망발입니까?' 이런 막말로 항의를 하려는 분들은 앞으로 상담실에 오지 마십시오. 피해를 입은 사실이 증명되면 본 카페의 시삽에게 항의하여 〈psyfree 코너〉를 폐쇄시키십시오. 더 나은 방법이 있으면 제시하여 소생도 배우게 해주십시오. 건강한 일상으로 복귀한 많은 분들보다 실패한 분들에게 소생도 더 마음이 아프다는 것만 알아 두시면 됩니다. 추천 의사를 꼭 필요한 정보라며 많은 분들이 감사해 하지만 저런 막말을 하려는 분들은 찾아가지도 말고, 〈psyfree 코너〉에 오지도 말기를 당부합니다. 34세의 환우라면 아기가 아닙니다. 소생에게는 보호자보다 환우의 인생이 더 소중한 의사입니다.

6개월이 지나가도 할돌 20mg, 리스돈 6mg, 인베가 9mg, 자이프렉사 20mg를 계속 복용하게 하는 정신과의사는 과용량을 계속 처방 낸 합당한 사유를 대지 못하면 몇억 원의 손해배상을 하게 될 날이 곧 온다고 봅니다. 리스돈 6mg를 1년 이상 복용하고 제대로 앉지도 못하는 심각한 지연성 운동장애가 나타난 분이 지금 본원에 입원해 있습니다.

여러분들의 최소 용량을 찾는 일은 지연성 운동장애뿐만 아니라 여러분들의 삶의 질을 위해서는 필수적입니다. 항정신병약물을 복용하면서 4년 만에 의과대학을 졸업하고 의사가 된 분이 4명이라는 분들도 모두 소생을 만나기 전에는 과용량으로 의과대학 공부를 지속할 수가 없으니 약물을 중단하고 재발하여 두세 번 낙제를 거듭했던 분들이었습니다. 현재도 의사 생활을 하는 그분들 모두는 여러분들과 같은 조현병으로 항정신병약물을 복용하고 있습니다. 피모짓 1mg가 3명이고 설피딘 400mg가 1명입니다.

위의 두 사례 모두 한 달 만에 급하게 최소량으로 항정신병약물이 감량되었지만 아무 문제가 없으니 소생은 끊임없이 시도합니다. 이런 시도조차 하지 않는 정신과의사는 지금도 리스펜 3mg 그대로 복용시키고 있을 것이며 환자가 증상과 관계된 한마디를 하는 순간 약물은 증량되어 리스펜 6mg을 복용하고 있지 않으면 다행입니다.

벌써 10여 년 전에 어느 보호자가 「정신분열병을 이겨낸 사람들」 책을 치켜세우며 '이 기쁜 소식을' 환우들에게, 목회자들에게 전하고 싶어서 책값으로 50만 원을 외래 간호사에게 주고 갔던 기억이 있습니다. 소생이 동료들에게는 환영을 받지 못할지라도 환우들의 건강한 일상이 소생의 삶을 가슴이 뿌듯하도록 살찌웁니다.

소생이 40년 넘게 지니고 다녔던 성경의 기쁜 소식(gospel)을 요즈음 새삼스럽게 우리 교회 목사님을 통하여 깨닫고 있습니다. 무엇이 복음인가 하는 진실을……. 천사의 말일지라도 다른 복음을 전하면 저주를 받을 것(갈 1:8)이라 했습니다. 이미 오래전에 자유와 사랑의 장으로만 이해하며 공부했던 갈라디아서가 의인은 믿음으로 생명을 얻고 살 것이다(갈 3:11)는 기독교의 근본정신을 깨우칩니다. *以信得意*. 기쁜 복음을 지니고 다녀도, 심지어 복음을 선포하고 다녀도 제대로 깨닫지 못하고, 행하지 못하는 성직자들은 그냥 내버려두는 수밖에 없습니다. 그들이 적그리스도가 되지 않기를 기원하는 수밖에 없습니다.

인생은 사람다운 사람을 얼마나 만나고 사느냐 하는 게임입니다. 소생은 소생이 믿고 있는 진실에 어떤 거짓 복음이 들어와도 흔들리지 않습니다. 어떤 막말과 힐난이 들어와도 흔들리지 않습니다. 아무리 소생을 흔들어도 최소 용량을 찾기 위한 노력을 부단히 해야 함에는 이론이 있을 수 없습니다. 소생의 마음에 하늘나라의 의만 가득한 이런 시간들이 있기 때문입니다. 자정 전부터 쓰기 시작한 이 글이 벌써 5시가 다되어 갑니다. 여러분들 곁에 확실한 길은 이것이다 하고 올린 칼럼이 있고 사례연구들이 있습니다. 이를 활용해서라도 정신병을 틀림없이 이겨낸 사람들로 우뚝 서길 기대합니다.

이 글을 마치는 지금까지 하나님께서 소생을 굳게 지켜주셨음을 믿습니다.

2011. 8. 24. 오전 4:50

오 군(조울병)은 2011. 10. 25일부터는 리튬 600mg+디아제팜 5mg을 복용했고, 2012. 2월부터 리튬 600mg만 복용. 군 면제를 받기 위하여 2012년 8월까지 복용했고 이후 단약 상태임.

김 씨(조현병)는 2011. 8. 23일 이후 진료기록이 없어서 2013. 2. 7일 전화했더니 출가한 누나가 약(리스펜 1mg)을 먹고 있는 것을 확인하고 있다 함(거제 시내에 있는 정신과에 다님).

사례 연구 24

과용량의 복합처방 환자가 오면 (재발을 오히려 감사히 여기신 부친)

반○○(남, 30, 무직, 발병일 2000. 8, 본원 초진일 2011. 7. 29. 입원기간 2011. 8. 18 ~ 9. 19)

PI : 고2까지 전교 1등을 할 정도로 우수한 학생으로 수차례 반장을 역임. 고3 되면서 성적이 하락하더니 10월 학교에서 부친을 호출하는 연락이 와서 갔더니 양호실에 멍하니 앉아 있음. '나 80살까지 살 거예요'라고 큰 소리로 말함. 귀에서 소리가 자꾸 들린다고 호소함. 고3부터 보름~28일씩 강북삼성병원 3번 입원치료. 2001년 10월에는 투약 중단으로 광주 세브란스병원에 45일씩 2번 입원치료.

2001년 수시 입학으로 대학에 진학했으나 투약중단을 반복하여 거듭된 입원으로 휴학 상태. 서울의 세브란스병원 낮병원 치료를 지속적으로 받음. 많은 시간을 집에서 컴퓨터에 몰두.

2011년 7월 초 본인이 컴퓨터로 찾아서 거제 민속OOO에 식이요법으로 체중 감량을 위해서 내려옴. 복용 약이 더 필요해서 내원한 초진일 솔리안 1200mg+클로자핀 200mg+프로이머 5mg+인데놀 80mg+리보트릴 0.5mg+무코스타 100mg/day을 복용 중이었음.

고3 때 69kg → 126kg → 100kg, 정신과 치료 이후 체형이 거구로 변함.

입원경위 및 치료과정 : 초진일 솔리안과 클로자핀 중의 하나는 필요 없는 약이라 보고 클로자핀 50mg+솔리안 800mg+인데놀 40mg/day로 감량함. 7일간 복용 후 내원한 환자는 잠은 8~9시간 잤으나 84.5kg로 15kg 감량을 했다며 좋아 보였으나 다소 긴장하는 듯했음.

솔리안 600mg+벤즈트로핀 2mg+디아제팜 10mg/day를 14일 처방 내었음.

9일 만인 8월 18일 서울서 처음 내려온 부친을 대동하고 나빠진 채로 내원함. 대답을 잘 못 하고 어두운 표정으로 불안한 듯이 쳐다봄. 민속OOO 직원이 입원을 꺼렸으나 환자 본인이 원하여 입원함. 피부에는 알 수 없는 반점이 온몸에 돋아났고 몹시 가려워함.

친척이 클로자핀 복용 후에 호전되었다는 얘기를 듣고 클로자핀을 부친이 원하여 복용하게 되었다고 함. 클로자핀이 꼭 필요했던 환자였음을 직감하고 **입원 당일부터 클로자핀 300mg 복용. 이틀만에 호전된 모습을 보임.** 입원 5일째 250mg으로 감량, 입원 9일

째 200mg으로, 입원 12일째 150mg으로, 입원 19일째 100mg으로 감량하여 2주간 복용하다가 입원 33일째 퇴원함.

문제점 :

1. 클로자핀 100mg짜리 1알에 정상 상태가 유지될 수 있는 환자에게 지난 11년간 과용량의 처방으로 100kg 이상의 과체중이 되어서 30세가 되도록 집에서 무위도식하게 만든 환자의 인생은 누가 보상할 것인가? 하루 10알 이상의 약을 복용하던 환자가 하루 1알을 복용하고 부작용도 없이 어느 때보다 또렷한 아들의 모습을 1개월 만에 되돌려받은 부친의 심정은 어떠하겠는가?

2. 복합처방이란 이토록 무서운 결과를 초래함에도, 클로자핀은 단일 약으로 사용해 보아야 함에도, 어느 것 하나는 효과를 보겠지 하는 정신과의사들의 무책임한 처방을 어찌하면 중단시킬 것인지? 어떻게 재교육시킬 것인지?

3. 민속 OOO이라는 곳은 그대로 두어야 하는가? OO치료라는 검증되지 않은 책을 360권 이상 출판했다고 자랑하고, 말기암 환자들을 데리고, 간혹 위와 같은 정신질환자들까지……. 검증되지 않은 식사요법과 자극요법으로 주는 차를 마시고 독성이 나타나서 온몸에 반점이 생긴 것인지, 무리한 감량으로 온몸에 반점과 가려움증이 나타나자 놀라서 중단했는지 15kg이나 감량했다던 체중은 입원 당일 100kg 그대로였다. 85kg으로 15kg이나 감량했다던 체중이 9

일 후 입원하던 날 병동에서 잰 체중이 100kg이었다. 민속 OOO의 체중계가 고장이 났던지, 자신들의 순리치유가 대단하다는 것을 자랑하기 위함인지 알 수가 없다.

발병 이후 10년이 지났으나 환자는 묵묵히 스스로 절식을 하고, 아침마다 바닷가까지 조깅을 하며 93kg으로 감량하여 서울로 올라갔습니다. 2개월마다 1번 거제에 3번만 오고 그 이후에는 서울에 있는 후배의원을 소개하기로 했습니다.

참으로 여러 착잡함을 느끼게 한 환자인데 부친은 너무 감사하다며 현금을 봉투에 넣어서 촌지라고 주고 가셨습니다. 1개월 입원비의 곱절인 액수로 5만 원 지폐의 위력을 보았습니다. 외래로 잘 다니던 환자를 평생 먹을 약인데 감량해야 한다며 부친과 상의도 없이 줄이다가 1개월간 입원까지 시켰는데, 오히려 최소량을 찾는 이 노력이 얼마나 소중한 것이냐며 그렇게 고마워하실 수가 없었습니다. 추석 연휴에 4일간 서울 집에 다녀왔는데 먹는 약을 봤더니 달랑 한 알이라 그리 신기하게 생각이 되었답니다. 10년 넘게 정신과를 다니며 한 움큼씩 먹는 약에다 안 먹었다 하면 영락없는 재발이요, 나날이 뚱뚱해지는 아들의 한심한 모습에 이제야 서광이 비치는 느낌이라니 소생에게 인도된 것이 하나님의 은혜라는 것입니다.

일전에 카페 상담실에서 감량으로 좋은 결과가 오면 혜택을 입은 분들은 상담료로 「정신분열병을 이겨낸 사람들」 책을 공급하자고 제안했던 일이 생각났습니다. 관공서 복지과나 목사, 신부, 스님

등등 상담에 종사하는 분들에게 우선적으로 책을 무상으로 공급하는 일에 귀하게 쓰겠습니다. 본원에 새로 와서 못 받은 직원들에게도 아낌없이 드리겠으니 무상으로 받으신 분들은 또 한 권이라도 사서 주변에 정신병으로 고통받는 환자와 가족들에게 정신병도 우리와 똑같은 정상생활이 가능하다는 이 기쁜 복음을 널리 전하는 일에 동참하기를 기대합니다.

정신과의사가 환자들의 삶의 질을 생각하지 않고, 약물을 감량하지 않는 방어 진료를 고수한다면 하늘의 벼락을 맞을 일이라며 소생이 통탄했던 일들이 생각납니다. 조물주 앞에서 결코 용서받지 못할 일이라 했습니다. 정신과의사의 전공의 시절부터 부단히 노력해야만 할 당연한 일일 뿐입니다.

위의 환자처럼 감량한다고 다 재발하는 것은 아닙니다. 위의 경우도 클로자핀이 꼭 필요한 환자였다는 사실을 진작 알고 있었다면 솔리안을 끊고 클로자핀만 주었을 것입니다. 그랬다면 재발은 없었을 것입니다. 즉 개개인 약물에 대한 정보는 대단히 중요합니다. 이번에 환자를 퇴원시키면서 소생이 나이 60이니 소생이 먼저 죽더라도, 의사가 바뀌더라도 클로자핀을 꼭 복용해야 함을 알고 있어야 한다고 환자와 부친에게 누누이 얘기했습니다. 클로자핀에 반응이 있는 분들은 다른 어떤 항정신병약물에도 반응이 없는 2차 항정신병약물임을 알고 있어야 한다고 재삼 강조했습니다. 소생과 아무런 연고가 없는 정신과의사를 만나더라도 클로자핀을 꼭 복용해야 함을 이야기해야 한다고 당부를 했습니다.

복합처방을 단일 처방으로 바꾼 예는 무수히 많습니다. 대부분 성공입니다. 설혹 실패로 재입원까지 했더라도 1~2개월이면 어느 때보다 좋은 상태를 유지할 수 있게 해드릴 수 있습니다. 단일 처방으로, 최소량을 찾는 감량을 시도조차 하지 않았던 분들은 그만큼 삶의 질이 떨어진다고 보면 맞습니다. 부디 여러분들의 인생이 약물로 인한 약화를 입고 찌든 인생이 이어지지 않기를 기원합니다.

2011. 9. 21. 새벽 2:20

퇴원 이후 2012. 2월까지 본원 외래에서 클로자핀 100mg을 복용하였습니다.

2013. 2. 7일 부친과 통화를 했는데 현재 클로자핀 300mg을 복용 중이라 합니다.

제 소견으로는 증량이 필요했더라도 150~200mg으로 충분할 것임을 설명하였습니다.

사례
연구
25

과용량 처방이 다반사인 이유는?
(인격을 황폐화시키는 과용량)

1. 하OO(남, 24, 무직, 발병일 2007. 본원초진일 2011. 10. 14)

PI : 2001년 초등2 때에 부친의 직장을 따라 가족들이 전부 미국으로 이주함.

2007년 고2 때 '정부에서 나를 조정한다, 앰뷸런스가 나를 부르려고 신호를 보낸다, 우리 집을 티브이에서 모니터하고 있다.' 등등의 관계 망상이 지속되어 외래 치료를 시작함.

미국에서 자이프렉사 15mg 복용으로 호전 → 10mg → 7.5mg까지 감량했으나 2010년 5월 가출하면서 1개월간 투약 중단으로 재발하자 다시 자이프렉사 10mg으로 호전됨.

2010년 8월 부친이 귀국하면서 가족 모두 함께 귀국함. 원어민 교사 교육 도중 이탈, 투약중단으로 재발함 → 거제 시내의 정신과 외래로 다니며 자이프렉사 10mg에 호전된 후 부모가 치료를 제대로 받기 원하여 서울의 대학병원에 8주간 입원 후 2011년 9월 말 퇴원.

고개를 끄덕이고 이상한 얼굴 표정을 짓는 것이 없어지지 않아서 자이프렉사 35mg까지 증량했으나 별 차도가 없어서 클로자핀으로 바꾸어 증량하기 시작함.

클로자핀 500mg+데파코트 1,000mg/day으로 퇴원 이후 12시간 이상 잠을 잠.

초진일부터 클로자핀 200mg만 복용하게 했으나 여전히 12시간 잠자며 아침에 못 일어남.

자이프렉사에 호전이 있었으니 매달 채혈을 해야 하는 2차 항정신병약인 클로자핀을 꼭 복용하지 않아도 관해상태를 유지할 수 있음을 설명하고 리스펜 2mg를 권한 상태임.

본원에 오기 전에 조현병 진단받음.

2. 김OO(남, 23, 의예과 2년 휴학 중, 발병일 2006년 가을, 본원 초진일 2011. 9. 8)

PI : 고2 가을 전교 1, 2등이던 성적이 40등까지 밀려나고 '사람들이 내 흉을 본다, 내 앞에만 오면 절룩거리며 지나간다, 친구들이 나를 잡아먹을 것 같다.'고 하여서 6개월간 약물치료 없이 정신치료를 받게 함.

고3(2007) 10월부터 아빌리파이 7.5mg+프로이머 2.5mg/day를 복용함. 호전되었으나 재수하며 혼자 고시텔에서 생활하면서 2개월간 단약하고 재발함. 3수 후 한의대 입학(2010)했으나 2학년 올라가자 투약 중단으로 50일간 입원치료(2011년 8월 말 퇴원)를 받음. 길에서 춤추고, 나를 쫓아와서 서울로 피신 갔다 왔다 하고는 다시 서울 갔다 옴. 내가 라파엘, 선 대천사다. 내가 악마와 싸우고 자게임 시작이다. 다소 말이 많았다 함. (자이프렉사 10mg+아빌리파이 15mg+데파코트 1,500mg+인데놀 20mg+부스파 30mg/day) 복용함.

본원에 오기 전에 정신분열정동장애 진단받음.

1. 초등 2학년에 유학 간 하군은 우리말이나 영어나 어휘력이 짧았습니다. 180cm에 체격이 건장합니다. 발병 4년에 호전되어도 수시로 중얼거리며 이상한 표정을 짓고 못하게 하면 부모에게 심하게 화를 냅니다. 그렇다고 시간이 지나고 보면 입원시킬 상태의 재발은 아닙니다. 어려서부터 바이올린을 배웠다고 해서 소생이 나가는 교회에 오게 하여 예배시간에 앞에서 찬송가 반주를 하게 하니 곧잘 합니다. 찬송가 연주는 처음이라는데 아주 잘합니다. 점심을 먹고 오후 성경공부가 끝날 때까지 4시간을 머무는 동안 혼잣말도 이상한 표정도 없습니다. 설교 말씀은 절반도 이해를 못 하고 외국에서 박사를 하고 온 신학 교수와 영어로 대화하는 것을 더 편해합니다. 주 3회 정신보건센터에 나가는 중입니다.

자이프렉사 10mg나 클로자핀 500mg이 치료범위(therapeutic window) 내의 용량은 맞습니다. 그러나 자이프렉사 5mg이나, 클로자핀 200mg에 관해상태가 유지된다면 환자는 필요 이상의 약물 복용으로 잠만 더 자게 되고 인생의 중요한 젊은 날, 12시간 이상의 수면은 5년만 흘러도 장차 아무것도 하지 않는 사람(사례연구 24)으로 변모시킵니다. 클로자핀 100mg으로 더 줄이고, 문제가 없으면 매달 채혈을 안 해도 되는 다른 약으로 바꿀 것을 권해도 집에서는 이상한 표정을 자주 짓는다며 더 이상의 감량을 부모가 망설이는 중입니다. 우리나라 초일류 대학병원에서 일천만 원에 달하는 입원비를 지불하며 교수가 맞추어준 약이라 미련이 남는지는 몰라도 이미 클로자핀은 반 이상 감량했고 데파코트를 안 먹어도 오히려 환자의 일상은 어느 때보다 좋다고 합니다.

주치의가 10년쯤 아래의 후배의사인데 대학병원에서부터 조현병 진단임에도 조울병에 처방 내는 기분조절제인 데파코트를 주고 있으니 다른 병원에서는 말할 것도 없이, 리튬, 발프로에이트, 카바마제핀, 라믹탈, 데파코트를 마구 주고 있습니다. 전공의 시절부터 보아온 현실이고 또한 잘못된 처방입니다. 종일 집에서 잠만 자는 하군이 화가 나서 부모에게 불손한 언행을 보였다고 데파코트로 완화된다는 기대가 잘못입니다. 소생은 30년 넘는 진료에서 그런 처방은 한 건도 없었기에 어느 의사보다도 우리와 똑같은 정상생활을 하는 환자들이 더 많았다고 자부합니다. 스스로 조울병을 오진했다는 결론을 내리기 전에는 그런 처방은 없습니다. 그들이 화를 내는 이유를 살펴보고 그들의 낮 생활에 시간을 어떻게 보내고 있는지, 젊은 날 자신이 해야 할 일을 찾아가는 것이 더 중요합니다.

유지용량도 교과서대로 2, 3개월 기다렸다가 줄이지 않아도 됩니다. 처음부터 클로자핀 300mg에도, 200mg에도 호전이 올 수 있었던 환자를 500mg까지 올렸다면 당장 200mg으로 줄여도 오히려 환자는 부작용에서 벗어나니 모든 일상이 더 좋아집니다. 잔여증상들을 없애보려고 클로자핀 500mg으로 증량했더라도 별다른 차이점이 없었고 퇴원이 가까워져 오면서는 당연히 감량했어야 합니다. 고액의 입원비를 지불하게 하면서 감량은 시도도 안 하고 8주간 무엇을 하다가 그대로 퇴원시키는지 이해할 수 없습니다. 클로자핀 300mg만 주었어도 호전된 상태가 차이점이 없다는 가정을 해보지 않는다면 이는 주치의의 대단한 오만입니다. 그 결과는 환자들을 황폐화의 길로 인도하는 것입니다.

우리 정신과의사들은 젊은 정신과환자들의 허물어져 가는 일생을 생각하고 그들이 원래의 일상으로 돌아가지 못한다면 나의 처방이 최선인가를 고민하고, 또 고민하며 겸손해야만 합니다. 이를 전공의들에게 교육시키지 않는다면 가르칠 자격이 없습니다. 가르치는 입장에 있으면 전문의들의 과용량 처방이 자신 때문에 일어난 일이 않을까를 고민해야 합니다만 클로자핀 500mg이 왜 과용량이냐고 되묻는다면 소생은 더 이상 할 말이 없습니다. 환자들만 과용량으로 영원히 일상의 사회생활에서 멀어질 뿐입니다.

2. 재발이 자주 오는 정동장애는 모든 것이 더 어렵습니다. 재발이 자주 오면서 정신분열정동장애라는 진단이 붙으면 더욱 어렵습니다. 아무리 어려워도 과량의 약물로 5년이 흐르면 아무것도 할 수 없는 사람이 됩니다. 모친이 간호사 출신인데 정신과 약물치료에 대

해 더욱 불신감을 가지고 불안해합니다. 덕분에 소생의 책을 보고 찾아오게 되었습니다.

퇴원 이후에 「2012 지구 차원 대전환과 천상의 메시지들」 책을 들고 다니며 고대문명과 예언에 관심을 보이며 병이 아니라는 인정을 받고 싶어 합니다. 공상과 환상이 왜 병이냐며 약을 안 먹으려고 합니다. 가톨릭 신자도 아닌데 프리메이슨, 루시퍼와 교황청을 언급하며 모친을 혼란에 빠뜨립니다. 병원에 와서 김군은 소생의 눈치를 봅니다.

병의 경과로 보아 3년 동안은 약을 먹자고 했지만 소생에게 병이 아님을 설득하려고 합니다. 집에서는 부모 때문에, 부모가 잘못 키워서, 어머니의 끊임없는 과잉보호로 입원했다며 간섭만 하지 않으면 재발하지 않는다며 약을 끊겠다고 부모와 실랑이를 벌입니다. 이도 어쩌면 발병 당시 약물치료는 안 받고 정신과의사도 아닌 상담자에게 정신치료를 받게 했던 결과일 수 있습니다.

6주 만에 리스페리돈 1mg+데파코트 500mg으로 줄여서 부작용이 없습니다. 한의대를 졸업할 때까지만 의사와 상의하며 약물을 조절하자고 설득하는 중입니다. 조울병에 대한 병식도 없는데, 한의사가 될 사람에게 약물만 과량 주어서는(자이프렉사 10mg만 주어도) 한의대에서 진급을 하지도 못하고 낙제합니다. 조울병이라면 30%는 자연치유로 재발이 오지 않고 공부를 해낼 수 있는데 예방약을 과량으로 먹게 해서는 100% 낙오자를 만듭니다.

과용량은 이렇듯 무서운 결과를 초래합니다. 자이프렉사 10mg도 관해상태의 조울병 환자에게는 분명 과량인데 왜 아빌리파이

15mg까지 추가했는지 이해가 안 됩니다. 더구나 **조울병 환자에게 예방약으로 지속적인 항정신병약물을 처방함에는 주의를 요한다고 교과서에 적혀 있습니다. 지연성 운동장애를 생각하면 더더욱 그렇습니다.** 조울병에서 약을 먹고 있어도 재발이 올 수 있다는 의사의 불안감으로 과량의 항정신병약물을 그대로 복용하는 환자는 5년만 먹어도 아무것도 하지 않는 젊은이로 전락합니다. 재활치료가 필요한 환자가 되고야 마는 것입니다. 그래서 소생은 이를 악랄한 범죄보다 더 큰, 용서받지 못할 죄악이라고까지 했습니다.

지난 30년간 예과 2학년, 본과 1학년에서 2, 3번 낙제를 거듭했던 의대생 4명에게 최소량을 찾아주자 그들은 다시 낙제하지 않았고 서울의대, 서울치대, 경희치대, 원광한의대를 4년 만에 졸업하고 지금도 의사생활을 하고 있습니다. 지금도 최소량의 약을 먹고 있습니다. 김군에게 정신분열정동장애가 정확한 진단이더라도 졸업 때까지만 소생과 약물을 상의하여 복용하고 그래도 재발이 없어서 끊어 보겠다면 의사가 된 후에 상의하자고 했습니다. 소생이 65세면 4년 만에 한의대를 졸업하고 5번째 의사가 되는 사람이 되자며 소생이 악수를 청했더니 아주 좋아하며 밝게 웃습니다.

과용량 처방 이유

위의 20대 초반의 두 청년이 원래의 처방대로 복용했다가는 계속해서 12시간 이상 잠을 자며 체중만 늘어납니다. 2, 3년만 지나도 모든 것이 중단되고 결국은 아무것도 하지 않는 사람이 됩니다. 그런데 전문의들의 상당수가 항정신병약물들이 원래 그렇고 잠을 많이 자고 살이 찌는 것은 하는 수 없는 부작용이라고 생각하는 듯 합니다만 이는 대단한 잘못입니다. 클로자핀을 꼭 복용해야 한다면 몰라도 정상적인 수면을 유도하는 항정신병약물들이 얼마든지 있고, 배고픔을 느끼는 부작용이 없어서 **체중 조절이 가능한 몰린돈**도 있습니다. 그러나 현실은 몰린돈 처방을 내는 의원이 서울에서 두 군데밖에 없다는 사실을 최근에 알고 나서 소생이 더 놀랐습니다. 소생의 전공의 시절(1981~1984년)에는 몰린돈을 국내에서 생산하지 않아서 미국에서 구해왔던 분도 있었습니다. 100kg에 육박하는 환우들에게 몰린돈을 추천했더니 몰린돈 처방을 내는 의원이 너무 없어서 몰린돈을 생산하는 제약회사로부터 알게 된 현실이었습니다. 그만큼 환자들이 과체중으로 젊은 날 인생이 망가지고 있어도 변해가는 체형에는 관심이 없다는 얘기입니다. 소생은 전공의 시절부터 한 알이라도 덜 먹이려 노력한 결과는 대부분 성공적이었습니다. 유지용량을 정하는 방법이 원시적이라 하여도 장복하는 약을 최소량으로 줄이지 않는다면 필요 이상의 약물은 넘치는 만큼 당연히 언젠가는 문제가 옵니다. **정신과의사의 막연한 불안감**으로 약을 줄이지 않는 결과가 젊은이들의 인생을 망치고 있다면, 10년 지나면 모두 아무것도 하지 않는 폐인으로 변해 가는데 이 어찌 과용량 처방을 죄악이 아니라 하겠습니까?

소생은 입원실을 7년간 운영할 때에 평균 입원기간은 4주가 못 되었었고, 4주 만에 퇴원이면 벌써 리스페리돈 1mg까지, 할로페리돌 2.5~1.5mg까지의 감량이 있었습니다. 빠른 감량으로 20~30%는 재발 증상이 나타나도 앞으로의 장래를 위해서 해야 할 일임을 보호자에게 설명하면 대부분 이해하고 따라옵니다. 증량하면 곧 호전됩니다. 그런데 전공의를 교육시키는 교수가, 전문의가 과량의 용량에서 8주가 지나도 약을 감량하지 않으니 전공의들이 전문의가 되기 전부터 환자가 호전되어도 약물을 줄이지 않는 것을 당연하다고 생각합니다. 그리고 소생의 이런 사례연구 보고를 읽으면 소생을 굉장히 이상한 나르시시즘 환자라 여길 뿐만 아니라 소생이 오진으로 약을 안 먹어도 재발되지 않는 조울병 환자를 붙잡아서 조현병 진단을 잘못 내려서 극소량을 먹인다고 비난합니다. 그러나 진단 문제도 소생은 누구보다 더 환자와 가까이 시간을 많이 보냈고, 함께 밥을 먹고, 함께 산책을 하고, 함께 조깅을 하고, 함께 목욕을 하고, 함께 예배를 드리며 내린 진단이니 가장 정확하리라 자부합니다. 그러니 호전되어도 약을 줄이지 않는 의사는 **환자의 인생을 긍휼히 보며 감량을 생각조차 해보지 않은 결과일 뿐**입니다. 지연성 운동장애를 예방하기 위한 교과서를 읽으면 분명하게 적혀 있습니다. 그런데 우리나라 전문의들이 너무 겁이 없이 2, 3개월마다 용량을 줄일 생각도 안 하고 있고, **정동장애의 관해상태에서 유지용량으로 항정신병약물의 처방은 제한적이어야 한다**는 설명에는 아예 눈을 닫은 기분입니다. 즉 약물 처방전을 보아서는 조현병인지 조울병인 분간이 도저히 안 가는 처방이 다반사입니다. 소생의 처방전은 30년 내내 뚜렷한 구분이 갑니다. 만성 질환의 경과와 환자들의 장래를 당연히 염려해야 할 정신과의사가 자신의 일을 제대로 안 한다는 생각입니다. 이런 결과로 신경과 학회에서 우울증의 치료를 처방 내리고 치료할 수 있게 해달라는 웃지 못할 논쟁거리를 만들었고, 현재 서로 소송 중입니다만 이는 정신과의사들이 제공한 것이라는 지적을 어느 보호자가 하였습니다. 모친의 오랜 정신과치료를 경험하며 약물에 대해서도 정신과전문의들이 알고 있는 정도로 해박한 지식을 지닌 보호자의 이야기였습니다. 소생은 그저 부끄러울 뿐이었습니다. 어떤 방법으로든 이의 시정은 있어야 할 터인데…….

2011. 10. 25. 새벽 1:30

1. 하 군은 2011. 11. 7 ~ 2011. 12. 12일까지 본원에 입원함. 2012. 10. 4일까지 본원 외래로 다님. 클로자핀 250~350mg을 오가며 복용 중임.

2. 김 군은 2012. 8. 10 ~ 2012. 9. 5일까지 행동교정을 위하여 입원한 후 2013년 2월 현재 리스펜 1mg을 복용하며 아르바이트를 하고 이번 학기에 복학하기로 했습니다.

사례 연구 26

표적증상을 잘못 정하면 약물은 과용량으로 올라가고 치료는 실패한다

이OO(16세 5개월, 남, 1남 1녀 중 첫째, 2병동, 본원입원일 2011. 11. 1)

PI : 2010년 10월 '사람들이 나를 무섭게 째려본다. 문밖에서 나를 부르는 소리가 들린다.'며 무표정하고 겁에 질려서 말을 못하고 대화가 안 됨. 수원의 개인 의원에 2개월간 입원.

2011년 1월부터 서울대병원 소아정신과에 3개월간 입원치료. 이후 충남대 낮병원에 2011년 10월까지 6개월간 다니며 약물은 서울대병원 소아정신과에서 받아옴. 클로자핀 400mg+로나센 4mg+인데놀 20mg+아티반 1.5mg+Magmil 1,000mg/day.

환자가 잠을 12시간 이상 자면서도 항상 졸려 하고 누워서 TV만 본다며 소생의 「정신분열병을 이겨낸 사람들」 책을 보고 약물조절을 위하여 충청도에서 거제로 찾아옴.

입원 준비도 없이 현재의 상황을 상의하고 싶어서 찾아온 고1 학생으로 휴학 중이었습니다. 서울대병원에서 자이프렉사와 인베가를 복용했지만 효과가 없어서 클로자핀을 복용해야 한다는 설명을 들었다고 했습니다. 소생이 졸업한 대학의 병원 처방이지만 처방이 틀렸다고 했습니다. 현재의 과용량으로는 세월이 흐르는 만큼 아이는 살만 찌고 무위도식하며 바보가 되어갈 뿐이라 했습니다. 2차항정신병 약물인 클로자핀이 꼭 필요한 환자인지를 알기 위해서 다른 모든 약을 끊고 로나센만 주던가, 아니면 클로자핀이 꼭 필요한 경우라 하여도 정상생활을 위해서는 클로자핀으로만 100mg까지 줄여보아야 함을 역설했습니다. 1개월이라도 약물조절을 위해서 입원시켜주지 않으려면 첫째 방법은 클로자핀이 꼭 필요한 환자라고 보고 클로자핀 200mg만 복용하고 2주 후 외래로 다시 오자고 했습니다. 둘째 방법은 재발을 각오하고 클로자핀이 필요 없었다고 보면 로나센 2mg만를 먹든가 본원에 로나센이 없으니 리스펜만 2mg을 먹자고 했습니다.

부친이 고교교사였는데 정말 황당한 제안으로 받아들일 수밖에 없었습니다. 교사로서는 서울대병원의 일천만 원이 넘는 입원비도 문제였지만 과도한 비용을 지불하고 공을 들이며 충남대 낮병원에 최근 6개월간 다니면서도 서울대병원까지 가서 받아오던 약으로는 폐인이 될 수밖에 없다니 소생이 거만하게 느껴졌을 것입니다. 그러나 현실은 12시간 이상을 자면서도 항상 졸려 하며 다니니 부모가 보기에도 이대로는 정상인이 될 수 없다는 생각을 가지고 소생의 「정신분열병을 이겨낸 사람들」 책을 보고 찾아온 것이었습니다. 망설이는 부모를 설득하여 입원시키고 부모를 집으로 돌려보냈습니다.

입원 당일로 리스펜 2mg+쿠에타핀 100mg/day로 감량하여 1주일, 별다른 문제가 없자 입원 8일째부터 리스펜 1mg+디아제팜 10mg으로 더 줄이고 입원 15일째부터 리스펜 1mg 달랑 1알만 복용 중이지만 입원 20일째를 보내는 현재 아무런 증상이 없습니다. 클로자핀이 꼭 필요한 환자였다면 벌써 재발이 왔으리라 여겨집니다.

문제는 입원해서 처음 일주일간 '누가 나를 째려보는 것 같다. 눈이 돌아가는 것 같아요. 밖에서 여자 소리가 들려요. 부모님께 전화 걸어주세요.'하며 고통스럽고 불안하다 했으나 겁에 질려 말도 못할 정도의 처음 증상이 없어서 그냥 무시하고 말았습니다. 간호사들에게 수시로 보채고 관심받으려는 태도를 보였습니다. 시간이 흐르면서 간간이 간호사들의 나이도 묻고 웃음을 보이니 이제 우리 병원의 간호사들은 환자의 호소가 진짜 망상이 아니라는 것을 압니다. 증상의 호소를 무시하고 격려한 결과는 근무자 모두가 진짜 정신병적인 증상이 아니라는 것을 알게 되고 환자에게 고1 학생이니 공부할 것을 독려하고 있습니다.

1주일 만에 면회 온 부모님도 약을 먹는 느낌이 없으니 너무 좋아 합니다. 진작 꼭 필요한 약만을 찾았어야 했다고 설명합니다. 환자의 입장에서 보면 새로운 환경에 노출되어 당연히 호소할 수 있는 언행에 의미를 두며 정신병적인 증상이라고까지 평가하면 약물이 증량됩니다. 증상이 지속되고 있다는 판단은 2차 약인 클로자핀을 과량으로 복용시켰지만 환자는 약물부작용으로 건강한 일상에서 멀어질 뿐이었습니다. 자라나는 중고생들이 클로자핀 400mg를 먹고는 게으르고 잠자는 것 말고는 할 수 있는 것이 아무것도 없습니다.

정신과의사의 진료는 환자 한 분 한 분의 전체적인 인간의 삶으로 이해해야지 반드시 없애야만 할 표적증상으로 잘못 정하면 이와 같은 결과만 초래합니다. 소생이 책을 낸 덕분에 이런 환자들이 몰려오는지는 몰라도 이런 처방이 너무 많습니다. **소아를 아이로 보지 않는 결과일 뿐입니다. 그리고 그 중고생들의 청춘은 완전히 망가지게 됩니다.** 3일 전에도 「정신분열병을 이겨낸 사람들」 다음카페의 글을 보고 추천의사를 찾아갔던 중2 남학생이 성남 분당에서 왔었습니다. 리스펜 4.5mg을 먹던 곳에서 칼럼의 추천의사에게 갔는데 피모짓 4mg에서 2주, 말 한마디에 더욱 증량되어서 피모짓 6mg에서 2주간 복용하고 왔었고 공부를 할 수 없다고 했습니다. 소생이 내린 처방은 피모짓 1mg짜리를 50알 주면서 겨울방학 때 한 번 더 와달라고 했습니다. 그리고 내년 봄방학 때 한 번 더 오고 아무 문제가 없으면 피모짓 1mg만 평생 복용하자고 했습니다. 듀크대학으로 진학이 결정된 고3 누나에게 내년 8월 유학 가기 전에 그동안 떨어진 동생의 성적을 원래대로 회복시킬 것을 주문했습니다. 경험상 동생의 재발은 20% 정도일 것이라고 설명했습니다. 퇴근 무렵 추천의사 명단에서 과량을 복용시킨 의사 이름을 지웠지만 혼자 할 일이 아닌데 어찌해야 좋을지 고민이 됩니다.

항상 느껴온 일이었지만 이제 이 세상에 태어난 지 16년, 14년 된 나의 아들이 맨날 잠만 자며 졸고 다니는 약을 장복하고 있다면 병명이 무엇이든 아버지로서 내가 할 수 있는 일이란 재발은 나중 문제이고 약을 끊는 것입니다. 실제 과용량의 부작용을 견디기 어려워 약을 끊는 경우가 많습니다. 약을 끊으면 부작용이 사라지고 마음을 놓을 만하면 2~3개월 만에 재발합니다. 재발을 경험하면 이제는 전문의의 처방을 끝까지 따르려 하지만 과용량으로 자식이 나날이 바보가 되어가는 느낌입니다. 뇌가 서서히 죽어가는 병이니, 약이나 먹이고 그냥 쳐다보자는 이상한 설명을 하는 전문의까지 2일 전 상담실 글에 등장했었습니다.

왜 서울대병원에서조차 전인 치유에 대한 생각으로라도, 약물부작용을 없애기 위해서라도 한 알이라도 덜 먹여보려는 노력을 아니 할까요? 오히려 과량의 약물을 복합처방까지 등장할까요? 자라나는 청소년이 클로자핀 200mg만 먹어도 할 수 있는 일이 거의 없을 지경입니다. 소생의 답은 젊은 정신과의사들이 한 인간의 삶을 전체적으로 생각하기보다는 **약물에 대한 과신이 앞서기 때문**이라고 봅니다. 소생은 전공의 시절부터 끊임없이 환자들과 평생 먹을 약인데 1알이라도 덜 먹어보자는 권유와 시도를 해온 셈입니다. 그런 결과가 칼럼의 글에 등장하는 사례연구들이고, 출판했던 「정신분열병을 이겨낸 사람들」의 사례들이었습니다. 그런 노력으로 누구보다도 더 좋은 결과를 만들어내는 환우들이 많았음을 자부합니다.

둘째, 환청이나 망상의 **과장된 호소를 정신병적인 증상이 있다고 보고 없애야만 할 표적증상으로 삼기 때문**입니다. 항정신병약물을 복용하는 한 그들의 증상 호소는 가성 환각이나 가성 망상일 수 있다는 사실을 염두에 두지 않기 때문입니다. 실제 잔여증상으로 약하게 느껴질 수도 있고, 지금도 들리고 있다는 주장을 함으로써 정신병이 아니라는 항변일 수도 있습니다. 이럴 경우 약물을 증량하여도 아무런 이득은 없고 약물부작용만 가중됩니다.

셋째, 한 인간의 **삶에 대한 이해부족**입니다. 주치의가 환우들뿐만 아니라 자기 인생에 대해서조차 의미 있는 가치를 두지 않는 결과입니다. 즉 평생 정신과의사 일을 하여도 자기 일에 대해서 보람과 감동을 못 느끼고 찾을 생각도 없는 결과입니다. 환우들 입장에서는 유병률이 1%인 조현병의 확률에 해당된 불운에 그런 주치의를 만나서 다시 한 번 불운의 연속으로 자신의 인생이 망가지는 것을 깨닫지도 못하고 세월이 흐르는 만큼 과량의 항정신병약물로 인하여 정신장애인으로 전락합니다.

환우 여러분! 당장 정신병적인 증상들이 없다고 치료가 다 된 것이 아닙니다. 장복하여야 할 약물이 일상에 지장이 없을 만큼 충분히 조절되었고 최소량인가를 여러분들이 꼭 확인하고 시도해야만 합니다. 충분한 약물조절이 선행되어야 여러분들이 노력한 만큼의 결과로 이 사회에서 건강하게 어울려 살아가는 평범한 시민이 될 수 있습니다.

찾는 자에게는 보일 것입니다. 좁은 문으로 들어가십시오. 꿈은 이루어집니다.

2011. 11. 20. 새벽 4:00

2013. 2. 7일 모친과 통화한 결과는 서울대병원의 약물을 그대로 다시 복용하고 있다고 합니다. 클로자핀 400mg+로나센 4mg+인데놀 20mg+

아티반 1.5mg+Magmil 1,000mg/day. 도저히 일상을 이어가기 어려운 용량일 터인데 새벽 6시에 일어나서 학교에 간다니 다행입니다.

2011. 12. 26일 퇴원 시의 용량이 리스펜 1mg이었으니 다시 나빠질 수 있는 용량입니다. 둘 중 하나입니다. 재발이 왔다면 리스펜 1.5~2mg이 필요한 경우이고, 아니면 클로자핀이 꼭 필요한 경우이겠습니다.

표적증상 [target symptom, Zielsymptom, 標的症狀]

Freyhan이 제창한 단어로서 불안, 억압, 환각 등 약제 효과가 특히 기대되는 증상을 말한다. 즉 정신과 치료 약은 정신질환만을 치료한다기보다는 어떤 증상에 대한 효과를 기대하는 경우가 많다. 분열증은 증상과 경과에 따른 치료대상의 증상을 보고 정한다. 목표에 적합한 약제를 선택해 사용하며 증상과 약제와의 관계를 자물쇠와 열쇠와의 관계로 설명한다.

사례 연구 27

장기간 지속된 극심한 조증상태 (조울병에 대한 소고)

성OO(17세 6개월, 남, 2남중 첫째, 2병동, 본원입원일 2011. 9. 14)

PI : '내게 기회가 왔어, 영감이 왔었어요. 외계인과 유토피아에 대한 생각을 떠올리다 보니 제 꿈을 이룰 수 있다는 생각을 했어요. 제 앞길을 텄어요. 제 결정으로 여러 사람이 피해가 없어야 합니다.' 말이 빨랐으나 호전되고 있다고 보았음. 2011. 4. 8 대전에서 입원하여 본원에 9월 14일 입원 시까지 두 차례 입·퇴원(중간에 8일간 퇴원함)을 반복했으며 복용 약은 외박 중에 8월 2일 내원, 당시 (쿠에타핀 1,200mg+자이프렉사 10mg+리튬 1,050mg+프로막 300mg+디아제팜 15mg/day). 갑상선 기능 저하가 나타나 리튬을 끊고 (쿠에타핀 600mg+오르필 1,200mg+에필럽탈 1,200mg+신지로이드 0.1mg+마그밀 1,500mg)를 복용 중이었음. 입원 당일

쿠에타핀 700mg으로 올리고 곧 호전이 있으리라 보았으나 환자는 잠을 못 자고 '노무현 대통령이…… 큰 바위에서 뛰어내렸잖아요. 그게…… 죽으려고 죽은 게 아니고요…….' 불안하다고 하며 눈물을 글썽이기도 하고 말이 많았음.

입원 2일째 쿠에타핀으로는 시일이 더 걸린다고 보고 역가가 2배인 클로르프로마진으로 바꿈(클로르프로마진 1,000mg+벤즈트로핀 3mg+오르필 1,200mg+마그밀 1,000mg+디아제팜 20mg/day). 클로르프로마진 800mg였으나 수시로 고함지르고 안정이 안 되어 1,000mg를 복용한 셈임. 입원 21일째 클로르프로마진 400mg으로 감량하자 다시 잠을 못 자고 괴성을 지르며 증상이 나타나 입원 32일째 다시 클로르프로마진 1,000mg까지 증량함. 입원 70일째 클로르프로마진 400mg까지 감량. 입원 77일째 클로르프로마진 300mg까지 감량. 입원 84일째 200mg으로 줄였지만 아침밥을 못 먹고 식판 밥에 얼굴을 박고 졸고 있음. 입원 85일째(클로르프로마진 100mg+오르필 900mg+디아제팜 5mg+마그밀 500mg/day) 복용 중으로 공부를 열심히 하며 원래의 모습을 보임. 바둑이 4급으로 본래의 기능을 그대로 지니고 있음.

입원 70일째 클로르프로마진 400mg으로 줄일 때에 발병한 지 7개월 반이라 조증은 저절로 끝날 때(평균 9개월)가 되었다는 생각이 들었었고 환자도 관해상태에 이르렀다고 생각이 들었으나 감량으로 조증이 또다시 나타날까 봐 감량이 늦어졌음. 고2 휴학생인데 입원 3개월을 넘기고 싶지 않아서 부모에게 지난주 퇴원을 상의했더니 약물조절이 완전히 끝나고 연말에 퇴원하기로 하였음.

이OO(60, 남, 출가한 두 딸과 아내가 있음. 본원입원일 2010. 11. 9 ~ 2011. 7. 29 사이에 3차례 입·퇴원)

2009. 8. 20 ~ 2010. 2. 8 사이에 두 차례 입·퇴원 반복함. 소생이 입원 당시 주치의를 했던 금년 7월 말까지 8개월간 환우는 조증 증상이 나타나면 온 병동이 소란할 정도로 큰소리를 내며 근무자가 힘들 정도였고 미래 장로라며 성경을 들고 다녔음. 쿠에타핀 2,000mg까지 증량해야만 호전될 정도로 약물은 과량이었고 마지막 3번째 입원 시에는 (클로르프로마진 1,000mg+리튬 600mg/day)을 복용하자 곧 호전이 있었으나 2011년 6월이라 이도 조증의 평균기간인 9개월이 다 되어간다는 생각이었음. 입원 5일째에 클로르프로마진 1,000mg으로 바꾸었음. 젊은 전문의들이 비교적 신약인 쿠에타핀(세로켈)을 선호하여서 조증 환자에게 소생이 투여한 결과는 호전이 늦어서 클로르프로마진보다 못하다는 결론임.

9월 2일 내원한 환자는 이미 약을 안 먹은 지 2주라 하여서 겨우 리튬 600mg만이라도 먹자고 설득하여 1개월분 지어갔음. 10월 19일 리튬 600mg를 1개월분 더 받아 갔으나 현재 2개월이 다되어 오지만 연락이 없음. 20년 넘는 병력에 환자가 약을 안 먹어도 다음 재발까지는 문제가 없다는 사실을 알고 있음. 3년간은 기분조절제 소량이라도 먹자고 했지만 현재 안 오고 있음.

psyfree 칼럼의 사례연구 23을 보면 조증 환자에서 호전되어 (리튬 900mg+할돌 1.5mg/day)로 31일 만에 감량이 가능했던 경우도 보았지만 조증 평균기간인 9개월 내내 입·퇴원을 반복한 위의 두 경우를 소생이 본원에서 최근 1년 8개월 동안 근무한 기간에 보게 되었습니다. 소생의 전공의 시절 정동장애에 대한 교과서 설명을 보고는 항정신병약물을 과량으로 올리지 않아도 좋아지더라는 선입견이 있었습니다. 전문의 1년 차 때에야 과량의 항정신병약물이 꼭 필요한 환우들이 존재함을 대형 정신병원에 근무하면서 알게 되었습니다. 어떤 환자들을 7개월 이상 내내 항정신병약물을 과용량으로 주어야 하는지 미리 알 수 있는 방법은 없습니다. 그러하니 9개월 조증 기간 내내 항정신약물이 너무 과용량이어서 부작용이 너무 심하니 호전되면 줄여보는 수밖에 없는데 2, 3개월 입원 후 호전되어 집에 가자마자 또다시 조증 증상이 나타나 재입원하게 되면서 보호자에게도 여간 미안한 일이 아니었습니다. 즉 8~9개월 내내 과량의 항정신병약물이 필요한 조울병 환자는 경험적으로 조울병의 10~20% 정도는 되리라 봅니다. 사례연구 23의 경우 외래에서 더욱 감량하여 현재 리튬만 750mg을 복용 중이나 아무런 문제가 없습니다. 기분조절제만으로도 조울병의 재발이 없는 경우가 훨씬 더 많은데 그런 환우들에게조차 항정신병약물을 과량으로 주어서 일상을 힘들게 하는 빌미가 되어서는 안 된다는 생각이 듭니다.

실제 본 상담실에 올라오는 약물 상의는 조울병인지 조현병인지 분간이 안 될 정도로 과량인 경우가 많습니다. 퇴원해서의 유지용량인데도 먹는 약물로는 분간이 안 가는 처방이 너무나 많고, 소생은 30년 내내 한 번도 처방내지 않았던 이상한 복합처방이고 과량입니다. 거듭 얘기하지만 위의 극심한 사례의 조증 환자도 현재 리튬 600mg 처방을 1개월 받아가서 2개월이 다되어 오지만 재발 상태가 아니고 본인이 약을 안 먹어도 괜찮은 기간이 있다는 사실을 20년 넘는 병의 경과에서 스스로 잘 알고 있습니다. 그렇다고 조울병의 치료를 그렇게 해서는 안 된다는 생각입니다. 교과서의 조언대로 3년 동안의 관해상태가 꼭 필요하고 소량이어도 기분조절제를 복용해야 합니다. 그리하여 재발이 오더라도 기분조절제의 종류와 용량이 본인에게 얼마가 적정한가를 살펴봄이 좋습니다. 조울병에서 첫발병인 경우는 30% 정도에서 다시는 재발이 없기 때문에 1년 만에 단약을 정신과의사와 상의하는 것이 좋습니다.

조현병이라고 진단을 내리고도 기분조절제를 처방 내는 이유를 살펴보면 조현병 환우들의 폭력성을 잠재울 수 있다는 기대감을 가지기 때문입니다. 그러나 이는 너무 근거가 없고 효과도 없습니다. 진단의 분간만 흐려 놓고 부작용만 가중시킵니다. 조울병에서 항정신병약물을 과감히 끊어보지 못하는 이유는 관해상태에서 예방적으로 약물을 복용하고 있어도 재발이 올 수 있는 조울병의 특성상, 정신과의사들의 불안감이라고밖에 달리 표현할 길이 없습니다. 거기에다 정신분열정동장애는 관해상태에 이르렀어도 항정신병약물이 끊어지면 재발이 더욱 잦다는 생각이 들기 때문입니다. 조울병과 정신분열정동장애의 분간도 쉽지 않을 때가 많은데 유지 약물의 용량도 결정을 내리기 쉽지 않습니다.

그렇다고 얼마 전 상담글에 '조현병과 조울병은 분간할 필요가 없다(?)'고 주치의가 얘기했다며 약물이 너무 과용량이라던 상담이 있었습니다. 그런 주치의에게 다니는 정신과환자는 더더욱 불행할 뿐이니 하루빨리 그 의사의 곁을 떠나는 것이 옳다는 답을 드렸습니다. 진단이 틀려서 나중에 바꾸게 되고 그런 과정을 환우와 머리를 맞대고 고민하는 모습이 아니라 과용량으로 환우의 장래를 완전히 망가뜨리는 처방일 뿐이었습니다. 그런 표현을 서슴지 않는 정신과의사는 대부분의 처방이 과용량일 수밖에 없습니다. 면담도 거의 없고 정신병에 대한 설명도, 교육도 없습니다. 심지어 재발을 막기 위해서 약을 계속 먹어야 한다는 얘기를 몇 번 입원했지만 처음 들었다는 얘기까지 듣게 됩니다.

환우여러분들이 현명한 선택을 하셔야 합니다. 만성 질환들은 모두 천수를 다하도록 건강하게 살아가는 방법들이 있습니다. 당뇨, 고혈압, 조현병, 조울병 등은 모두 만성질환일 뿐입니다. 그러나 합병증으로 반신불수가 되어서 눈물의 세월을 보내는 분들도 많고, 손도 못 쓰고 죽어가는 사람들도 너무 많습니다. 조현병이든 조울병이든 정상생활로 이어지는 분들이 너무나 많음을 여러분이 알았다면 그 길을 찾고, 만일 안 된다면 왜 안 되는지 그 이유라도 알아야 합니다. 세월이 흐르다 보니 아무것도 못 하는 폐인처럼 되어버렸다는 호소는 전부 자신의 책임일 뿐입니다. 마음을 다하여 여러분들을 가족처럼 걱정하고 돌볼 정신과의사를 못 만난 것도 여러분이 최선을 다하지 않은 결과일 뿐입니다.

본 카페에서도 진실을 알게 된 당일로 문제점을 찾기 위해서 천리 길도 마다하고 찾아와서 해결하는 분들이 있고, 아무리 자세히 설명을 해주어도 문제가 많다고 생각하면서도 2, 3개월 후에 조언대로 해보지도 않고 비슷한 상담글을 또 올려서 소생을 열 받게 만드는 분들이 있습니다.

명철과 우매함의 근본은 하늘에 있다고 했습니다. 찾으십시오. 두드리십시오. 그러면 길이 열릴 것입니다.

2011. 12. 14. 오전 2:45

* 장기간 지속되는 극심한 우울증상태는?

위의 첫 사례 고2생과 함께 지난 화요일(입원 90일째) 새벽 조깅을 이제 시작했습니다. 월요일 클로르프로마진 50mg으로 줄이고 리스펜 2mg을 추가하자 스스로 일찍 일어나 다른 고교생 2명과 함께 뛰었습니다. 그래도 9시간 이상을 자서 클로르프로마진을 완전히 끊고 어제(입원 92일째)부터 (리스펜 2mg+오르필 900mg+디아제팜 5mg/day)입니다.

위의 사례들과는 반대로 극심한 우울증이 거의 1년 내내 지속되는 조울병 환우들이 생각났습니다. 이런 경우도 아마 전체 조울병의 5~10% 정도일 것으로 추정됩니다만 소생이 경험한 분은 1명입니다. 「정신분열병을 이겨낸 사람들」의 사례 18번인데 다행히 자살시도가 성공하지 않았고 이제는 두 아이의 엄마입니다. 환우의 모친이 방문을 열었더니 아파트에서 뛰어내려 죽으려고 다리가 창틀에 걸쳐진 상태로 발견되어 입원하여 전기치료까지 받았던 처녀였습니다. 31년 정신과의사 생활에 조울병에서 장기간 지속되는 극심한 우울증 환우를 1명밖에 볼 수 없었던 것은 워낙 자살의지가 강해서 자살로 정신병원 입원실까지 오지 못하고 유명을 달리하는 조울병(우울 기간) 환자가 있기 때문이라는 생각입니다.

조울병의 조증(9개월), 우울증(12개월)의 평균기간 내내 증상이 나타난다면 모든 일은 정지되고 계속 입원치료를 받게 할 수밖에 없습니다. 그러나 살아남기만 한다면 그들의 예후가 나빠 보이지 않습니다. 사례 18번의 환우가 고3 때부터 시작하여 조증이 거의 매년 오더니 극심한 우울증을 경험한 후 7년간 관해상태를 보이며 의원에 왔었고 두 번째 임신하면서 스스로 단약을 했었습니다. 작년 「정신분열병을 이겨낸 사람들」 4판을 준비하면서 친정으로 전화할 때 소생의 마음은 혹 자살로 공연히 부모님께 아픔을 상기시키지나 않을까 하는 두려움이 있었습니다. 그런데 단약 10년 동안이나 재발이 없었다니 소생이 얼마나 기뻐했는지, 그 가족들과 안부를 묻고 얘기를 나누며 감사하며 또 감사하며 눈물이 글썽였습니다.

즉, 위의 첫 사례 부모님은 너무 극심한 조증 증상을 보이며 장기간 입원할 수밖에 없었더라도 다른 조울병 환우들보다 더 좋은 결과가 오려고 이런 조울병의 경과가 주어졌다고 받아들이면 좋겠고, 실제 다시는 재발이 없을 30%의 가능성에 포함되기를 기원합니다. 그리되리라 믿고 싶습니다. 어제는 열심히 공부하지 않고 도서실에서 만화책을 자주 보고 있어서 많이 나무랐습니다. 이제 새벽 5:30분이면 또 함께 바닷가까지 뛸 것입니다. 연말에 집에 가서도 내년 3월 복학 때까지 이대로 생활이 이어지길 기원합니다.

2011. 12. 16. 오전 3:45

성 군은 2013. 2월 현재 고2로 공부를 열심히 하고 있습니다. 퇴원하면

서 발프로에이트 600mg을 처방받았으며 2011. 4월 초부터 2011. 12월말까지 조증의 기간을 다 보낸 상황이라 단약을 권하였고 현재 단약 중임. 성적은 반에서 2, 3등입니다.

사례 연구 28

전간(간질, Seizure Disorder, Epilepsy, Convulsive Disorder)

양○○(44세, 여, 3병동, 본원입원일 2010. 6. 15)

2008. 7. 2 본원에 처음 입원한 이후 치질이나 재활 치료를 위하여 본원을 잠시 떠난 적은 있으나 간질 발작이 계속 있고 뇌수술 후유증으로 입원시킬 수밖에 없었음. 전간약은 대학병원 신경외과에서 받아옴. 3세 때 뇌막염을 앓은 이후 간질이 있었음. 고교 때 신경외과에서 2차례 뇌수술 이후 보행 불가.

2009. 3. 27 본원에 재입원 당시 (페니토인 200mg+발프로에이트 1,000mg+토파막스 200mg+카바마제핀 400mg+디아제팜 10mg+알프람 0.5mg+브렌딜 400mg+락토바이 500mg/day)를 복용하고 있었으나 2~3일에 한 번 발작이 나타남.

2009. 5. 25 재활치료를 위하여 퇴원할 때 (발프로에이트 1,200mg+

카바마제핀 800mg+디아제팜 20mg/day)를 복용하며 15일에 한 번 발작이 왔으나 대발작으로 심하게 와서 간병인이 더 힘들어함.

2010. 6. 15 재입원하러 왔을 때 정신과의사의 처방은 (발프로에이트 1,200mg+카바마제핀 800mg+아티반 1mg+토파맥스 100mg+가바펜틴 900mg/day)로 2가지의 항경련제가 추가되었지만 발작 빈도는 별 차이점이 없었음. 발작 없이 2일이 지나면 또 발작이 올 것이라는 불안감이 오지만 대발작으로 심하게 오는 경우는 2~3개월에 한 번이라 약은 그대로 먹기를 원해서 1년간 거의 약물 변동이 없었음.

2011. 6. 10 가바펜틴 1,200mg으로 올리고 리보트릴 2mg을 추가하며 나머지 약을 끊어나가자 발작 빈도가 늘어나 발프로에이트와 카바마제핀을 급히 원래대로 병용함. 이후 2세대 항경련제(가바펜틴, 토파맥스, 라모트리진)가 별 도움을 주지 못하여 중단하고, 2009년 5월 퇴원 시의 처방(발프로에이트 900mg+카바마제핀 800mg+디아제팜 20mg/day) 수준으로 돌아옴.

2011. 7월 12일 마지막 발작 이후 웬일인지 현재까지 의식 소실이 없음.

2011. 11. 15 (발프로에이트 900mg+카바마제핀 800mg+디아제팜 10mg/day)

2011. 11. 29 (발프로에이트 900mg+카바마제핀 600mg+디아제팜 10mg/day)

2011. 12. 27 (발프로에이트 900mg+카바마제핀 400mg+디아제

팜 10mg/day)

그토록 자주 오던 발작이 지난 6개월간 왜 멈추었는지 소생도 모릅니다. 참으로 기이하고 감사합니다. 여고 시절 간질을 치료한다고 뇌수술만 받지 않았더라도 휠체어에 의존해야만 하는 신체장애인은 안 되었을 것이고, 정상인으로 이제 살아가지 않았을까 생각해보면 울화가 치밉니다. 아래에 이 환자를 보며 3년 전에 전간에 대해 정리한 글이 있어서 함께 올립니다. 아울러 최근 6병동에서 있었던 OO규 환자의 라모트리진 복용으로 유발된 피부발진, 경상대 신경과에서 처방받아온 케프라에 대한 임상의사로서의 2세대 항경련제에 대한 소견과 지난 31년간 임상의로서 간질병에 대한 소회를 기록하고자 합니다.

잦은 메스꺼움으로 식사량이 줄고 체중이 52 → 44kg으로 내려와서 1월 8일 아침 채혈한 결과 발프로에이트의 혈중농도가 108ug/ml(치료농도 50~100)로 조금 높았습니다. 이 글을 쓰는 도중인 1월 9일 채혈결과 혈소판이 66000/ul으로 떨어졌음이 발견되어 당일 모든 약물을 중단하고 디아제팜 10mg만 복용하게 했더니 1월 11일 6개월 만에 발작이 왔습니다. 페니토인 200mg을 복용하게 했고 현재 1주일이 지났지만 재발작이 없습니다. 떨어진 혈소판도 1월 11일 84000/ul, 1월 13일 89000/ul, 1월 16일 150000/ul 정상수준으로 회복되고, 메스꺼움도 사라져 모든 것이 호전된 상황입니다. 발프로에이트의 독성은 혈소판과 백혈구(2600 → 3700/ul)의 조혈기능을 저하시킨 결과였고 장기 입원 중인 환자로 자칫 놓치기 쉬웠을 터인데 혈소판 저하가 발견되고 적절한 조처가 이루어져

다행이었습니다.

지금도 사회복지법인 산하의 기관이나 요양시설에는 뇌성마비나 정신지체아들이 함께 기거하고 있으며 그들의 상당수가 간질을 함께 앓고 있습니다. 오랜 소아과 처방의 관행처럼 페노바르비탈과 페니토인의 복합처방이 주종을 이룹니다. 그러나 대부분 페니토인의 단일 처방으로 바꾸어도 그 발작의 빈도는 비슷합니다. 지금은 많이 변했습니다만 간질약을 공급하던 장미회의 처방도 대부분 페니토인과 페노바르비탈의 복합처방이었습니다. 요즈음은 페니토인과 발프로에이트, 카바마제핀의 복합처방으로 변해 있는 경우도 많습니다만 대부분 복합처방이기는 마찬가지입니다. 발작이 없어지지 않으면 조금이라도 덜 오게 하기 위해서 복합처방이 필요할 수 있지만, 단일 약으로 줄여도 발작이 없어지는 경우를 자주 발견하게 됩니다. 즉 한 가지 약물로만 치료해 보려는 노력조차 하지 않았다는 사실을 알게 됩니다. 이는 처방을 내리는 의사들의 무성의와 무지에 불과합니다.

간질 발작의 조절이 잘 안 되어서 2세대 항경련제[토피라메이트(토파맥스 정 등), 라모트리진(라믹탈 정), 비가바트린(사브릴 정), 옥스카바제핀(트릴렙탈 정), 레베티라세탐(케프라 정), 가바펜틴(뉴론틴 정, 가바틴 정 등)]를 첨가하거나 교체한 경우 기존의 항경련제보다 이점이 없다면 5~6가지 항경련제를 복용시킬 일은 아니라 봅니다. 6병동의 OO규 환자에게 라믹탈 복용 이후 온몸에 붉은 반점이 부풀어 올라 스티븐스존슨증후군을 의심하여 경상대병원 피부과로 급히 이송하였고, 경상대 신경과의 처방은 케프라였으나 발작의 빈도는 1세대 항경련제를 복용할 때와 비슷하였습니다. 발작이 완전히 멈추지 않자 점차 증량하여 케프라 2,000mg으로 증량되었으나 발작 빈도는 마찬가지였습니다. 본 사례의 환자에게도 라믹탈을 시도했으나 발작은 더 나타나고 결국 포기하게 되었습니다. 그리고 다른 2세대 항련제가 2가지(가바펜틴과 토파맥스)가 다 소용이 없다는 생각으로 다른 주치의에 의해서 첨가되었던 2세대 항경련제를 다 뺐는데 오히려 발작이 멈추었습니다. 메스꺼움으로 인해서 체중 감량 때문인지 발프로에이트가 900mg으로 줄어 있었는데도 독성 혈중농도(108)를 보였고 혈소판과 백혈구까지 낮아진 경우였습니다. 이번에 함께 복용했던 카바마제핀을 400mg까지 감량하여 복용했지만 2주간 발작이 없었습니다. 이상에서 보듯이 2세대 항경련제들이 새로 개발되어 비싸기만 하고 별다른 이점이나 차이점이 없었다는 점에 임상의사는 주의하여야 합니다. 특히 보호환자에게 하루 5,000원이 넘는 처방을 내리게 해서는 안 됩니다.

국립대학병원이니 가능한 처방이었으나 개업가의 병원에서는 처방 낼수록 병원은 손해나는 경우이고, 환자의 결과도 차이가 없다면 해서는 안 되는 처방입니다. 조절이 잘 안 되는 간질 환자에게 2세대 항경련제들이 별 이점이 없다는 게 소생의 생각입니다. 2세대 항경련제의 처방에 더욱 엄격해야 한다는 생각입니다. 6병동 환자의 보호자에게도 그런 설명을 했고 대학병원까지 가서 처방을 받지 않기로 했고 원래 본원의 처방을 따르기로 했습니다.

본 사례의 경우, 혈소판이 과다하게 떨어져서 모든 항경련제를 끊고 페니토인 200mg만으로도 현재 발작이 없습니다. 외과적인 수술 후유증으로 20년 가까운 세월 주 2~3회 오던 발작이 왜 멈추었는지 짐작도 하기 어렵습니다. 추측하건대 뇌에서 전기적인 균형을 찾는 기능이 저절로 어느 정도 회복되었다는 설명을 할 수밖에 없습니다. 수술로 손상을 입힌 뇌조직의 부위가 저절로 조금 회복되었을 것이라는 추정입니다. 아니면 본원 원장님의 기도 덕분일 것이라는 추정입니다. 이유가 무엇이든 본원에서 이런 기적이 자주 일어나면 좋겠습니다. 최근 6개월 발작이 없는 동안에는 1세대 항경련제가 한 가지였더라도, 용량을 더욱 낮추었더라도 발작이 없었을 것이라는 추정이 됩니다. 발작이 멈추고 3개월만 경과하여도 불필요한 항경련제가 2중으로 처방되는 것은 아닌지 처방권자가 스스로 살펴야 함을 느끼게 해준 경우였습니다. 오랜 세월 항경련제의 복합처방에도 나타나지 않았던 혈소판의 심각한 감소가 약물의 감량에도 불구하고 나타난 것은 결국 불필요한 약물의 독성에 대한 반응입니다. 복용하던 항경련제를 모두 끊자 급속히 회복되는 혈소판의 수치를 보면 장복하는 약물의 독성이 얼마나 무서운 것이라는 사실을 처방권자가 알아야 합니다. 필요 이상의 약물은 장복하면 우리 인체에 전부 독물질일 뿐입니다. 페니토인이 초창기의 항경련제라 200mg이면 현재 월 1,800원의 약값이니 국민건강보험 재정에도 도움이 되고, 환자에게도 어느 때보다 좋은 모습을 보이고 있습니다. 처방권자는 어느 환자든 이와 같은 노력이 선행되어야 의사의 본분을 다하고 있다 할 것입니다.

2012. 1. 19. 새벽 4:30

전간(간질, Seizure Disorder, Epilepsy, Convulsive Disorder)

정신과가 의과대학생들에게도 미친병과 지랄병의 대명사로 여겨지던 시절이 있었습니다. 그리고 항정신병약물과 항경련약물의 개발이 반세기의 역사에 불과하다 보니 동서양을 막론하고 정신병은 죽은 사람(Dead Person), 간질은 天刑(하늘이 내린 징벌, 악마의 저주)이라는 무서운 표현들이 있었습니다. 간질은 인구의 1(0.3~1.5)% 정도의 유병률로 옛날에는 동네 창피하여 집의 제일 안채나 헛간에 땅을 파서 자식을 가두어두고 먹을 것을 주며 죽어주기를 기다리던 시절을 보내기도 했습니다.

간질이 정신과 질환이 아님에도 정신과에서 오랜 세월 진료를 담당하여온 이유는 신경과전문의 교육과정이 늦어서이기 때문이었습니다. 신경과의 전공의 과정이 늦어진 이유는 어려운 진단을 내리고 나면 의사가 하는 일이 별로 없는 중요한 질환이 많아서 정신과(간질), 내과(뇌졸중, 뇌출혈, 연탄가스중독, 여러 가지의 근무력증), 소아과(열성간질, 소발작), 신경외과(뇌수술 후 간질, 간질의 수술적 치료)에서 나누어 분담하여온 것입니다. 우리나라에서는 1980년대 초에야 신경과 학회가 처음 생겼습니다. 1983년에야 신경과전문의가 처음 배출되어 제가 신경과전문의 자격증은 있습니다만 전공의 과정 중에 3개월의 신경과 파견근무가 고작이었고, 겨우 뇌파를 어설프게나마 판독할 정도입니다. 간질을 제외하고는 25년간 진료한 신경과환자가 없어서 사실 신경과전문의의 자격은 없다고 생각합니다.

오늘 이런 이야기를 꺼내는 이유는 간질에 대한 기본적인 상식이 정신과에 근무하는 사람은 있어야 한다고 보기 때문입니다. 또한 의사들의 부끄러운 모습이기도 하나 여러분들이 바른 정보를 가지고 계시면 장차 어처구니없는 의사들은 저절로 퇴출되리라 보고 여러분들께 드리는 글입니다. 우리 병원에 멀쩡히 잘 걸어 다니던 여고생이 간질의 외과적 수술 후에 40세가 넘도록 평생을 눈물 속에 보내며, 이제야 체념 속에 정신적인 안정을 찾고 휠체어에 의존하여 겨우 이동하는 분이 있습니다. 수술 후 간질 발작의 횟수는 더 늘어났습니다. 최근까지 항경련제의 복용을 대학병원의 신경외과 전문의가 내리고 있었으며 항경련제의 종류가 무려 5가지였고 어느 약도 치료적인 농도에 도달하지 않을 용량이었습니다. 즉 명백하게 대학병원 신경외과의 엉터리 처방입니다. 현재 3가지로 줄였으며 2일마다 오던 경련도 15일마다 오는 정도로 줄었습니다. 발작이 더 이상 자주 안 온다면 약물도 한 가지 더 줄여볼 예정입니다.

위궤양과 같은 병을 놓고도 내과의사와 외과의사는 의견을 달리할 수 있습니다. 2개월 이상 제산제를 지속적으로 복용시키는 내과의사도 문제이고, 툭하면 수술로 덤비는 외과의사도 문제일 수 있습니다. 다른 병원에 가더라도 어차피 맹장염으로 수술을 받을 터이니 내가 수술하겠다며 잘라난 멀쩡한 충수가 대부분인 외과의사도 있을 수 있습니다. 분명히 조현병이 아닌 환자인 줄 알면서도 보호자의 원에 의하여, 장기입원을 시키기 위하여 조현병의 진단을 내린 것도 모자라 정신장애 진단을 내리는 정신과의사도 문제입니다. 말썽꾸러기 아이를 장난이 너무 심해 부모가 감당이 안 된다고 저능아들의 교육기관에 입소시켜서 정신지체의 진단을 받게 하여 거기서 잘한다고 대통령 표창까지 받게 했던 기관이나 정신지체 진단서를 발행한 의사나 저절로 퇴출되는 시절이 올 것입니다.

항경련제의 복용으로 한 번도 발작이 오지 않을 만큼의 조절이 가능한 확률이 80%에 이릅니다. 그런데 아기들의 성장 과정을 보면 소발작이 오거나, 뇌막염을 앓거나, 고열로 인한 열성 발작이 오면 먼저 소아과의사와 상의하고 치료받게 됩니다. 고열이 나고 뇌막염을 낫게 해준 소아과의사가 너무 고마우니 간질이 후유증으로 남아도 그대로 소아과로 가게 됩니다. 소아과의사가 뇌막염 치료 후에 소아신경과로 보내는 게 아니라 소아과의 간질 담당 소아과교수에게로 보내는 게 현실입니다. 소아과의 간질 담당교수는 그 학문의 뿌리가 너무 약하고 이론적이지도 않고, 환자에게 나타나는 결과도 소아신경과에 비하면 월등 떨어집니다. 서울대학교병원에서도 소아간질은 소아과교수가 담당하여 엉터리 처방을 내리고 있는 것이 현실이고 소아과로 워낙 환자들이 몰리다 보니 생긴 지 얼마 되지도 않고 환자 수도 얼마 없는 소아신경과에서는 벙어리냉가슴 앓듯이 그냥 쳐다봄이 현실입니다. 제가 왜 엉터리라고 말할 수 있느냐 하면 약물을 너무 여러 가지를 복합적으로 사용하면서 단일 약물이 가능할 환자도 부지기수일 터인데 단일 처방을 시도도 하지 않는 처방전을 많이 보게 되기 때문입니다.

위의 우리 병원 환자의 신경외과 처방도 마찬가지였습니다. 신경외과 수술이나 잘할 일이지 신경과환자를 붙들고는 여러 가지 약을 모두 미달되게 사용하여 2일마다 발작이 오는데도 스스로가 가장 잘해 주고 있는 양 환자를 그냥 진료함은 저로서는 도무지 이해가 안 되는 경우였습니다. 더욱이 환자를 그 지경으로 만든 신경외과 의사가 거제도에서 큰 병원의 원장으로 내려와 있음을 여러분도 알아야 하지 않을까 생각해 보았습니다. 간질의 수술적 치료는 극히 제한적이어야 함에도 수술적 치료가 가장 좋은 방법인 양 설명하며 시술하여 그 지경으로 만든 환자 수가 다반사였다면 의사면허증을 반납하는 게 도리일 것입니다. 언제인가부터 서울대학교병원에서도 교수들의 진료로 인해서 대학병원 경영에의 기여도를 평가했다니 그의 반대급부인지, 스스로 교수라는 자만심의 극치인지는 저도 모릅니다.

결론은 간질병은 신경과전문의가 다루는 병이며, 정신과에서 잘 조절이 안 된다면 대학병원의 신경과전문의와 상의해야 한다는 것입니다. 순간적으로 숟가락을 떨어뜨린다든가, 깜박 정신을 잃는 소발작의 경우도 대부분 조절이 가능하고 성장하면서 소멸되는 수도 있고 대발작으로 이행하기도 합니다. 우리 병원에 입원 중인 정신지체아들의 발작은 참 어렵습니다. 몇몇은 2가지 이상의 약물을 시도할 것입니다.

강의 때에 있었던 얘기이지만 간질중첩증(Status Epilepticus)이 오면 5% D/W 500cc에 Diazepam 30mg을 섞어서 빠른 속도로 정맥주사(dripping)하면 멈춘다는 것을 알고 계시기를 기대합니다. 간호사만 있는 오지이어도 사망에 이를 수 있는 것을 막을 수 있고, 응급실이 있는 병원으로 이동하기 전에 발작을 멈출 수 있는 방법입니다.

이유를 알 수 없는 간질이 50% 정도입니다. 즉 간질의 원인을 알게 되는 경우가 반은 된다는 얘기입니다. 뇌 결핵, 뇌 기생충, 뇌막염, 뇌수술 후유증, 뇌종양, 뇌농양… 등등. 신경외과의 감마나이프 시술로 발작 횟수나 약물의 용량이 줄어드는 좋은 효과를 보게 되기도 합니다. 감마나이프 시술도 신경과전문의와 먼저 상의함이 원칙이겠으며 뇌의 한정된 부위에서 이상 소견이 발견될 때에 시술합니다. 두개골절제 없이 하는 방사선 시술입니다.

2009. 5. 21. 아침 7:00

사례
연구
29

몰린돈의 효과
(과체중을 해결해가는 환우들)

반OO(여, 35, 초등교사, 2010 결혼, 발병일 2006, 본원 초진일 2011. 8. 9)

'교회 사람들과 종교단체의 사람들이 나를 쫓아다닌다. 나를 잡아서 억지로 사모를 만들려고 한다.'는 관계망상으로 2006년에 1개월간 입원치료를 받았습니다. 자이프렉사 15mg을 계속 먹다가 내원 3주 전에 10mg으로 감량했으나 여전히 잠을 10시간씩 잔다고 했습니다. 힘들어도 초등학교 교사생활을 계속하고 있었습니다. 달리는 차에서 뛰어내리고 싶다는 강박관념이 있어서 프록틴을 복용했으나 도움이 안 되어서 안 먹고 있고, 인지치료를 받으며 명상을 자주 한다고 했습니다. 잠자는 시간이라도 줄일 겸 설피딘(설피라이드) 400mg을 1개월 처방해 주었으나 자이프렉사에 오래 길들여져서 복용하지 않았으며 본 카페의 체중 감량에 대한 상담 글들을 보고 12월 23일 재차 내원했습니다.

155cm에 65kg이었습니다. 정신과 치료 이후에 67kg까지 늘었다가 덜 먹으려는 노력으로 2kg가 줄어든 상태였습니다. 정신과 치료 이후 잠만 퍼져 자고 30% 이상의 체중 증가가 고민이 되었습니다. 내년 봄에는 임신을 해야겠는데 체중을 원래대로 줄일 수 있다면 줄이는 것이 태아에게도 나을 것 같다며 몰린돈으로 바꾸길 원했습니다. 몰린돈 25mg+벤즈트로핀 1mg/day를 잠자기 전에 1번 복용하게 했습니다. 혹 자이프렉사에 길들여져서 잠을 못 자게 되면 디아제팜 10mg을 함께 복용하라며 따로 30알을 주었습니다. 1월 12일 재차 내원한 환자는 자이프렉사 5mg을 함께 복용하고 있었습니다. 자이프렉사를 끊지 않으면 식탐의 부작용은 여전할 것이니 완전히 끊기를 지시하고 몰린돈 25mg을 그대로 처방했습니다.

2월 3일 재차 내원한 환자는 자이프렉사를 완전히 끊었으나 몰린돈 25mg가 약해서 재발이 될까 봐 약을 반 봉지씩 더 먹고 왔습니다. 몰린돈 37.5mg+벤즈트로핀 2mg+디아제팜 10mg/day를 복용했는데 식탐은 없어졌고 체중은 58kg까지 줄었습니다. 식탐이 사라진 것에 대하여 스스로 놀라워합니다. 54kg까지는 곧 감량이 가능할 것 같다며 밝은 표정이었습니다. 여성에게 몰린돈 25mg도 결코 약하지 않으니 이번엔 더 먹지 말고 의사의 처방대로 몰린돈 25mg+벤즈트로핀 1mg/day만 먹기로 하고 2개월 후에 다시 내원하기로 했습니다. 자신의 몸이 정상적으로 돌아옴을 느끼니 임신하면 태아에게도 좋을 것 같다고 너무 좋아하며 갔습니다. 본원까지 왕복에 3시간이 넘는 거리이나 벌써 4번 다녀갔습니다. 자이프렉사를 끊기 힘들어했지만 결국 완전히 끊었고, 놀라운 노력으로 원래의 체형을 회복 중입니다. 소생의 칼럼을 읽고 사도 바울 같다는 칭송을 주셨던 분이었습니다. 예정대로 금년 5월엔 임신에 성공하길 기원합니다.

석OO(남, 31, 1998. 8월 대학병원에 첫 입원, 본원입원 2011. 12. 19 ~ 2012. 2. 6)

(세로켈 800mg+할돌 3mg+카바마제핀 400mg+프로이머 5mg+디아제팜 10mg+알프람 0.5mg+인데놀 40mg/day)를 하루 2번에 나누어 먹으며 본 카페의 단일 약물과 최소량의 처방을 권하는 내용을 보고 약물조절을 위하여 모친과 함께 찾아와 입원하였습니다. 정말 근거를 알 수 없는 저런 무책임한 처방전이 너무 많습니다. 입원 당일 혀가 굳고, 말을 잘 못하겠으며 12시간 이상 잠을 자야 한다고 했습니다. 지금도 집에서 공연히 왔다 갔다, 전기 스위치를 5번 이상 껐다가 켰다가를 반복하는 중이라 했습니다. 나빠지면 모친을 때렸고, 불안, 우울해하며 소리를 질렀다고 합니다. 부모가 싫다는 생각이 들었다고 했습니다. 약물을 단순화하고 179cm에 60 → 115kg으로 늘어난 체중을 줄일 목적으로 입원시켰습니다.

입원 다음날로 새벽 5:30분에 깨워서 함께 바닷가까지 조깅을 했고 이는 퇴원일까지 이어졌습니다. 입원 당일 세로켈을 400mg으로 줄이고 몰린돈 75mg를 추가하자 오랜 세월 먹은 세로켈인데 마음이 불안하고 잠을 편히 못 잔다고 세로켈을 더 달라는 요구를 했지만 무시하고 밀어붙였습니다.

입원 9일째 세로켈은 완전히 끊었고 몰린돈 75mg+벤즈트로핀 2mg+디아제팜 20mg/day.

입원 22일째 108kg으로 감량, 몰린돈 50mg+벤즈트로핀 1mg+디아제팜 20mg/day로 복용함.

입원 31일째 103kg, 불안신경증 환자일 가능성이 큰 것으로 보고 모든 항정신병약물을 10여 년 만에 끊었습니다. 디아제팜 25mg+벤라팍신 112.5mg/day으로 입원 50일 만에 97kg으로 퇴원하였습니다. 퇴원 후 4일 밤을 지나고 95kg으로 감량되었다는 상담실에 글이 올라왔습니다.

아무리 오랜 세월 조현병으로 치료를 받았더라도 발병 당시나 재발 상태에서의 정신병적인 증상들을 묻고 기록으로 남겨야 함을 일깨운 사례였습니다. 모친이 채팅방에서 다른 환우 가족들과 소생이 대화하는 모습을 보며 그런 뚜렷한 망상과 환청이 아들에게는 없었다는 언급에 소생이 처음 정신과 치료 시작 당시부터 다시 검토하여 조현병이 아니라는 결론을 내렸던 사례입니다. 소생도 사람이니 틀릴 수 있겠지만 입원 환우들과 이리 밀착된 생활을 이어가고 있는데 누구보다 더 진단에서는 정확하리라 자부합니다. 다만 채팅하던 날 밤에 모친이 만일 없었다면 위 사례는 평생 조현병의 치료를 받았겠구나 하는 생각이 드니 정신과의사로서 끝까지 부지런함과 겸손해야 함을 소생에게 가르쳐준 경우였습니다. 모친께 제가 더 감사를 드립니다.

몰리돈의 효과(몰리돈을 처방내지 않는 정신과전문의들)

열매를 보아 나무를 안다(마 7:15~20, 누 6:43~45)

입술로만 주를 부르는 자(마 7:21~23, 누 13:26~27)

행하는 자와 행하지 않는 자(마 7:24~29, 누 6:46~49)

좁은 문으로 들어가라(마 7:13~14, 누 13:24)

다음에서 「정신분열병을 이겨낸 사람들」 카페를 2011년 9월부터 운영하며 여러 가지 소회 중에 가장 큰 문제가 환우들의 과체중 문제입니다. 소생은 이렇게까지 과체중을 만들어놓는 줄은 정말 몰랐습니다. 보통 여성들은 50 → 80~90kg대로, 남성은 60~70 → 90~120kg대로. 원흉은 주로 자이프렉사(올란자핀)와 쿠에타핀(세로켈)이었습니다. 소생은 전공의 시절부터 교수들과 부딪혀가며 환우들에게 최소량을 찾아주지 않으면 모든 일상이 망가지고, 비만은 자존감 상실로 의사가 환자들을 폐인으로 만들고 있다며 무모할 정도로 약물을 감량했지만 지금까지 조금도 잘못이라 생각되지 않습니다.

작년에 정신병이 아니었어도 90kg대의 21세 처녀가 잠시 입원한 적이 있었는데 경제적인 여유도 없으면서 서울서 내려온 주로 근육질의 날렵한 총각들에게 관심을 보이며 돈을 낭비했습니다. 거제 시내로 그들을 데리고 가서 몇십 만 원씩 비용을 써가며 대접하였습니다. 나중에 서로들 사이가 비틀리자 울면서 저에게 하는 말이 '나 같이 뚱뚱한 여자에게 관심을 보일 남자가 어디 있다고 함께 나가서 놀아주는 것만 해도 하나도 아깝지가 않았다'고 했습니다.

그러다가 일이 틀어지자 돈도 아깝고, 더욱 자존심이 상하고, 자기는 일해서 벌어야 카드값을 마련할 수 있는데……. 깍쟁이 같은 서울 총각들을 불러서 5만 원씩 내게 하고 각자 부담으로 하게 했습니다. 비만은 정신적인 문제뿐 아니라 나이가 들수록 신체적인 합병증을 유발하는 심각한 문제입니다. 소생도 아내에게 허리가 굵어지면 살다가도 그만둘 것이라 했지만 아이들을 낳자 현재 허리가 거의 반은 늘어난 아내와 함께, 어제도 살고 있는 아파트 뒤의 독봉산에 다녀왔습니다. 12년 더 어린 아내이지만 무릎에서는 기계를 조작하는 듯한 '뚝뚝'하는 소리가 제법 크게 규칙적으로 들립니다. 소생도 환갑 나이라 배가 좀 나오긴 했지만 그 정도는 아닙니다.

항정신병약물의 부작용으로 배고픔을 느껴서 식탐이 생기면 자다가도 일어나서 냉장고를 뒤져서 먹을 정도로 참기가 어려운가 봅니다. 정신과 치료 일이 년 만에 체형의 변화가 올 정도로 과체중으로 변해가지만 스스로 정신병자라는 낙담과 함께 될 대로 되라는 막가는 심정으로 더욱 비만을 자처합니다. 이럴 때에 정신과 약물치료로 비만이 오는 것은 하는 수 없는 부작용이라며 '덜 먹어야 합니다.'는 조언 정도로 그치는 의사들은 전문의 자격 미달입니다. 정신과환우와 그 가족들은 치료 시작 후 원래 체중의 5%만 늘어나도 체중 문제를 외면하면 다른 정신과전문의를 찾기 바랍니다. 인간으로서 해볼 방법이 있는데 노력도 안 하고 포기시키는 것은 더 나쁩니다. 전문의가 몰린돈을 몰랐다고 한다면, 사용해 보지도 않았다고 한다면 100kg을 넘기며 변해간 자신의 체형을 보면서 그런 전문의는 결과로 봐서는 가장 나쁩니다. 전문의는 부작용에 대한 최선의 선택을 제공할 줄 알아야 하고, 부단히 노력해야 할 서비스맨인데 아무것도 안 하니 소생이 감히 자격 미달이라 하는 것입니다. 취직을 못 하는 변호사가 양산되고 있으니 아마도 정신과 치료 후 장기간 지속된 비만 문제는 지연성 운동장애와 함께 소송의 대상이 될 날이 온다고 봅니다. 소생은 독설가가 아닙니다. 환우들을 보면서 소생이 화가 나고 모든 것을 포기한 젊은 환우들을 만날 때마다 그런 처방을 일삼는 전문의들이 소생에게는 사람으로 보이지 않는 것입니다. 며칠 전 위 사례의 석 군 모친에게 사죄의 댓글을 달았습니다.

psyfree 12. 02. 10. 04:54

/ 땅에 엎드려 동료 정신과의사들을 대신하여 사죄드립니다. 10년 넘도록 조현병이 아닌데 항정신병약물을 과량으로 복용하였고 60대의 체중이 115kg까지 늘어났던 환우였습니다. 지금으로 봐서는 조현병이 아니고 불안신경증입니다. 공포와 불안 발작이 나타나면 정신병적인 증상으로 오인될 수 있는 경우였습니다. 이런 새벽에 깨여서 눈물이 글썽여집니다. 다시 한 번 동료들을 대신하여 사과드립니다. 그리고 제가 80세가 넘어가면서 조물주가 하늘나라의 정의가 더 필요하다 하시면 제가 나서서 그들을 응징하도록 하겠습니다. 모친을 뵈면서 본 카페 채팅방의 소중함을 절실히 느꼈습니다.

psyfree 12. 02. 10. 04:52

/ 피곤하더라도 더 자주 채팅방을 열도록 노력하겠습니다. 면회 오셔도 70여 명의 주치의로 바삐 돌아가는 저의 일상은 보호자와 깊은 대화의 시간이 모자라는데 채팅방에서 모친의 정신병적인 뚜렷한 증상이 없었음을 얘기하게 되어서, 다음날로 제가 다시 차트를 검토하고 본인과 면담한 결과는 조현병이 아니라는 결론이었습니다. 첫 주치의가 신경증으로 얘기를 했다는 것도 새삼 보게 되어서 얻은 결론이었습니다. 그러니 10년 넘는 세월 동안 필요도 없는 항정신병약물의 부작용과 몸이 곱절로 불어나는 체형의 변화는 분명 정신과의사들의 자성이 필요한 부분이 맞습니다. 제가 했던 일이 아니라 하여도 거듭 사죄드리고 싶습니다.

psyfree 12. 02 .10. 05:26

/ 저도 이 나이에 공연히 새벽부터 게으른 환우들을 깨우러 다니고 뜀박질을 하겠습니까? 정신과의사의 일이 젊은이들에게 얼마나 소중하다는 것을 깨닫지 못하는 동료들을 부디 용서해 주시기를 원합니다. 저의 일상이 환우들에게 모범이 되기를 바라고 할 뿐이랍니다. 그리고 아드님처럼 묵묵히 따라오는 환우들은 모두 정상생활로 나아갔고, 체중도 원래대로 돌아오고, 시집가서 낳은 아기가 71명이고 조울병 여자 환우들까지 합하면 건강하게 태어난 아기가 80여 명일 것입니다. 본원에서 얻은 결론은 거듭 축하드릴 일이고, 아드님의 앞날이 남들과 조금도 다르지 않은 찬란한 젊음의 인생이 펼쳐지기 기대합니다.

방금 다시 댓글을 인용하며 읽으니 소생의 눈에 눈물이 마구 흘러내려서, 콧물이 범벅이 되어서 자판을 칠 수가 없습니다. 통곡하듯 상담글을 올리신 모친을 생각하며 눈물, 콧물을 닦았습니다. 거듭 사죄드립니다. 안타까운 마음에, 과체중 부작용으로 무수히 올라오는 psyfree 상담실 때문에 몰린돈을 공급하는 유니메드 제약사에 부탁하여 몰린돈을 처방 내는 병·의원을 알아내어 psyfree 칼럼에 올렸습니다. 또다시 놀랐습니다. 서울서 개업의 중에 두 군데만 몰린돈을 공급하고 있었습니다. 즉 정신과전문의 98% 이상이 과체중으로 환우들의 변해가는 체형에는 관심이 없고 제대로 조언을 다하지 못하고 있다는 사실이었습니다. 조금 전에 전문의 자격 미달이다, 사람으로 보이지 않는다고까지 했는데, 환우들을 보면 틀린 말이 아닌데 이 어찌하면 좋다는 말인지요? 神이여, 소생을 용서하소서!

시간이 흐르며 본 카페에 최근 가끔 들어오시는 군의관 말년 차 정신과전문의 후배가 있습니다. 몰린돈이 2010년 6월 미국에서 생산이 중단되었다는 기사를 구글에서 보았다고 귀띔을 해주었습니다. 큰일이네 하는 심정으로 기사와 논문을 검토해보니 비정형성 항정신병약물들에게 밀려서 일어난 결과라고 할 수밖에 없었습니다. 맨 아래 인용한 논문을 보면 그동안 미국에서 정신과환자인 노인들에게 몰린돈 처방이 많았던 것으로 추정됩니다.

1. 2013년 1월 초 임신이 확인되어 8월 말에 출산을 기다리고 있습

니다. 현재 몰린돈 20mg+벤즈트로핀 1mg을 복용 중입니다. 건강한 아기가 태어날 것입니다.

2. 석 군은 나중에 잠을 못 자며 '너는 나쁜 놈이다. 뛰어내려라.'는 환청과 망상이 나타나 2012. 6. 12 ~ 2012. 6. 21일까지 재입원하여 항정신병약물로 호전되었습니다. 현재는 먼 곳으로 이사 가서 할돌 10mg+벤즈 2mg을 복용하며 정신보건센터에 나가는 중입니다.

〈모반정 특장점〉

3. 노인환자에 특히 좋습니다.

1) 노인성 치매와 연관된 정신병증상을 현저히 개선시킵니다.

2) 체중증가, 저혈압 및 추체외로계 부작용이 나타나지 않습니다.

아마도 치매 노인에게서 원인을 모르는 사망이 몇 건이 있었던 모양입니다. 멜러릴(mellaril=thioridazine)이나 피모자이드(pimozide) 같은 직접적인 심장 독성의 부작용이 발견되어 1,000명당 1~2명이 심장마비로 사망이 올 수 있다는 그런 내용이 아니었습니다. 치매 환자의 평균 생존율이 5년이니 몰린돈이 아니라 다른 항정신병약물을 먹었더라도 사망할 노인이었을 것으로 생각되었습니다. 미국 식약청의 금지가 아니라 제약회사의 결정이었습니다. 짐작하건대 세로켈의 연간 매출이 미국에서 2,500억 달러를 넘어가며 자이프렉사를 추월했다는 비정형성 항정신병약물들의 요란한 마케팅 전략에서 정형성 항정신병약물이 밀려나는 모습으로 이해하게 되어서 다행이었습니다. 국내에도 공급이 중단되는 것은 아닌가 하여 유니메드제약사에 문의했더니 금지 약물이 아니고, 노인에게 조심하여 처방 내리라는 부작용 설명서를 다시 작성하고 있다고 하더니 오늘 보니 2012년 1월 27일 자로 위의 노인에게 좋다는 언급은 빠지고 노인에게는 조심하라는 경고문을 삽입한 것을 보았습니다. 오히려 대학병원 정신과에 임상연구를 하게 하여 몰린돈에 대한 판매 전략을 구상 중이라는 얘기를 듣고 마음을 놓았습니다. 고가의 세로켈과 자이프렉사가 미국에서 항정신병약물 연간 매출 1, 2위라니 미국에서도 정신과환자들의 비만 문제는 심각할 것으로 추정됩니다.

미국이라는 나라도 별반 다르지 않을 것입니다. 신약이 아니면 돈이 되지 않으니 제약사마다 많은 신약들을 개발하여 고가로 출시하였으나 꼭 필요한 것은 아빌리파이와 클로자핀뿐이었다고 psyfree 칼럼의 [항정신병약물] 강의 글에 이미 나와 있습니다. 국내 의사들의 리베이트 사건과도 무관하지 않으리라 여겨집니다. 정신과는 아니었지만 그런 데에 관심을 가지고 교수의사들까지 폭력을 휘두르는 기사를 접하면 의료인으로서 부끄러울 뿐입니다.

지난 31년간의 소생의 진료실에서 나타난 결과를 보면 「정신분열병을 이겨낸 사람들」 책을 믿으며 묵묵히 따라온 환우들은 거의 다 좋은 열매를 맺었습니다. 몰린돈을 복용시키지 않았더라도 90, 100kg대의 비만 문제가 왔던 환자가 한 명뿐이었습니다. 25세의 처녀로 클로자핀을 복용하지 않으면 곧 정신병적인 증상들이 오는 경우였는데 용량도 250mg 이하로 줄이기만 하면 나빠지는 모습을 보였습니다. 소생이 마음 아파하며 환우의 모친과 함께 거듭된 고민을 하자 모친은 더 좋은 방법이 없다는데 그만 얘기하셔도 된다는 말씀은 들었지만 의사로서 환자에게 더 이상 방법이 없는 것에 대해 항상 미안했었습니다. 클로자핀을 꼭 복용해야만 했던 경우도 이 처녀를 제외하면 비만 문제로 지속적인 문제가 된 분이 한 명도 없었습니다. 대부분 클로자핀 50~150mg 정도의 유지용량이었고, 1차 항정신병약물들도 최소량을 찾아주면 항정신병약물로 인하여 비만이 나타나지 않았습니다. 장기간 복용하면 클로자핀 100mg 정도의 용량에는 침을 흘리거나, 과다 수면도 없었습니다. 수시로 나빠져서 자주 입원했던 남자 환우가 클로자핀 복용 이후 아주 건강하게 클로자핀 100mg을 복용하며 15년 이상 재발이 없었고 다시는 입원하지 않았으며 이후 하루도 결근하지 않으며 한국통신에서 성실히 근무하고 있습니다.

재차 입술로만 주를 부르는 동료 정신과의사들에게 경고합니다. 비만으로 망가져 가는 정신과환우들에게 아무런 조치를 취하지 아니 한 대가를 치르게 될 날이 옵니다. 이 세상에서도 법의 심판이 기다리고 있고, 저 세상에 가서도 체형이 변해갈 정도로 비만해지는 정신과환우들에게 몰린돈 처방조차 내지 아니하여 비만으로 젊은이들의 인생이 꼬여가게 한 문책을 조물주로부터 받을 것입니다. 알면서도 행하지 아니한 경우와 마찬가지로 몰린돈을 모르고 있어서 처방 내지 아니한 책임까지 문책당할 것입니다.

의사든 환자든 좁은 문으로 들어가기를 힘쓰십시오. 천국이 여러분들 것입니다. 기쁜 소식을 받아들이기만 하면 천국이 너희 것이라 했습니다. 소생의 눈에는 보이는데 본 카페에서 아무리 얘기해도 행하지도 않고 똑같은 질문만 올리는 분들이 있습니다. '어리석도다 갈라디아인이여!' 외치던 바울 선생님의 절규가 소생의 귀에는 환청처럼 들려왔습니다. 몇십 년 들어온 가성 환청을 애써 무시하며 살려니 소생의 인생은 얼마나 외롭고 고달팠겠습니까? 지난 31년간 진료실에서 보아온 정상생활을 하는 분들이 이렇게 많다고 얘기를 하여도, 도무지 귀가 어두워서 들리지 않는 분들이 너무 많습니다. 툭하면 낙제를 거듭했던 의대생이 약물조절 후 4년 만에 의과대학을 졸업하고 의사가 된 분이 4명이나 있다고 하여도, 보여주어도 진실이냐고 묻기만 합니다. 동료 의사들까지 소생에게 건방지다고 하고, 진단이 틀렸다고 하고, 잘난 척 그만하라는 비난만 합니다. 환우들에게 유지 약물의 최소량을 찾아주어야만 젊은이들의 청춘이 찬란하게 펼쳐질 것이라 하면 네 인생이나 찬란하게 만들어라 하지만 이제 耳順의 늙은이가 되어버렸습니다.

아, 청춘의 찬란함이여! 그래도 마침 뜻을 함께하는 후배 전문의가 본 카페에 자주 오고 있어서 기대가 큽니다. 본 카페를 물려줄 후배를 찾은 기분입니다. 추후 기회가 되면 그 후배 선생님과 교환한 서신도 수상록에 올려 보겠습니다.

기쁜 소식을 기쁘게, 예쁘게 받아들일 수 있기를 진심으로 기원합니다.

2012. 2. 12. 아침 7:10

최근 몰린돈 체험기

최근에 개방병동(3층 병동)에 있는 조현병환우가 할돌 10mg을 복용하며 타 환자가 남긴 음식을 배식카에서 기다렸다가 먹는 식탐이 있었습니다. 몇 차례 되풀이하자 몰린돈 75mg으로 바꾸었더니 그런 식탐이 깨끗이 사라졌습니다.

환자의 상태가 낮이나 밤이나 복도에 나와 종일 서 있어서 실은 개방병동에 어울리지 않는 환자였고, 약물의 변경과 증감에도 별반 차이가 없습니다. 1주일 만에 혹이라도 반응이 있기를 기대하며 다시 할돌 20mg으로 바꾸어 증량했는데 바로 다음날로 남의 남긴 식판에 관심을 가지고 음식을 더 먹으려는 태도를 보였습니다.

병동에 근무하는 간호사들이 몰린돈의 효과를 확실히 보았다고 할 정도로 몰린돈 복용은 다른 항정신병약물로 오는 식탐을 사라지게 함을 보여주었습니다. 그러하니 비정상적으로 배고픔을 느껴 식탐이 나타나서 많이 먹게 되고 살이 찌는 부작용은 오지 않는 약임에는 틀림없는 사실임을 보여주었습니다.

2011. 11. 2.

유니메드제약 모반정 (Molindone HCl 10mg/25mg)

염산몰린돈은 디하이드로인돌 - 유도 항정신병약물이다. 이 약물은 세로토닌, 뷔페테닌 및 실로신과 같은 천연으로 존재하는 항정신성 약물과 구조적으로 연관이 있다. 새로운 정신활성이 있는 인돌 유도체인 몰린돈은 다른 항정신병약물과는 같지 않다. 그것은 장기 입원된 조현병에 대한 항정신병 활성 및 동물에서 진정 및 신경안정성 효과를 가진 것으로 보고되었다.

염산몰린돈은 페노치아진, 부치로페논 및 치오크린틴과 유사한 약리학적 반응을 나타낸다. 정확한 약리기전은 밝혀지지 않았지만, 몇몇 연구자들은 몰린돈이 상승된 망상 활성계통에 대하여 주로 작용하는 것으로 보고 있다. 동물에서 몰린돈은 보행성활성, 조건 회피행동 및 암페타민 유도 상동증을 억제한다.

염산몰린돈은 방향감각의 상실, 개념의 혼란, 지각왜곡, 환각, 과장, 정서불안, 긴장과 같은 조현병의 증상의 치료를 위해 1970년대에 Du Pont Merck Pharmaceutical에서 개발되어 현재 미국 등에서 정신장해증상 치료제로 판매되고 있다.

1. 구조

Molindone은 dihydroindole 계열 중 유일하게 항정신병약물로 개발된 약물로, 이 계열의 약물들은 구조적으로 세로토닌, 멜라토닌, indole 환각제인 dimethyl-tryptamine과 유사하며, 화학적 구조는 3-erhyl-6,7-dihydro-2-methyl-5-(morpholinomethyl)-indol-4-(5H)-one hydrochloride이다. molindone은 구조적으로 phenothiazines, thioxanthenes, butyrophenones, dibenzoxazepine 등과는 차이를 보인다.

2. 수용체 친화성

Molindone은 중추성 D1이나 D2 수용체에 친화력이 낮으며, 이 점에 대해 clozapine을 제외하고는 가장 낮은 친화력을 보임. 마찬가지로 중추성 무스카린성 α-1 아드레날린성 수용체, 히스타민 수용체에 대한 친화력이 낮음.

3. Molindone과 체중변화

1960년대 말 이후로 molindone이 다른 항정신병약물보다 체중변화라는 부작용 면에서 우수하다는 결과가 보고되면서 현재 이 점이 molindone의 가장 큰 특성으로 인식되고 있다.

Stanton은 항정신병약물에 대한 체중변화에 관한 문헌고찰을 통해 clozapine과 phenothiazine이 체중증가를 많이 일으키고 molindone은 체중감소를 일으킨다고 하면서, 체중증가 기전으로 약물의 진정효과, 항콜린성 작용에 의한 구강 건조에 따른 고칼로리 음식의 섭취 증가, 세로토닌 수용체 차단 작용으로 인한 식욕증가, 히스타민 수용체 차단으로 인한 체중증가 등을 제시하였으며, Baptista는 항정신병약물이 D2, 5-HT1B, H1 등의 수용체와 황체화호르몬(LH)과 상호작용하여 식욕을 증가시키고, 항정신병약물에 의한 고프로락틴혈증이 인슐린 저항성을 유발하고 성호르몬의 비를 변화시켜 비만을 초래한다고 지적한 바 있다.

그러나 현재까지 항정신병약물이 체중증가를 일으키는 기전은 아직 규명되지 않고 있다. molindone에 의한 체중감소에 대해서는 그 원인으로 식욕감퇴, 환자의 증가된 일상 활동성, α-1 아드레날린과 H1 수용체 차단 효과의 미미, 모노아민 산화제의 억제 효과 등이 주장되었지만 확정적인 것은 없다. 그러나 체중감소는 좌불안석증이나 운동과다증과 같은 신경학적 부작용에 의한 것은 아니다.

〈임상연구〉

1. molindone을 투여한 30명의 환자를 대상으로 한 연구에서 평균 4.5kg의 체중감소를 보고함. 체중감소의 효과는 중추성 식욕부

진 효과로 추정하였으나, 체중감소에 미치는 다른 매개변수가 고려되지 않음.

2. 19개월 동안 5~200mg/day로 molindone을 복용하는 5명 환자에서 약 5 ~ 11kg가량의 체중감소를 나타냄.

3. 3개월간 입원치료 동안 molindone을 투여한 9명의 만성 조현병 환자에서 평균 7.6kg 체중감소가 나타났으며, 0.9~16.8kg까지 폭넓은 범위의 감소를 보였다. 그리고 첫 1개월에 가장 많은 체중감소가 나타났다.

4. 45명의 급성 조현병 환자를 대상으로 chlorpromazine 투여군과 체중변화를 비교한 결과, chlorpromazine 투여군은 평균 0.75kg의 체중감소, molindone 투여군은 2.2kg의 체중감소를 보였으나, 단지 molindone 투여군에서만 체중감소의 통계학적 의미가 있었고 8주간의 연구 동안 첫주부터 꾸준하게 체중감소가 발생되었다고 보고됨.

5. 6주 동안 thioridazine, haloperidol, molindone으로 세 군에서 molindone이 5.9 pound의 체중감소, thioridazine은 4.7 pound의 체중증가를 보여 molindone이 다른 두 약물과 유의한 차이가 있음을 증명하였으며, 이 연구가 세 군을 무작위로 나누어 이중맹검 연구를 한 점을 고려해 볼 때 molindone의 체중 감소 효과를 다시 한번 입증한 연구라 할 수 있겠다.

결론 : 이상의 연구에서 볼 수 있듯이 molindone이 체중감소 혹은 체중 증가를 일으키지 않거나 변화가 아주 적다고 보고한 연구가

대부분이다.

〈모반정 특장점〉

1. 모반정은 구조적으로 phenothiazine류 butyrophenone류 또는 thioxanthene류와는 다른 dihydro-indolone 계열의 항정신병약으로서 상승된 망상활성계통에 작용하며, 효과는 major tranquilizer와 유사하나 부작용이 개선된 구조입니다. 그러므로 장기간 약을 복용해야 하는 환자들에게 안전하게 투여할 수 있는 장점이 있습니다.

2. 즉, 모든 phenothiazine류 투여 시 나타나는 부작용이 크게 개선되었습니다.

 1) 체중증가, 임포텐스, 저혈압이 나타나지 않습니다.

 2) 근긴장성운동, 추체외로계 부작용 발현율이 떨어집니다.

 3) 영구적 만발성 운동장애가 보고된 바 없습니다.

3. 노인환자에 특히 좋습니다.

 1) 노인성 치매와 연관된 정신병증상을 현저히 개선시킵니다.

 2) 체중증가, 저혈압 및 추체외로계 부작용이 나타나지 않습니다.

4. 젊은 환자에도 역시 좋습니다.

임포텐스와 근긴장성 운동이 나타나지 않습니다.

Reference : 생물치료정신의학 제5권 제1호 1999년 6월

〈Monlindone 약물학적 특성과 임상적 적용〉

사례 연구 30

클로자핀의 항정신병 효과 (정신병적인 증상들은 약물로 다 해결된다)

임OO(여, 20, 대1 휴학 중, 발병일 2006 중2, 본원입원일 2012. 3. 11 ~ 2012. 4. 24)

중2부터 안절부절못하며 불안해하고, 누가 시킨다, 귀신이 보인다며 교정을 돌아다님. 정신과 통원치료 시작. 고1로 진학하여 적응이 힘들어 자퇴하고 검정고시로 고졸. 아줌마들이 나를 쳐다본다는 등 뭔가가 깨끗하게 나은 느낌은 아니지만 학교는 다녔음. 2011년 법학과 진학했으나 한자가 어렵고 1학기 성적 3과목 F학점, 3과목 C학점. 휴학함.

2011년 1월 키 늘리는 수술해 달라, 연예인이 된다며 이상한 모습 보이어 대학병원에 1개월 입원치료.

2012년 1월 21일 2번째 입원 후에는 50일간 입원했어도 아무런 호전이 없었음.

보호자의 소개로 본원으로 데려오기 위하여 3월 10일 퇴원하여 집에서 하룻밤을 보냈으나 전혀 차도가 없고 횡설수설함. 3월 11일 대구에서 본원에 도착 당시 '내 아버지가 아니다, 길러준 아빠다. 내가 왜 장애인인가? 약 먹을 필요가 없다'며 대화가 안 됨. 병동 근무자들에게도 부모에게 가야 한다며 욕설과 발길질. 영영 낫지 않는 정신병인가 하며 부모는 눈물을 보이며 입원시킴.

아마 클로자핀이 필요한 환자일 것이라는 설명을 했고 1주 후 면회 오기로 함.

인베가 6mg+자이프렉사 10mg+리보트릴 2.5mg+데파킨 900mg+프로이머 5mg+테프라 40mg+루나팜 2mg+에바스텔 10mg/day로 여러 종류의 약들을 복용하고 있었음.

클로자핀 200mg을 복용하고 잠을 푹 자고 난 다음 날 이미 환자는 안정되는 느낌을 주었음.

입원 이틀만인 3월 13일 환자가 안정되었으니 저녁에 전화통화를 하여도 된다고 너무 걱정만 하던 부모에게 전화를 드렸음. 3월 14일 클로자핀 150mg으로 감량. 아직 아침에 일어나기 힘들어 하고 침을 베개에 많이 흘림.

3월 18일 1주일 만에 부모 면회함. 정신병적인 모습이 없어졌으니 너무 고마워하심. 앞으로 감량의 필요성과 다시 나빠지더라도 이제는 호전되는 약을 찾았으니 걱정하지 않아도 된다는 설명을 드림.

클로자핀 50mg까지 감량을 시도하여 정상생활로 유도할 것이라고 하였음. 3월 19일부터 클로자핀 100mg으로 감량. 1개월 만에 퇴원을 예정하고 개방으로 보낼 예정임.

사례 3 – 지연성 운동장애(만발성 운동장애, Tardive Dyskinesia)
사례 14 – 연속된 12년간의 억울한 정신병원 입원(클로자핀이 필요했던 환자)
psyfree 칼럼 37 – 신비의 2차 항정신병약 : Clozapine(클로자핀, 클로자릴) – (사람 잡는 처방전) – 본원의 입원환자 중심으로 올렸던 글을 읽기바람.

클로자핀 처방을 내는 환자들의 차트에는 왜 클로자핀을 사용하고 있는가에 대한 경과기록이 적혀 있습니다. 특히 제가 보았던 환자들의 차트에는 분명한 이유가 적혀 있습니다. 환자가 많아져서 제가 보았던 환자의 주치의가 다른 의사로 바뀌는 경우에 경과기록과 의사 처치명령서에 붉은 글씨로 크게 적혀있는 '클로자핀이 꼭 필요한 환자임'을 차트가 두텁다고 장롱에 넣지 마십시오. 1년 8개월간 입원했어도 처치명령서는 모두 다섯 장이었습니다.

일요일 입원환자가 있어서 병원에 왔다가 병동에서 EPS가 심하게 나타난 환자가 있다고 하여서 디아제팜을 10mg 정맥주사하게 하고 6병동으로 갔습니다. 환자는 식은땀을 흘리며 근육강직이 심했습니다. 할돌 10mg에 항콜린제(벤즈트로핀, 프로이머)의 처방이 없다면 환자는 장시정좌불능증(Akathisia)과 급성근육긴장이상증(Acute Dystonia)의 부작용이 올 가능성이 크다는 것을 간호사들은 알고 있어야 합니다. 할돌 5mg 이상, 리스펜 3mg 이상에서 항콜린제가 없으면 간호사들은 수시로 EPS의 출현 여부를 관찰하여 주치의에게 보고할 수 있어야 합니다. 장시정좌불능증과 급성근육긴장이상증의 부작용은 환자들이 견딜 수 없을 정도의 불안증을 함께 유발하고, 죽더라도 다시는 정신과 약을 안 먹겠다는 소리까지 듣게 될 정도로 환자는 괴로워합니다. 따라서 이럴 경우 디아제팜 10mg을 응급으로 정맥 주사할 줄 알아야 정신과간호사입니다.

클로자핀을 먹던 환자였는데 항정신병약물이 할돌로 바뀌어 있었습니다. 그리고 클로자핀을 사용한 이유가 적혀 있을 터인데 앞의 차트가 장롱에 들어가 있었습니다. 꺼내서 봤더니 처치명령서 맨 위에 붉은 글씨로 크게 '클로자핀이 꼭 필요한 환자임'이라고 선명하게 적혀 있었습니다. 장롱에 넣어야 할 정도로 차트가 두터워져도 의사 처치명령서는 그냥 두시기 바랍니다. 클로자핀의 사용 경위와 3개월 후 다시 클로자핀을 끊어보았을 때 정신병적인 증상들이 다시 나타난 경과 기록까지(2010. 12. 6과 2011. 3. 21) 다 있었습니다.

주치의가 바뀌어도 오래 근무한 간호사들은 클로자핀을 복용하는 환자는 왜 사용하게 되었는지 그 경과를 파악하고 있어야 합니다. 클로자핀은 2차 항정신병약물입니다. 그래서 주치의가 바뀌어도 이런 혼선이 안 생기도록 주치의에게 도움을 줄 수 있기를 기대합니다. 주치의가 혹 클로자핀을 안 먹어도 좋은 상태가 유지되지 않을까 하는 의구심으로 클로자핀을 끊어보아도 간호사들은 곧 나빠진다는 것까지 알고 있으면 더 좋습니다. 6병동에서 오랜 기간 입원했던 박성O이 개방병동으로 가서 본원 근무를 그만둔 주치의가 다른 약으로 바꾸자 다시 정신병적인 상태가 되어서 모친이 소생의 진료실로 울면서 찾아온 적이 있었습니다. 즉 클로자핀이 꼭 필요했던 환자는 다른 항정신병약물로 바뀌면 모두 재발한다는 사실을 기억하기 바랍니다. 특히 제가 클로자핀을 처방 낸 경우는 2차 약물이므로 분명한 이유가 경과기록지에 남아 있습니다. 복합처방은 더더욱 없습니다. 이번 기회에 우리 병원 간호사들은 클로자핀을 복용하는 환자들의 처방 날짜와 그날의 경과기록을 함께 비교해 보는 기회를 가지기 바랍니다.

그래도 우리 병원 간호사들은 자부심을 가지기 바랍니다. 위의 임 양은 이제 나이 20세에 정신병원에 입원해서도 50일 내내 횡설수설하며 지냈습니다. 이를 바라보는 부모는 눈물로 지샜습니다. 중2 때부터 정신과 통원치료를 받으면서도 뭔가 깨끗하게 좋아지지 않았습니다. 클로자핀을 복용하자마자 1주 만에 면회 온 부모는 '감사합니다'를 연발하며 웃는 얼굴로, 딸을 구해낸 심정으로 가셨습니다. 50일간 입원했던 정신병원의 간호사들은 임 양이 이리 호전된다는 사실을 모르고 있습니다. 기존의 항정신병약물에 반응이 없었던 조현병(treatment-resistant schizophrenia) 환자에게 클로자핀이 꼭 필요하다는 사실을 의사가 몰라서 일어난 사건이니 의사를 돕고 있는 그 병원 간호사는 당연합니다만 이제 우리 병원 간호사는 클로자핀이 왜 2차 약물이며 이의 효능이 어느 정도라는 것까지 알고 있습니다.

정신과에 낫지 않는 정신병적인 증상들은 없습니다. 그동안 나간 우리 병원에 입원했던 여러 사례들을 보면서 우리들의 근무 태도가 그들의 평가와 장래에 지대한 영향을 줄 수 있음을 보았습니다. 부모도 15알씩 먹던 약물이 8일 만에 한 알만을 먹으며 호전된 모습을 보니 감탄할 뿐이었습니다.

잔여증상에 휘둘리는 환자들을 몇 명 보았습니다.

O석O - 클로자핀 500mg을 복용하며 대학병원에서 왔던 환자였습니다. 수시로 환청에 반응하느라 다른 사람들이 보기에 금방 이상한 모습이 보여집니다 - 항정신병약물 복용 후 환각에 대해서는 무시하는 것 말고는 방법이 없습니다. 종일 환청과 대화하고 시간을 보내기를 즐기는 환자는 평생 그러고 삽니다.

O성O - 초발 여고생이나 호전되고도 환청이 시키는 대로 해보는 중입니다. 스스로 무시하지 않는 한 불행한 일들이 일어납니다. 리스펜 2mg에서 잠이라도 푹 재우려고 할돌 10mg으로 바꾸었더니 졸면서 다닙니다. 호전된 후에 할돌 10mg을 복용하면서도 먹으려던 컵라면을 머리에 끼얹어 화상을 입었습니다. 할돌 6.5mg으로 감량하여도 오후에는 내내 졸고 있습니다. 특목고 학생인데 졸고 다니느라 공부하기가 어렵습니다. 할돌 5~2.5mg까지 감량해 보겠지만 환청을 무시하지 않는 한 불행한 사건이 생겨나는 일을 예고하고 있습니다.

이외에 오랜 기간 조현병으로 고생하며 퇴행 행동이 나타나는 분들을 몇 분 보았습니다. 공연히 문 앞에서 주춤하다가 문을 열고, 나갔다가 다시 들어와서 잠시 문고리를 쳐다보다가 나갑니다. 길거리를 걷다가도 공연히 제자리에서 한 바퀴를 돌고는 또 걸어갑니다. 퇴행은 약도 없고 방법도 없음을 느낍니다. 퇴행이 생기지 않도록 빠른 시일 안에 원래의 일상생활로 복귀시키는 수밖에 없습니다.

환자 가족들 입장에서는 잔여 환각과 가성 망상, 퇴행이 모두 같은 것으로 낫지 않는 병이라는 생각이 들 수도 있습니다. 그러나 이는 엄연히 모두 다르고 약물로 호전될 내용이 아닙니다. 잔여 환청과 환시는 무시하는 것 말고는 방법이 없습니다. 원래의 일상으로 1~2개월 만에 빨리 복귀하는 분들에게는 퇴행이 나타나지 않습니다. 이런 문제로 환자들의 장래를 그르치는 경우가 5%도 되지 않을 것입니다. 정신병원의 근무자들은 그 5%가 1%도 되지 않도록 노력할 뿐입니다.

2012. 3. 19. 새벽 3:35

투약을 중단하고 다시 나빠져서 모친에게 욕하고 머리카락 뽑고……. 2012. 7. 17 ~ 2012. 8. 24 재입원함. 클로자핀 50mg으로 퇴원함.

사례 연구 31

잘못된 진단과 잘못된 평가(물 중독)의 연속

석OO(남, 31, 무직, 본원입원일 2011. 12. 19 ~ 2012. 2. 6 / 2012. 2. 27 ~ 2012. 4. 16)

고등학교 1학년 때 첫 발병하여 인근 개인병원에 갔을 때 신경증 진단을 받았음. 그 후로 학교를 그만두고, 체중이 줄고, 사람을 만나기 싫어하여 집에서 나가지 않고, 잘 씻지 않고, 아무것도 하지 않으려 하고, 소리에 예민하여 집에서 기본적인 생활소음에도 예민하게 반응을 보임. 왜 그리했는지는 모르나 며칠 동안이나 모르는 산을 신발도 없이, 먹지도 않고 산을 헤매고 다녔다 함.

2004년 부산 동아대병원에서 처음 조현병 진단을 받은 이후로, 2007년 부곡 병원, 2008년, 2009년 부산 동래병원에 입·퇴원 반복 후 집에서 통원치료를 꾸준히 받았음. 인터넷에 권영탁 선생님의 카페를 보고 환자에게 적합한 약을 찾기 위해 2011. 12. 19 본원에 입원함.

본원 입원 당시, 키 180cm에 몸무게 115kg에 깔끔한 외관에 협조적이고 수동적인 태도에, 새로운 환경에 대한 약간의 경계는 있었으나, 전반적으로 평온한 상태의 감정을 보였음. 내원 전 QTP 800mg+HD 3mg+Carb. CR 400mg+DP 10mg+Alp 0.5mg+Proimer 5mg+Indenal 10mg을 복용하다, 본원으로 오셔서 Molind 75mg+QTP 400mg+Proimer 5mg+DP 10mg으로 투약 시작하여, QTP은 8일 만에 끊음. 한 달이 지나서 정신증이 아닐 수 있다는 판단에 항정신병약(Molindone)은 단약. 2012년 1월 18일부터 DP 25mg+벤라팍신 112.5mg으로 유지, 2월 6일 퇴원함.

입원기간 동안 계속되는 수면부족으로, 1월 9일 한 차례 외박기간 동안 집에 보관하고 있던 QTP 400mg을 하루 2번 복용했으며, 퇴원 때까지 수면부족을 계속적으로 호소함. 입원 전 115kg였던 몸무게가 입원기간 2개월 동안 새벽조깅과 아침, 점심 후 한 시간씩의 자유산책으로 인해 20kg 감량과, 내원 당시 고혈압 있는 상태로 170/100을 유지하던 혈압이 혈압약과 체중조절로 인해 정상혈압을 유지함. 그리고 다른 사람과의 교류 없이 집에서 나가지 않던 환자가, 같은 방 환자들과 어울려 운동하고 잘 지냄.

퇴원 후 병원에서 시행한 새벽조깅과 식사조절은 계속되었으나, 환자분 상태가 매우 예민. 전화기, 세탁기 생활 잡음에 대해 매우 예민해져 가족들의 불편함이 있었고, 새벽 4시까지 잠을 못 자고, 스위치 껐다 켰다를 반복해 하며 불안함을 많이 보였음. 20일 정도를 지내다, 수면부족과 극심한 불안증상으로 인해 보호자와 함께 다시 재입원 결정을 하고 2월 27일 본원 2번째 입원생활 시작함.

두 번째 입원 당시 눈이 퀭한 상태로, 힘이 없이 구부정한 자세로, '푹 자고 싶어요.'라는 말을 반복적으로 하며, 재입원에 대해 불안해하는 모습 보이심. 입원 후 계속적인 불면과 불안으로 LV 6mg +Imipra 150mg을 사용.

하루 4~5시간의 수면상태를 유지, '죽고 싶어요. 나를 죽여주세요.'라는 말을 하며, 아침 조깅 후 병실에서 잠바의 붉은색 부분과 손목 부분의 단추 잠금 부위를 가위로 자르고, 간호사를 다른 사람으로 착각하며 이야기하고, 걸어오다 갑작스레 쓰러져 넘어지는 등의 이상행동 보이심. 3월 5일 폐쇄병동으로 전동함.

■ Main Problem (or Need)

- 일어나지 않는 상황에 대해 몹시 불안하고 우울해한다고 하고
- 나에 대하여 얘기하고 있다고 하고 신들린 것 같다고 함.
- 밤에 자다 소리를 지르고 母를 때리는 등 폭력적인 행동을 보인다고 함.

잘못된 진단과 잘못된 평가의 연속(간과한 물 중독)

8년간 조현병으로 과량의 항정신병약물을 복용하며 12시간 이상 잠자며 무위도식하는 상태였습니다. 60 → 115kg으로 늘어난 체중조절과 일상으로의 복귀를 목적으로 입원시켰습니다. 입원 31일째 103kg, 불안신경증 환자일 가능성이 큰 것으로 보고 모든 항

정신병약물을 8년 만에 끊었습니다. 디아제팜 25mg+벤라팍신 112.5mg/day으로 입원 50일 만에 97kg으로 퇴원하였습니다. 퇴원 후 4일 밤을 지나고 95kg으로 감량되었다는 상담실에 글이 올라왔습니다.

아무리 오랜 세월 조현병으로 치료를 받았더라도 발병 당시나 재발 상태에서의 정신병적인 증상들을 묻고 기록으로 남겨야 함을 일깨운 사례였습니다. 모친이 채팅방에서 다른 환우 가족들과 소생이 대화하는 모습을 보며 그런 뚜렷한 망상과 환청이 아들에게는 없었다는 언급에 소생이 처음 정신과 치료 시작 당시부터 다시 검토하여 조현병이 아니라는 결론을 내렸던 사례입니다. 소생도 사람이니 틀릴 수 있겠지만 입원 환우들과 이리 밀착된 생활을 이어가고 있는데 누구보다 더 진단에서는 정확하리라 자부합니다. 다만 채팅하던 날 밤에 모친이 만일 없었다면 위 사례는 평생 조현병의 치료를 받았겠구나 하는 생각이 드니 정신과의사로서 끝까지 부지런함과 겸손해야 함을 소생에게 가르쳐준 경우였습니다. 모친께 제가 더 감사를 드립니다.

퇴원하면 주택관리사 공부를 한다고 했으나 아무것도 하지 않고 잠을 못 자고 기본 생활이 안 되어서 2월 27일 재차 입원했습니다. LV 6mg+Imipra 150mg으로 증량했지만 별 차도가 없어서 이미프라민을 75mg까지 감량하자 환자는 더욱 힘들어하였습니다. 잠을 못 잔다는 호소에 세로켈 100mg을 4월 6일부터 주기 시작하여 1주간 500mg까지 증량했으나 코를 골며 잠을 자면서도 못 잔다는 얘기가 이어졌습니다. 4월 11일 병동으로 전화통화를 한 모친이 메일로 환자가 대답도 못하고 너무 상태가 안 좋아서 모친이 집에서 감당을 해야겠다고 했습니다. 당일로 병동에 전화하여 이미프라민을 175mg으로 증량했는데 다음날 환자는 많이 편해졌다고 했습니다. 모친도 한결 나아진 모습이나 처음 입원 당시의 감정 표현이 아직 없다며 4월 16일 일단 집에서 운동시켜보기로 하고 퇴원했습니다.

지난 주말 하루 7~8리터의 물을 마신다는 모친의 상담 메일을 받았습니다. 마침 본 사례를 정리하기 위하여 차트를 집으로 가져와 보다가 소생이 크게 간과한 사실을 발견하였습니다. 입원 당일인 12월 19일 Na-K-Cl 124.8-4.05-104.8

12월 21일 128.5-4.96-105.5로 검사 결과가 있었으나 유의 깊게 생각한 적이 없었습니다. 과량의 항정신병약물과 과체중이 문제로 인식되어 운동하며 절식할 것을 요구했습니다. 퇴원 3주 만에 2월 27일 재입원 시에는 퇴원한 지 얼마 안 되어서 일반적인 모든 검사를 생략했었습니다.

재입원 며칠 만에 소생과 함께 새벽에 조깅을 하다가 1km쯤 뛰었는데 갑자기 땅바닥에 쓰러져서 뭐하는 짓이냐고 야단치자 벌떡 일어났었습니다. 이후 운동을 못하겠다고 해서 부모를 괴롭히고 이제는 꾀만 부리려 한다고 심한 핀잔을 주었습니다.

3월 6일 모친에게 전화하여 '죽고 싶다, 나를 묻어 달라.' 했다고 하여서 6병동으로 전동시켰습니다. 이후 무기력한 상태를 보이다가, 탁구도 치고, 과자도 먹고, 운동은 못한다고 했습니다. 3월 24일 복도에서 간호사를 보더니 또 쓰러진 후에 일으켜 세우자 소리 내어 울고, '사람들이 나를 싫어하는 것 같아요. 내가 바보 같아요. 난 바보예요.'하며 소리 내어 울었습니다.

3월 26일 혈액검사와 간기능검사를 시행하며 전해질 검사는 할 생각도 않았습니다. 첫 입원 시에 비만으로 조금씩 올라갔던 지방간염 수치와 중성지방, 콜레스테롤은 모두 정상으로 돌아왔습니다. 불안과 우울, 강박 증상이 심해지고 이제는 전환 장애인 해리현상까지 보인다고만 생각했습니다. 오랜 세월 조현병이 아닌데 조현병 치료를 받았을 정도면 더욱 심각하다는 생각만 했습니다.

토요일 새벽에 모친의 메일을 받고서야 물 중독의 가능성을 생각했고, 새벽 5시부터 모친께 전화를 드렸으나 8시가 넘어서야 통화가 되어 모든 상황을 다 설명했습니다. 환자에게 소생이 나무라기만 해서 미안해한다고 전해 달라고 했습니다. 소금과 간장을 먹이게 했습니다. 오후에 통화한 바로는 한결 편안해졌다고 합니다.

첫 입원 전 집에서도 과량의 세로켈과 할돌, 프로이머 모두 구갈의 부작용이 올 약물들이고 물을 많이 마셨다고 합니다. 첫 입원 당시에 소디움의 농도가 낮다는 것도 소생은 본 기억이 없었습니다. 환자들과 함께 새벽부터 뛸 일만은 아닙니다. 나이 탓인지 오른쪽 어깨가 저절로 탈이 난 채로 1개월을 경과하니 모든 게 위축되며 본 사례까지 겹치자 소생의 인생을 다시 돌이켜봅니다.

비록 모친을 통해서이지만 의사로서 간과한 사실로 환자에게 사과해 보기는 실로 오랜만입니다. 생각 같아서는 원장님께 양해를 구하고 병원 부담으로라도 모친과 함께 무조건 본원 특실에 들어와서 5일만 지내다가 가라고 하고 싶었습니다. 마침 모친의 전직이 간호사라 이해심이 많고 본원의 환우들을 위한 열정을 좋게 보아주셔서 감사할 따름이었습니다. 거듭 죄송함을 전합니다.

이번 기회에 함께 일하는 우리 병원 간호사들에게 거는 기대를 말씀드립니다.

주치의인 소생에게 얘기를 안 하고도 병동간호사가 2일 후 소디움을 다시 측정했고, 정상치가 136~145인데 124.8 → 128.5로 올라갔어도 소생에게 주의를 주었더라면 하는 기대가 의사인 소생에게 있습니다. 병리검사지에 붉은 볼펜으로 동그라미를 쳐두었지만 의사들이 세세히 다 뒤져보지 않으니 간호사들의 지적은 많은 것을 찾아낼 수 있고, 사람의 생명을 구하는 일에까지 연결될 수도 있습니다. 소생에게 간호사가 얘기를 했는데 소생이 간과했을지도 모르지만 아무튼 기억에 없었습니다. 우리 병원이 지상 최고의 정신병원이 되기 위해서 의사들이 먼저 당연히 노력하겠지만 간호사 여러분들에게 거는 기대이고 부탁입니다. 또한 간호사들의 세심한 관찰은 의사가 간과한 중대한 사실을 깨우치게 할 수 있습니다. 더구나 물 중독은 psyfree 칼럼의 사례연구 1번 글(물 중독 - 2010. 5. 4)에 소생이 2년 전 오자마자 언급했음에도 간과한 것입니다. 새로 온 간호사들도 매달 한두 명 올린 본원의 사례연구가 이제 31번이니 다 읽어볼 기회가 있기를 바랍니다. 그리고 그 사례들의 많은 분들이 아직 본원에 입원 중이고 외래로 대부분 오고 있습니다.

새로 온 김정익 선생님, 5월부터 새로 올 36세의 이상수 선생님, 모두 믿음의 형제이고 소생보다 더 환우들을 위한 마음을 지닌 하늘의 사람(Heavenly Man)들입니다. 우리 서로 환우들을 위한 것이라면 무엇이든지 격의 없는 토론이 이루어지고 그들의 건강한 일상으로 돌아가기 위한 최상의 의료인들이 되기를 소망합니다.

2012. 4. 24. AM 1:00

석 군은 나중에 잠을 못 자며 '너는 나쁜 놈이다. 뛰어내려라.'는 환청과 망상이 나타나 2012. 6. 12 ~ 2012. 6. 21일까지 재입원하여 조현병의 진단으로 항정신병약물을 복용하고 호전되었습니다. 현재는 먼 곳으로 이사 가서 할돌 10mg+벤즈 2mg을 복용하며 정신보건센터에 나가는 중입니다.

사례
연구
32

퇴행의 시발점

추OO(여, 17, 고교 중퇴, 발병일 2010년 초, 본원입원일 2012. 4. 27 ~ 2012. 5. 31)

뛰어내리라는 환청이 들리고 헛소리(관계망상, 피해망상)를 지르고, 가족을 때리고, 물건을 던짐.

'엄마, 고추 있어? 의사는 고추 있어?'하며 거울 뒤에 누가 보인다. 누가 서 있다. 정신병적인 증상을 보여서 개인 정신과의원에 1주간 입원, 이후 대학병원 외래로 15개월간 매주 다녔으나 호전되지 않고 귀신들린 것처럼 웃고 떠들었다 함. 아빌리파이 30mg, 세로켈 600mg를 먹었으나 치아를 덜덜 떨고, 혀가 입 밖으로 나오고, 손이 굽어짐(근육이완제가 없어서 부작용이 왔다고 설명 들음). 결국 2011년 말부터 모든 약을 끊음. 절에 가서 불공을 드리고, 점집에 가고, 굿을 하다가 「정신분열병을 이겨낸 사람들」 카페의 칼럼에 실린 **사례**

연구 30 – 클로자핀의 항정신병 효과(정신병적인 증상들은 약물로 다 해결된다)를 보고 본원에 찾아와서 입원하였음.

약물치료 : 클로자핀 150mg을 4일간, 이틀 만에 현저한 호전을 보여서 100mg으로 감량하여 3일간, 잠을 너무 많이 자서 75mg으로 3일간, 50mg으로 14일간, 그래도 너무 잠을 자서 25mg까지 감량하여 10일간 복용하고 일단 퇴원하였음. 마지막 2주간 모친이 2인실에 함께 기거하며 조깅, 샤워, 머리 감기, 공부 등등 많은 기능이 회복됨.

호전된 후 문제점 : 퇴원하던 날도 콧구멍에 수시로 손가락을 넣음. 수시로 머리카락을 만짐. 고개를 흔들듯이 한쪽으로 돌림. 식사 때마다 1시간 이상 식판을 물리지 못할 정도로 천천히 먹고 식판을 멍하니 쳐다봄. 중1 때에 전교등수를 받았던 우수한 학생이라 공부를 시키자 영어는 대부분 능력이 그대로 살아있고, 수학을 많이 몰라 함. 목사님이 수학지도를 했으나 중2, 2학기 수준에서 멈춘 느낌임.

퇴행의 시발점

클로자핀이 꼭 필요한 환자(treatment-resistant schizophrenia)임을 몰라서 대학병원에 매주 다녔어도 2년이 넘도록 정신병적인 상태에 머물며 이해할 수 없는 소리를 질렀습니다. 입원 당일부터 클로자핀 150mg을 2일간 복용하자 제정신으로 돌아왔습니다. 165cn, 63kg의 적지 않은 체중이지만 클로자핀을 빨리 감량하여도 재발이 없었고, 결국 입원 25일째 클로자핀 25mg까지 감량했고 입원 35일째 퇴원했습니다. 클로자핀 유지용량으로 25mg으로 줄여보기는 두 번째입니다.

대학병원이 몇 군데 있는 광역시인데도 왜 클로자핀을 모르는 의사들만 있는지 책을 읽은 부모가 의아해합니다. 정신과의사를 안 만난 것도 아닌데 그동안 굿이다, 점을 친다 해가며 몇천만 원을 허비했고, 아이가 고생한 것을 생각하면 고마움에 앞서 정신과의사들이 원망스러운가 봅니다. 퇴원을 앞두고 클로자핀 처방을 내는 정신과 병·의원을 알아보라고 했지만 부득불 이젠 왕복 5시간이 더 걸려도 거제로 올 수밖에 없다고 합니다.

존경의 눈빛에 으쓱함이 느껴지는 게 아니라, 이 슬픈 현실을 어떻게 개선시킬 방법이 없어서 창조주께 묻고, 또 물어도 대답이 없습니다. 이런 사례연구 보고를 학회 홈페이지에 올린다고 동료들의 비난 소리만 들려옵니다. 그나마 다행인 현실은 이를 귀담아듣고 알고자 하는 후배 정신과의사가 2명이나 같은 병원에서 일하고 있어서 위안이 됩니다. 내가 죽어도……. 내가 죽어도……. 그들은 똑똑히 보았을 터이니……. 내 몸에 십자가의 형벌이 있을지라도 무지한 부모·형제들에게 알릴 길만 있다면 기꺼이 짊어지겠습니다.

10대 중반에 2년 넘게 온전한 정신이 아니었으니, 생리가 와도 환의에 다 묻히고 다녔습니다. 머리도 못 감고, 샤워도 못하자 같은 방 환우들이 '동물 같다'는 표현을 했습니다. 정신병적인 증상들이 호전되었는데도 세수하러 가서, 양치하러 가서 옆에서 누가 독려하지 않으면 가만히 마냥 서 있었습니다. 공부하자고 하면 책만 펴두는 느낌이었습니다. 입원 21일째 모친이 와서 함께 2인실에 기거하며 많이 가르쳤고 좋아진 면도 많지만 퇴원 시에 흔히 보이는 위의 문제점이 아직 남아 있습니다.

퇴행은 나타나면 무섭습니다. 약도 없고 방법도 없습니다. 소생과 소생의 아내(정신보건간호사)가 온몸으로 1년간이나 부딪혀 보았지만 별 변화가 없었습니다. 10년이 지난 다음 우연히 다시 보았지만 변화가 없었습니다. 공개적으로 성공사례를 경험하거나 문헌으로라도 접한 분이 있으면 듣고 싶다고 했지만 1명도 없었고 문헌도 없습니다. 개인사례관리 프로그램에서 퇴행 환자에게는 돈과 시간만 잡아먹는다는 생각까지 들게 했습니다.

간호사나 정신보건상담원들은 환자들에게 다가감이 더 필요합니다. 제정신이 들기만 하면 그들과 **격의 없는 대화**가 필요합니다. 건강한 자극이 필요합니다. 현실적인 학교복귀나 직장문제가 우선적으로 상의되어야 합니다. 각자 방에 앉아서 보고서를 쓸 일만은 아닙니다.

이미 개인력 조사를 할 때 1주 이내에 정신병적인 증상들이 사라지면 뭘 시켜보겠다는 생각과 계획이 잡혀야 합니다. 부모와 얘기를 나누며 개인력 조사가 끝나면 호전되었을 때 병동에서 곧 뭐가 필요하다는 예견이 있어야만 합니다. 운동화와 추리닝을 챙겨야 합니다.

정신병적인 증상들이 사라지자마자 병동근무자와 정신보건상담요원들의 격의 없는 대화와 그들의 삶에 개입하는 것만이 퇴행을 예방할 수 있는 유일한 방법입니다. 무엇인가 잘못되어서 오랜 시간 제정신 상태에 있지 못하면 흔히 퇴행이 나타납니다. 오로지 우리들의 사랑과 열정만이 이를 막을 수 있습니다.

2012. 6. 6. 이른 오후

■ Present Illness & Past Illness

- 2010년 pt는 수업을 하던 중 갑자기 교탁 위로 올라가 손을 들고 잘못했다고 이야기하며 이전에 하지 않았던 행동을 보이기 시작함. 이후부터 "사람들이 다 나를 쳐다보고 욕을 한다."라는 persecutory idea를 보이기 시작하였고, "뛰어내려라."라는 A.H를 듣기 시작함. 더 이상 학업 수행이 힘들다고 판단한 pt's 父母에 의해 pt는 중학교 졸업 후 바로 고등학교에 입학하지 않고 1년 동안 학업을 중단하였음. pt는 광주 소재 병원에서 일주일간 입원 치료받은 뒤 약물 처방을 받음.
- pt's 父母의 보고에 의하면 pt는 집에서 생활하면서 med 복용을 규칙적으로 하였으나 화장실 거울을 보며 자신의 뒤에 누군가가 서 있다며 소리를 지르고, 눈빛이 변하며 silly smile 보이는 등 Sx이 호전되지 않았다고 함. pt의 Sx이 더욱 악화되자 pt's 父母는 점집 등을 다니고 불공을 드리며 pt의 증상이 나아지길 바랬고, 본원 adm 5개월 전부터 정신과 약이 좋지 않다는 스님의 이야기에 따라 pt는 med 복용을 stop 하였음.
- 2012년 pt는 고등학교에 입학을 하였으나 학업을 제대로 따라가지 못하여 자퇴를 함. pt의 증상이 계속해서 지속되자 입원 치료를 고려하던 중 본원에 대한 정보를 알게 되어 입원하였음.

■ Main Problem (or Need)

- pt's 父母 : "애가 집에 있으면서 갑자기 소리를 지르고, 눈빛도

변하면서 실실 웃는 모습을 계속 보였어요.”

■ Personal History

- 1995년 광주에서 1남 1녀 중 장녀로 태어남. 출생 당시 별다른 이상 소견 없으며 분유 수유를 통해 성장하였음.
- pt가 출생했을 당시 pt's 父는 자영업을 하고 있었으며 pt's 母는 의류업에 종사하며 경제적으로 어려운 편은 아니었다고 함. pt's 父母가 맞벌이를 하고 있었기 때문에 pt는 숙모 및 이모 등에 의해 양육되어졌고, 놀이방에서 생활하며 父母로부터 적절한 care를 받지 못하였음.
- pt는 내성적인 성격으로 타인이 자신의 물건을 만지는 것을 극도로 싫어했으며 욕심이 많은 편이었다고 함.
- 초등학교에 입학한 pt는 원만한 교우관계 유지하였고, 학업 성적도 좋은 편이었음.
- pt는 중학교에 입학해서도 우수한 학업 성적을 유지했기 때문에 선생님 및 父母는 pt에게 많은 기대를 했고, pt's 母 또한 pt의 학업 성적에 많은 신경을 썼다고 함.
- pt는 초등학교 때부터 친하게 지냈던 친구들과 그룹을 만들어서 함께 어울려 다녔는데 pt's 父母의 보고에 의하면 함께 어울려 노는 친구들이 다소 불량한 학생들이었기 때문에 걱정이 많이 되었다고 함. 친구들과 어울려 놀며 성적이 많이 떨어지자 pt's 담임이 pt's 父母에게 전화를 하였고, pt에게 친구들과 같이 어울리지 말 것을 이야기하였음. pt 또한 학업에 욕심이 있었기 때

문에 친구들과 어울려 놀지 않았다고 함.

- 이후부터 pt는 친구들로부터 따돌림을 당하며 혼자 생활하였고, 많이 힘들어하였다고 함. pt는 아침에 학교 가기 전 화장실에서 시간을 오래 지체하는 모습 보였고, 학교에 지각하는 날이 잦아졌음.

■ Family History

- family loading(−)
- pt's 父 : 현재 광주에 거주하고 있으며 자영업에 종사하고 있음. pt의 증상에 대해 걱정하고 있으며 빨리 호전되길 원하고 있음.
- pt's 母 : pt가 어린 시절에 잘 돌보지 못한 것에 대해 guilty feeling 가지고 있으며 pt의 병동 생활에 대해 많이 걱정하고 있음.

■ Psychosocial & Environmental Problem

pt는 어린 시절 父母로부터 적절한 care를 받지 못한 채 생활하였고, 학창 시절 교우들과의 관계가 단절됨에 따라 많은 stress를 받았을 것으로 사료됨. 현재 pt의 정서적인 지지체계는 매우 poor한 상태이며 대인관계에 많은 어려움을 보이고 있음. 또한 오랜 기간 학업을 중단함에 따라 부진한 학습 능력을 보이고 있는 상태임.

■ Case Worker Comment

현재 pt의 경우 다른 환우들과 교류가 아주 미비한 상태로, 병동 내

샤워 시설에 다른 환우들이 있는 경우 전혀 씻지 않는 모습 보이며 hygiene care 전혀 되지 않는 상황임. 자신의 질환에 대한 insight가 없기 때문에 병동 내 증상관리교육의 참여를 독려하여 insight를 향상시키는 것이 우선적으로 필요하다 사료되며 사회기술훈련의 참여를 통해 대인관계 기술을 습득하는 것이 필요하다고 보여짐.

Case Worker : 전○○ (인)

퇴원 이후 2개월 간격으로 두 번 왔으며 3번째 방문 때에는 계속 뒤를 돌아보고, 문을 열었다가 닫았다 하고, 문을 반복적으로 닫는 이상행동이 나타나 클로자핀 150mg으로 증량하게 하였습니다. 차트에는 클로자핀 37.5~50mg 이상을 꼭 복용시킬 것이라는 큰 글씨를 붉은 사인펜으로 기록해 두었습니다.

2013. 2. 20일 전화를 드렸는데 호전된 후 클로자핀 75mg을 복용 중이라 합니다. 벌써 4개월이 지났는데 잠을 많이 자고 있다고 하여서 클로자핀 37.5~50mg까지는 욕심을 내도록 얘기를 하였습니다.

사례
연구
33

클로자핀은 꼭 필요한 환자에게만 단독으로 처방을 내어야 한다(18년간 환청과의 대화)

박OO(여, 36, 영문과 졸, 발병일 18세, 본원입원일 2012. 5. 8 ~ 2012. 6. 18)

■ Present Illness & Past Illness

77년생으로 발병은 고등학교 2학년 말에 환청과 환시가 심하여 개인병원 1, 2년 약 먹으면 괜찮을 것이라 해서 입원은 하지 않고 약만 먹었음. 처음엔 종일 먹고 잠자기를 되풀이하였고 증세가 좋아졌다 나빠졌다 반복하면서 약이 늘어서 약물조절을 위하여 Daum에서 「정신분열병을 이겨낸 사람들」 카페를 보고 내원하였음.

■ Main Problem (or Need)

- 약이 늘었는데 소리는 여전하고 중얼거리지 말라고 하는데도 사람

만 보이지 않으면 환청이랑 대화를 하느라 계속 중얼거린다고 함.

- 교회에 나가다가 다른 사람이 따돌린다며 나가지 않으면서도 마음은 그들과 어울리고 싶어하고 운동한다며 하루에 두세 번 아이쇼핑을 하고 옷을 사다 나르고, TV도 같이 보자고 부르면 조금 보다가 가버리는데 볼 때도 집중이 안 되고 애들처럼 하루에도 몇 번씩 옷을 갈아입고 거울을 본다고 함.
- 아직 병을 제대로 인식하지 않는 것 같다고 함.

■ Personal History

- 부모님의 직장으로 3세~5세 외할머니 집에서 자랐으며 부모님과 떨어져서 생활을 하였다고 함.
- 초·중학교 때에는 학교에서도 성적이 뛰어났으며 친구들과도 원만하게 잘 지냈다고 함.
- 고등학교는 외고에 다니면서 성적이 중위권으로 떨어져서 스트레스를 많이 받아왔고 첫 증상이 고2 때부터 시작되어 부모님이 두려워서 정신과병원을 찾지 않았다고 함.
- 2000년 일류대 영어영문학과를 졸업하여 현재는 과외를 하고 있고 학원에도 있었는데 갈수록 재직 기간이 짧아져서 요즈음은 한 달 정도 간다고 함.
- 자신이 좋아하는 음식 욕심이 많은 편이며 입에 맞으면 남을 배려하는 마음 없이 편식을 한다고 함.
- 증상 있고부터 성당에 다녔으나 사람들과 못 어울리는 편이었고 단체생활하며 사람들과 어울리기를 부모님이 희망하고 배려하는

마음이 생길 수 있게 도와 달라고 요청함.

〈가족관계 (친밀도)〉

- 부 : 직장 다니다가 정년퇴직 하였고 딸에게 예전부터 사랑을 못 주고 표현을 못해 주었 던 점이 많이 후회를 한다고 함.
- 모 : 가족 중에서 가장 편하고 대화도 많이 하는 편임. 주로 환자의 병에 대한 걱정이나 병과 관련된 이야기를 하는 편임.
- 여동생 : 33세 어릴 때부터 방을 함께 사용했으며 많이 싸우고 자랐으며 친하게 지낼 때는 둘도 없이 친하게 지내는 편이라고 함.
- 남동생 : 30세 직장생활하고 있으며 환자와 원만하게 잘 지내는 편이라고 함.

■ Psychosocial & Environmental Problem

- 자신감이 부족하고 병에 대한 병식이 부족
- 규칙적인 생활, 프로그램참여
- 함께 대화할 대인관계필요

■ Case Worker Comment

- 자원봉사에 참여할 수 있게 격려
- 규칙적인 생활
- 단체활동 프로그램 참여권유

정신보건요원상담실

클로자핀 375mg+아빌리파이 30mg+인데놀 20mg+마그밀 1,000mg을 복용하며 정신과에 다니는 161cm에 57kg의 36세 처녀입니다. 지난 18년간 저런 과용량을 복용하면서도 학원에서 강사로 일하고 있었으니 약물과 사투를 벌이는 모습에 저절로 숙연해집니다. 곧 정신과의사들의 반성이 필요하다는 생각이 들었습니다.

클로자핀 375mg을 정신병적인 상태에서도 소생은 여성에게 지난 31년간 한 번도 처방을 내어본 적이 없는 과용량입니다. 거기에다 아빌리파이 30mg만 해도 외래환자에게는 과용량인데 무슨 목적으로 함께 주는지, 클로자핀은 복합처방을 원칙적으로 못하도록 되어있는 2차 약물입니다. 용법을 보면 ⑦기존의 항정신병약제에서 클로자릴로의 전환 – 일반적으로 클로자릴은 기존의 항정신병약제와 병용투여되어서는 안 된다고 명시하고 있습니다. 아무리 환자가 환각을 호소한다고 하여도 위와 같은 처방은 근거도 없고, 환자에게도 전혀 도움이 되지 않습니다. 환자의 말만 듣고 혹여나 효과가 더 있을 것이라는 생각으로 과량의 약물을 투여하는 의사를 소설동의보감에서 狂醫라 했습니다. 위와 같은 처방을 일삼는 전문의들에게 대오각성을 촉구합니다.

「정신분열병을 이겨낸 사람들」 책을 보고, 다음 카페의 글을 보고 찾아오는 환자들 중의 태반이 저런 과용량 처방 때문입니다. 우선 클로자핀이 꼭 필요한 환자인가를 알기 위하여 클로자핀을 끊습니다. 클로자핀의 과도한 진정작용이 염려되어서 솔리안 100mg만 잠자기 전에 주며 기다립니다. 입원 17일째 잠을 못 자고 혼잣말하는 하는 모습이 목격되고 날카로워졌습니다. 솔리안 400mg으로 증량합니다. 잠을 푹 자고 난 환자는 다음날로 곧 안정되어 보였습니다. 즉 클로자핀이 필요한 환자가 아님이 밝혀지는 순간이었습니다. 이후 6일간 솔리안 300mg에 안정적인 모습이 유지되어 솔리안 200mg으로 감량되었음에도 눈동자가 위로 올라가는 부작용이 나타나 벤즈트로핀 1mg이 추가되었습니다. 솔리안 200mg에서 불면이 수시로 오고 환자는 곧 날카로워졌습니다. 입원 42일째 퇴원 시의 용량은 솔리안 300mg+벤즈 1mg+디아제팜 10mg였습니다.

퇴원 이후 신체 망상(신체가 변하는 것처럼 느껴진다)이 약간 있다고 했으며, 환청(사람들이 얘기하는 소리)이 좀 들렸다면서(많이 줄었고 집중하고 있을 땐 거의 안 들림) 퇴원 18일째부터 솔리안 400mg 1알과 벤즈 1알 디아제팜 10mg를 복용 중입니다. 다시 강사로 취직해서 내주부터 일한다는 연락이 왔습니다. 본원에 오기 전, 복용하였던 클로자핀 375mg+아빌리파이 30mg에 비하면 많이 달라진 모습이고, 잔여증상으로 오는 환각을 무시하지 못하면 위와 같은 처방이 흔합니다만 이는 정신과의사의 잘못입니다. 클로자핀은 효능이 입증된 경우에만 단독으로 사용해야 하는 2차 항정신병약물입니다. 지금 클로자핀을 안 먹고, 아빌리파이를 안 먹어도 솔리안 400mg짜리 한 알에 아주 좋은 상태를 유지 중입니다. 환청은 클로자핀을 복용할 때와 큰 차이가 없습니다.

18년간 들어온 환청은 본인이 관심을 안 가졌으면 벌써 없어졌을 수도 있었습니다. 앞으로 어찌 될지는 모르나 영화 [뷰티풀 마인드]를 보십시오. 환각은 무시하고 자기 일을 열심히 하며 사노라면 노벨상도 받게 됩니다. 환시가 눈앞에 나타났지만 본 척도 안 하고 반대 방향으로 시선을 돌리며 외면합니다. 필요 이상의 약만 안 먹으면 됩니다. 필요 이상의 약물을 장복하면 전부 독물질일 뿐입니다.

정신과의사가 잔여 환각 증상에 적극적인 대처방안은 권하지도 않고, 약물로만 따라가다 보면 불필요한 클로자핀과 과량의 신약들을 처방하는 엉터리 진료를 하게 됩니다. 본 카페의 psyfree 칼럼 19번(사례연구 19 – 가성 환각 어떻게 하는 것이 가장 현명한 길인가?)을 읽고 최소한 광의는 면하고 살아야 할 것입니다.

창밖에는 독봉산의 푸르름에 새벽의 여명이 다가오고 장맛비가 하염없이 내립니다.

소생의 눈에도 젊은 환우들이 의사에 의해서 속절없이 허물어지는 측은함에 하염없는 눈물이 흐릅니다.

2012. 7. 14. 새벽 5:20

창밖에는 비오고요 바람불고요
그대의 귀여운 얼굴이 날 보고있네요

창밖에는 낙엽지고요 바람불고요
그대의 핼쓱한 얼굴이 날 보고있네요

창밖에는 눈오고요 바람불고요
그대의 창백한 얼굴이 날 보고있네요
아직도 창밖에는 바람불고요 비오고요

서울에서 거제까지 외래 한 달 반 만에 두 번을 왔고 솔리안 600mg으로 증량했지만 여전히 환각을 호소하며 눈에 띌 정도로 중얼거리고 부모와 대립이 많았습니다. 아무래도 학원강사로는 중얼거림으로 무리여서 2012. 10. 16 ~ 2013. 1. 11까지 재입원을 하였습니다. 퇴원 시의 약물은 솔리안 1,200mg+벤즈 2mg+로나센 4mg였습니다. 현재 다소 안정적인 모습으로 집에서 지낸다고 합니다.

사례 연구 34

단기입원 (주치의는 환자에게 진정 빛나는 스타가 되어야만 한다)

주치의는 환자에게 진정 빛나는 스타가 되어야만 한다

상담 부탁드립니다. |psyfree 상담실|

소망하나 2012. 09. 12. 09:09

/ 대입 앞두고 있는 (대입원서 접수 중) 재수생 엄마입니다.

아이는 60kg, 173cm 20세 남자입니다

아들이 지난 7월 21일 처음으로 환청이 들렸고 5일 만인 7월 26일 동네 정신과의원에 갔습니다. 정신분열증세가 보이는데 너무 초기라 확진할 수 없다고 하시면서 아빌리파이 2.5mg을 처방해 주셨고 아이는 이 약을 먹고도 (? 그때는 그렇게 생각했습니다.) 힘들어하고 다른 아이들이 자신의 생각을 읽는다고 괴로워했습니다. 약을 먹은 지 삼 일째 되는 날은 밤에 잠 한숨 못 자고 몸을 떨고 괴로워해서 응급실을 가야 하나 생각할 정도였습니다. 그런데 아침에 갑자기 '이제 괜찮아졌어요.' 하면서 많이 괴로워하는 상황에서는 벗어났습니다. 병원에 전화로 문의하니 약을 다 먹고 진료 일에 보자고 해서 5일을 먹고 6일째 약의 부작용인가 하고 진료 당일 날 하루 약을 안 먹고 병원에 갔는데 그때까지는 망상은 있어도 상태는 더 안정되어 보였습니다. 그래서 아빌리파이를 1mg으로 낮추고 다른 안정제를 같이 처방해 주셨는데 정확한 약명을 모르겠습니다.

그리고 환청은 줄었는데 망상이 줄지 않아 아빌리파이를 조금씩 올려서 현재 5mg을 처방받고 있습니다. 이 약과 함께 코젠틴 1mg, 아티반 1mg, 인데놀 10mg(2개), 코팩사 37.5mg 처방받아서 먹고 있는데 증세가 호전되어 책을 조금씩 보기도 했는데 이틀 전부터 더 심해서 망상으로 너무 힘들어 하고 잠을 전혀 못 자고 꼬박 세우고 불안해했습니다.

어제 진료받고 왔는데 리스펜 1mg을 추가해 주시면서 입원치료를 말씀하시더군요. 아이는 너무 힘들다고 입원을 해서라고 이 상황을 끝내고 싶어 합니다. 어젯밤에 리스펜이 추가된 약을 먹고 수면유도제까지 먹고 지금까지 자고 있습니다.

입원을 해야 하는 상황인가요?

입원을 하게 되면 멀지만 선생님께 진료를 받고 싶습니다.

댓글 12

psyfree 12. 09. 12. 15:41

/ 다행히 소량의 약물에도 반응이 온 것으로 보입니다. 아빌리파

이가 불면을 유발시킬 수 있어서 다시 나빠진 것으로 보이고 이대로 안정이 된다면 리스펜 1mg만 복용하기 바랍니다. 안정이 안 되면 리스펜 3mg+벤즈트로핀 1mg을 1주간 복용토록 하면 안정이 될 것입니다. 안정된 상태가 유지되었으면 리스펜 2mg+벤즈 1mg으로 감량하여 1주간, 계속 안정 상태이면 리스펜 1mg만 복용시키도록 하십시오. 지금과 같은 방법으로 하면 90%는 성공이고 재수생으로 수능시험에도 지장이 없을 것입니다. 예견한 대로 안 되면 그때 입원준비를 하여 공부할 책을 챙겨서 환자를 데리고 거제로 내려오시기 바랍니다.

소망하나 12. 09. 12. 11:59

/ 선생님 아침에 일어나서 계속 잠시도 앉아있지 못하고 혼자서 중얼거리면서 집을 왔다 갔다 하고 있네요. 망상이 있어도 제가 얘기하면 잘 듣고 운동도 하고 복식호흡도 하고 했는데 지금은 전혀 말을 안 듣고 있어요. 뭐가 잘 못 되었나요?

psyfree 12. 09. 12. 12:03

/ 호전된 모습이 아닙니다. 약물이 너무 약합니다. 수능에 지장이 없게 하려면 지금 거제로 내려오는 게 좋겠습니다.

소망하나 12. 09. 12. 12:30

/ 이번 토요일에 찾아뵐 수 있도록 시간조절하고 연락드리겠습니다.

psyfree 12. 09. 12. 13:20

/ 토요일 진료가 없습니다. 수능을 앞두고 있는데 시간이 없습니다. 재수로 힘든 시간을 보내고 있는데 이번 수능시험에 지장을 안 받게 하려면 지금 서두르십시오.

소망하나 12. 09. 12. 14:54

/ 선생님 통화하고 싶어서 몇 번 전화 드렸는데 연결이 잘 안 되네요. 아이가 너무 안 좋아서 오늘이라고 데리고 가고 싶은데 현재 직장상황이 조퇴도 힘든 상황이네요. 입원을 시켜야 되는 상황인가요? 퇴근 후 데려가면 뵐 수 있는 방법이 없을까요? 너무 죄송스러운 질문이네요.

psyfree 12. 09. 15. 05:22

/ 지금 데려와서 입원시키기 바랍니다. 다른 의사가 만나서 입원시키더라도 카페에서 저를 알고 왔다고 하면 제가 주치의를 맡을 것입니다. 수요일 오후만 삼성중공업 상담실에 있느라 본원에는 없습니다. 금일도 밤늦게 제가 병원으로 나갈 것입니다. 금일 밤 9시에 제가 병원으로 나갈 것이니 시간에 맞추어 데려와도 됩니다. 서울인데 입원시키지 않으려면 내려오지 마십시오. 밤에는 입원업무 외에 외래진료는 이루어질 수 없습니다.

소망하나 12. 09. 12. 16:25

/ 다른 쪽에 파견근무 중이라 조퇴불가해서 빨라도 여기서 8시에

출발할 수 있을 것 같습니다. 12시 넘어서 도착할 수 있을 것 같은데 입원 가능할까요? 입원 가능하면 오늘 밤 출발하겠습니다.

psyfree 12. 09. 12. 17:42

/ 수요예배 후 병원으로 들어가서 병원에서 잠을 잘 것입니다. 도착시각에 병원에 있겠습니다. 공부할 책을 챙겨서 내려오시고 입원기간은 3주로 예상하고 계획을 세우십시오. 호전된 후 리스펜 1mg까지 감량을 시도할 것입니다. 수능까지 시간적인 여유가 없어서 빠르면 추석 전(이 경우엔 리스펜 2mg임)일 수도 있습니다. 약을 가지고 있는 것이 있으면 리스펜 3mg+코젠틴(=벤즈트로핀) 1mg을 지금 복용시키십시오.

소망하나 12. 09. 13. 07:32

/ 방금 집에 도착했습니다. 어제 밤늦은 시간에 너무 감사드립니다. 아이가 갑자기 안 좋아져 급한 마음에 달려가서 너무 경황이 없어 여쭤보고 싶은 것을 많이 못 여쭤보고 왔습니다.

소망하나 12. 09. 12. 19:43

/ 출발하겠습니다. 연락은 병원으로 드리면 되나요?

psyfree 12. 09. 14. 03:59

(나중에 댓글 정정이 있으면 그 시각으로 시각이 변함. 13일 새벽 1시가 되기 전에 썼는데 시각이 저렇게 표현되네요. 환자와 부모가 1

시경에 도착하여 폐쇄병동에 입원시킴)

/ 네…. 현재 병원에 나와 있습니다.

손○○(남, 20, 발병일 2012년 7월 20일경, 본원입원일 2012. 9. 13 ~ 2012. 9. 28)

9월 12일 아침, 다음「정신분열병을 이겨낸 사람들」카페에 모친이 상담 글을 올렸고 당일 저녁에 출발하여 다음날 새벽 1시에 본원에 도착하여 15일간 입원했었습니다. 수능준비를 위하여 급히 퇴원하여 집으로 돌아갔습니다. 퇴원할 때 복용한 약물은 리스펜 2mg+벤즈트로핀 1mg입니다. 입원 중이던 9월 23일 일요일에는 한의대 수시시험을 보고 왔습니다.

2012년 7월 21일 잠을 못 자고, 온몸을 떨고, 환청이 들린다고 했습니다. 사람이 부르는 소리가 들리고 저도 다른 사람을 부르고, 부르면 부모도 대통령도 다 나타났어요. 다른 사람들이 내 맘을 아는 것 같고 불안해서 갑자기 집 밖으로 나가서 돌아다니다가 왔습니다.

7월 하순부터 집에서 가까운 정신과의원에 다녔지만 호전이 없었습니다. 하루 아빌리파이 2.5~5mg의 용량은 정신병적인 증상들이 사라지게 하기에는 너무 소량이었습니다. 그래서 호전이 안 된 채로 40일간이나 고생하다가 카페를 통해서 본원에 정신병적인 망상과 환청이 있는 상태로 입원했었습니다. 제가 방배동에서 입원실 없이 개업하고 있을 때 이런 환자가 오면 치료용량 범위의 항정신병약물을 주어서 1, 2일 만에 곧 호전되게 한 후에 약물을 빠르게 줄여나갔습니다. 입원하지 않고도 호전되니 환자나 보호자들이 얼마나 좋아하는지 모릅니다. 그들에게 주치의는 명의가 되고, 최고의 찬사로 고마움과 감사함을 표시합니다. **자기 주치의가 타의 추종을 불허할 정도의 의술로 환자들을 빠른 시일 내에 호전시키고 약물부작용이 없게 하여야 진정한 스타이고 제대로 된 정신과전문의입니다. 그래야만 환자들에게 가장 좋은 결과가 나타나고 자기의 일상적인 일로 돌아갑니다.**

수능시험이 목전에 와있는 1등급 점수의 재수생에게 정신병적인 증상들이 한 달이 지나도록 지속되게 하는 전문의는 아직 조현병 치료에 대해서는 자격 미달입니다. 위의 재수생에게 소생이 처방을 낸 용량이 전문의에게는 어려운 일이 아닙니다. 입원하는 날부터 리스펜 5mg으로 시작하여 호전되는 모습을 보자 입원 4일째부터 리스펜 3mg, 입원 12일째부터는 리스펜 2mg을 4일간 복용하며 종일 대학입시에 대비해서 공부하는 모습을 보여주며 추석 전에 서울 집으로 돌아갔습니다. 당연히 정신병적인 증상들은 사라졌으나 약물조절이 덜 된 상태이지만 수능시험이 끝나고 어느 대학이든 입학이 결정되는 날 약을 반으로 줄여서 리스펜 1mg만 복용할 것을 지시했습니다. 최소용량을 찾도록 시도하고 나빠지면 곧 두 봉(리스펜 4mg+벤즈트로핀 2mg)을 복용하며 다시 찾아올 것을 지시했습니다.

공무원인 부친까지 본원으로 내려와서 정상적인 상태로 대학입시에 응시하도록 한 상태에 대하여 고마워하며 보름 만에 집으로 돌아가는 재수생을 보며 주치의인 소생도 가슴이 뿌듯했습니다. 그 동안은 과량의 항정신병약물로 잠만 자며 아무것도 할 수 없도록 만든 처방에 대해서 언급을 많이 했었습니다. 이번엔 정반대입니다. 아무리 외래이지만 치료범위에도 미달된 용량으로 복용시켜서 환자가 40일이 지나도 호전되지 않는 경우를 보았습니다. 아빌리파이라면 60kg의 남성에게 적어도 15~30mg을 주었더라면 호전이 되었을 것입니다. 이상한 언행들이 지속되고 있는데도 왜 아빌리파이 5mg에서 멈추었는지 이해하기 어렵습니다. 이번 11월에 수능시험을 제대로 응시하지 못하고 대학진학에 실패하면 또 재수를 해야 하는 상황인데 본인에게 선택의 여지도 없는 정신병적인 상태에 그대로 있었습니다.

청소년들 개개인을 놓고 보면 각자의 인생이 달려있는 시기입니다. 정신과의사의 소임은 이토록 막중함에도 남의 인생에 대해 과연 내가 최선을 다한 결과인지에 대해서는 별 관심이 없어 보입니다. 본원에서의 입원기간도 병실이 아직 많이 비어있는데 두 달이라도 입원기간을 끌어주며 병식이 생기기 위한 교육을 더 시켰으면 하는 요구가 있을 수 있습니다. 그러나 정신과의사에게는 청소년들 개개인 장래의 인생 설계가 더 중요합니다. 청년들의 장래 진로에 대해 우선 선택할 수 있는 최선을 다한 연후에 자신의 핸디캡을 보완해가는 것이어야 합니다. 소생의 이런 의사로서의 태도는 이미 많은 환자들이 천 리 멀리서 찾아오는 원동력인 것입니다. 결코 본원에 손실이 날 일도 아니요 더욱 발전적인 21세기 한일병원을 위하는 일인 것이며 장차 지상에서 가장 앞서 가는 정신병원이 되기 위한 노력의 일환입니다.

환자나 가족들 입장에서는 조현병에 대하여 비관적인 견해를 피력하며 휴학이나 휴직을 권한다면 그런 전문의 곁을 한시라도 빨리 떠나는 게 상책입니다. 전공의 시절부터 학업 중인 학생들에게는 휴학을 시키지 않으려고 노력한 결과는 80% 이상이 휴학하지 않고 학업을 계속하게 했었습니다. 그러니 입원하는 날 중한 병이니, 정상생활이 어려운 병이니 하며 휴학 얘기를 먼저 꺼내는 전문의들을 여러분들이 피해 다닐 줄 알아야 합니다.

위의 손 군에게 환청이 잔여증상으로 제법 남아 있었으나 계속 환청 얘기를 하여서 약을 더 복용할 것인지, 더 이상 환청 얘기는 누구와도 하지 않고 공부만 할 것인지를 선택하도록 강권하는 소생의 모습을 본 모친이 나중에 아이에게 강하게 환청 얘기를 못 하게 압박하니 그날은 일체 환청 얘기는 안 꺼내고 공부만 하고 있어서 아주 신기했었다는 얘기도 들었습니다. 상황에 따라서 자기 일을 강권하고, 따라오도록 밀어붙이고, 몽둥이를 들겠다는 엄포라도 놓을 수 있다면 재활치료가 필요한 환자들이 덜 생겨날 것입니다.

전문의라면 이렇게 하기만 하면 된다는 믿음과 확신을 환자와 가족들에게 주어야만 하고, 실제 그런 결과를 만들어낼 줄 알아야 합니다. 환자들에게는 좋은 결과를 보여주며 따라오게 만드는 스타기질이 주치의에게 필요합니다. 나를 치료해주는 의사가 이 세상에서 누구보다 치료를 잘하는 분이라고 믿을 수 있다면 어떤 질병이든 이미 반 이상은 해결된 것이고 환한 길이 보일 것입니다. 의사에게도 '당신이 나를 치료해준 사실이 나에게 가장 큰 행운이었다'는

찬사를 들을 때 의사가 된 보람을 느끼게 합니다. 그 보람이 겸양으로 바뀌면 의업이 얼마나 소중하고 귀한 직업임을 깨닫는 의사는 저절로 창조주를 경외하게 됩니다.

모든 환자들에게 2주간의 단기입원이 필요한 것은 아닙니다. 손 군의 경우는 11월 8일 수능시험과 맞물려 있고 첫 발병이라 병에 대해서는 아무것도 모르는 상태였습니다. 입원 바로 다음날 호전된 모습을 보고 「정신분열병을 이겨낸 사람들」 책을 읽게 하고 얼마든지 한의사도 될 수 있음을 실례를 들어가며 설명했습니다. 실제 첫 발병은 1개월 입원이어도 조현병에 대한 병식이 생겨나기 어렵습니다. 대학병원에서는 응급실에서 2개월 동안 입원비 감당이 가능한가를 먼저 상의합니다. 그러나 손 군의 경우 어디든 대학 입학을 먼저 해결하여 재수 생활을 끝내게 하고 조현병에 대한 교육이나, 약물조절이나 미흡한 부분은 앞으로 보완해가도록 인도해주면 최상의 치료가 될 수 있을 것입니다.

2012. 10. 6. 오전 4:15

사례 연구 35

로나센(lonasen=blonanserin)의 식욕억제 부작용

김OO(남, 20, 재수 중, 발병일 2008년 16세, 본원입원일 2012. 10. 18 ~ 2012. 11. 30)

중3 때에 발병하여 아빌리파이 20mg을 복용하고 있었습니다. 184cm, 106kg의 거구에 노력하여 104kg으로 줄였다고 했습니다. 그러나 발병 4년이 지나면서 모든 일에 건성인 채로 행동과 말에 일치하는 점이 없을 정도로 자신의 생활에서 게으릅니다. 생활습관을 고치고 체중감량을 목적으로 입원시켰습니다만 마지못해 따라오는 정도였습니다. 공과대학으로 진학하고 싶어 하면서도 공부는 열심히 하지 않았습니다. 음악을 하겠다고 했다가 공부를 한다고 했으나 대학으로 진학할 정도의 수준이 아닙니다.

입원 다음날부터 조깅을 시키고 운동을 하게 했지만 이미 형성된 게으른 습관은 병원에서의 한계를 느끼게 했습니다. 군사훈련이나 체력단련을 시키며 인성교육을 강조하는 곳이 있다면 보내고 싶었습니다.

입원 전부터 몰린돈 50mg에 뭔가 몸이 괴롭고 못 견뎌하면서 몰린돈을 못 먹겠다는 호소를 했습니다. 다시 아빌리파이 15mg으로 바꾸었다가 입원하면서 몰린돈 75mg으로 재차 시도했습니다. 1주 후 몰린돈 35mg으로, 1주 후 25mg까지 감량하였습니다. 입원 25일 후 기록된 체중은 97kg였습니다. 입원 18일 후부터 로나센 2mg으로 복용하기 시작하였고, 입원 32일 후 체중은 94kg으로 기록되어 있습니다.

퇴원일은 입원 43일 후이었습니다.

몰린돈도, 로나센도 식욕감퇴 효과는 있습니다. 자다가 일어나서 냉장고를 뒤지는 식탐은 확실히 사라지고 없습니다. 본 카페를 운영하며 항정신병약물로 인해서 체형이 변할 정도로 거구가 된 분들을 보며 몰린돈 처방을 내기만 하면 무조건 추천의사에 명단을 올리기도 했습니다.

비만은 인간의 자존감을 상실시키고, 나이가 들수록 대사성질환들(고혈압, 당뇨, 관절염, 지방간, 고지혈증 등등)을 유발시킵니다. 특히 평생 복용해야 할 약물부작용으로 온다면 이를 피할 길이 있다면 피해야만 합니다.

그동안 몰린돈을 추천하면서 고민이 참으로 많았습니다. 우선 30%정도에서 항정신병효과가 없어서 재발을 불러오고, 처음 시도

하는 분들에게는 효과가 없으면 클로자핀을 시도하기 전에 다른 항정신병약물들을 또다시 복용하게 해야만 했습니다. 저절로 입원기간이 길어지고 빠른 호전을 보여주지 못하니 환자나 가족들에게 미안한 일이 되는 경우가 많았습니다. 몰린돈에 항정신병효과가 있어서 선택한 환자들의 반수에서나 뭔가 불편함을 지속적으로 호소하여 결국 포기하는 일들이 많았습니다. 몰린돈을 복용한 후 잠들기 전까지 몸을 죄는 듯한, 뭔가 속이 불편하여 힘들다는 호소가 대부분이었습니다.

우리 카페를 통하여 우연히 로나센을 복용하며 식탐이 사라지고 체중이 원상 회복되었다는 환우가 있어서 로나센을 찾아보게 되었습니다. 로나센의 부작용에 식욕억제가 있는 것을 발견하고 얼마나 반가웠는지요! 본원에 도입한 지 이제 1개월이 지나서 환우들에 대한 경험이 충분하지 않지만 확실히 다른 항정신병약물로 온 식탐은 없어진다는 느낌이 많이 옵니다. 그리고 급성기의 정신병적인 상태의 환우들에게도 대부분 하루 이틀 만에 곧 호전되어서 몰린돈의 문제점을 다 개선시킨 약물로 소생에게 인식되기 시작했습니다.

리스펜, 피모자이드와 비슷한 역가로 로나센 4~8mg+벤즈트로핀 2mg이면 곧 호전이 됩니다.

2012. 12. 4. AM 1:20

로나센(lonasen=blonanserin)

성인 : 1회 4mg, 1일 2회 식후에 경구투여하며 천천히 증량한다. 유지용량으로서 1일 8~16mg을 1일 2회, 식후 분할투여 한다.

이 약의 흡수는 식사의 영향을 받기 쉬우므로 반드시 식후에 복용하도록 한다. 투여량은 최소 필요량이 되도록 환자마다 신중하게 관찰하며 조절하고, 1일 최대용량으로 24mg이 넘지 않도록 한다. 2011년 3월 1일부터 의료보험 급여가 적용됨.

기원 및 개발경위 : 일본 Dainippon Sumitomo Pharma사에서 1980년대 초에 새로운 정신병 치료 물질 개발을 위한 스크리닝을 대대적으로 시작하여 발명한 다양한 후보물질 중 기존 시판되고 있는 전형적인 정신병 치료제에 비해 낮은 추체외로 증상을 나타내고 다른 유의한 이상반응의 위험성이 없는 새로운 화합물인 cycloocta pyridine skeleton 구조의 블로난세린이 선정되어 이의 약리학적 및 안전성 연구를 통해 그 효과와 안전성이 입증되었고, 다양한 임상시험을 통해 지난 2008년 1월 25일에 일본에서 전 세계적으로 최초로 신약으로 허가를 득함.

약리작용기전 : 강력한 D2 수용체 차단 작용 및 serotonin S2 수용체 차단작용.

즉, 피모짓 1mg=리스펜 1.2mg=로나센 1.5mg 정도로 생각됩니다.

로나센 역가 정정

최근 로나센 4mg이나 6mg에서 급속한 호전이 없어서 8mg까지도 증량해 보면서, 또한 로나센 2mg에서 벤즈트로핀을 끊어봄으로써 로나센의 역가가 처음 경험한 것보다 약하다는 느낌이 옵니다. 8mg이상으로 증량하여도 반응이 없는 분들은 역가가 더 낮을 수도 있고 다른 항정신병약물처럼 10% 이상 반응이 없을 수도 있다는 생각이 듭니다.

우선은 리스펜 1mg=로나센 2~4mg 정도로 추정해 봅니다.

즉 피모짓 1mg=리스펜 1.2mg=로나센 2~4mg 정도로 생각됩니다. 아직 충분한 경험이 아니라 확정적이지 않으니 누군가 더 나은 정보의 근거가 있으면 댓글로 달아주십시오.

사례
연구
36

identity crisis(자아정체감 장애) - 반의 반도 못 이루었다

이OO(여, 18, 검정고시 준비 중. 2012. 8. 25일부터 입원중)

중1 때부터 가출과 비행으로 고2의 나이이지만 아직 중학교 졸업장이 없어서 검정고시를 준비 중입니다. 초등 4년부터 화장을 하고 다니며 부모에게 욕하고 말을 안 들었다고 합니다. 14세 4월에 가출하여 서울대병원에 석 달 반 입원, 17세에 성안드레아병원에 석 달간 입원, 18세 1월부터 하나병원에 4개월간 입원한 병력이 있었습니다. 노래방 도우미 경험이 있을 정도로 어린 나이에 별별 경험을 다 겪었습니다.

이미 주치의의 나이가 환갑이라 18세 비행청소년의 이런 문제를 맡는 게 적절치 않다고 후배 전문의를 소개하겠다고 했으나 교회 교우의 소개로 찾아왔다고 하여서 그냥 주치의가 되었습니다. 집에서 모친이 전도사를 불러서 눈을 찔러대는 안수기도가 가장 무섭다고 했습니다.

입원 6개월이 다 되도록 별 진전이 없습니다. 나이에 관계없이 마음에 안 맞으면 쌍소리와 욕설은 보통입니다. 소생이 일생 듣기 어렵던 막말과 욕설이라 다른 환우들이 고개를 설레 흔듭니다. 30대 중반의 조현병 처녀가 모든 면에서 자신 없어 해 하면 접근하여 고급 화장품을 자기 것과 바꾸어달라고 합니다. 뜻대로 안 되면 'ㅆㅍ' 욕을 하니 기가 죽어지내다가 몇 가지 화장품을 거저 줍니다. 자기 것이 아닌 화장품이 10가지는 족히 됩니다. 하는 짓은 영락없이 조폭 수준입니다.

소생이 아무리 달래고, 함께 새벽 운동을 하고, 화를 내어도 이미 변함이 없습니다. 지난 6개월간 주치의로서 청소년에게 신앙심을 심어주지도 못했고, 건강한 가치관도 키워주지 못했다는 정신과 의사로의 자책이 옵니다. 소생의 자아정체감이 흔들립니다. 다른 점이 있다면 타 병원과 달리 아무런 약물도 처방 내지 않았다는 정도입니다.

자아정체감 장애

자신의 처한 현실을 비교적 일관되고 만족스러운 정체성과 조화(일치)시키지 못하는 것에 대한 심각한 주체성의 고민으로 정의한다. 혼란은 정체성, 장기 목표 세우기, 직업 선택, 우정의 형태, 자신의 가치, 명예의 다양한 문제에 대한 불확실성으로 나타난다. 이러한 증상들은 최소한 3개월 이상 지속되어야 한다. 진단은 기분

장애나 정신 장애에 대한 증상을 보일 경우 포함시키지 않는다.

즉 자아정체감이란 나는 누구인가? 나는 무엇을 하여야 할 것인가?에 대한 해답을 발견하는 것이 바로 자아정체감이라 할 수 있다. 청소년기에 발생하는 장애라 설명할 수 있다.

자아정체감 장애의 진단 기준

A. 정체성과 관련한 다양한 문제들의 불확실성에 대한 심각한 주체성혼란으로 아래 항목 중 3가지 이상을 포함한다.

1. 장기 목표
2. 직업 선택
3. 친구 관계
4. 성에 대한 적응과 행동
5. 종교적인 정체감
6. 도덕적인 가치 체계
7. 대중적인 충성심

B. A에서의 증상들의 결과로 사회적인 또는 직업적인 기능(학업적인 기능 포함)에서의 장애

C. 최소 3개월 이상 혼란의 지속

D. 조현병과 같은 정신 장애나 기분 장애의 진행 중에는 포함시키지 않는다.

E. 혼란이 경계선 인격 장애와 같은 지속적이고 광범위한 장애가 있을 때는 진단에 포함하지 않는다.

모라토리엄 인간(Moratorium 人間)

언제나 사회적 자아(identity)를 확립하기 위한 모라토리엄에 머무를 뿐, 기성 성인사회의 한 주체가 되지 못한 인간을 말한다. 에릭 홈버그 에릭슨은 모라토리엄을 사회심리학적인 용어로서 지적·육체적·성적인 능력면에서 한 사람 몫임에도 불구하고 사회인으로서의 의무와 책임의 지불을 유예하고 있는 상태로 정의했다. 1960년대부터 이런 의미에서의 모라토리엄인 청년기가 점차 연장돼 모라토리엄 상태에 머무는 청년층이 늘어났다. 이처럼 사회적 자아를 확립하지 못한 심리구조를 가진 사람을 모라토리엄 인간이라고 한다. 이 현상은 비단 청년층뿐만 아니라 각 연배·계층에 일반화되는 경향이 있다.

우리 모두는 현재 창조주의 뜻에 부합하는 자아정체감을 가지고 살아가는 모습일까요? 혹 청소년기 모라토리움(Moratorium)에 머물고 있는 것은 아닐까요? 우리 모두는 모라토리움 인간이지 않을까요? 아니면 저 혼자 모라토리움 인간이든지요.

이미 2년 전에 〈반이라도 이루었다〉라는 글을 쓰며 떠날 채비를 했는지도 모릅니다. 이미 2년 전에 우리 병원 뒷산에 제 무덤이 있기를 기원했었지만 떠나야 함을 알고 있었습니다. 2011년 2월 초등생 아이들이 함께 산다고 거제로 이사 왔을 때에 떠날 날이 오고야 말 것이라고 생각했었습니다. 2년 전 사순절에 〈우리 병원의 아름다운 치료적 공동체는 더욱 발전하리라 예견되며, 인간으로 살면서도 **다 이루었다는 십자가의 꿈을 시현하는 병원**이 되어가기를 기대합니다〉라는 글을 쓴 것을 보았습니다. 폐쇄병동이 폐쇄되고 없었던 정신병원에 폐쇄병동을 다시 만들고 110명의 입원 환우들이 250명으로 늘어나 건물 규모에 적합한 안정적인 병원으로 탈바꿈했으니 **다 이루었다** 할 만합니다.

10일 전에 위의 비행청소년이 문제를 일으키고 다시 6층 폐쇄병동으로 올라왔습니다. 자주 거울을 보고, 숙녀 같은 화장도 하고, 아침에 일어나면 씻기 전에는 면담실에 오지도 못하는 고2가 되는 나이입니다. 폐쇄병동에서 아침 식전 면담을 끝내고 병실로 들어섰더니 로비의 대형 텔레비전 앞에서 주치의를 본 척도 못 했습니다. 미안한 마음이었든가 봅니다. 후일 면담할 요량으로 보고서도 그냥 지나쳤습니다.

2층 개방병동으로 내려와서 다른 환자와 면담하러 208호실로 갔는데 마침 옆자리가 6층으로 올라간 환자의 침대가 어지러이 널려져 있음을 보았습니다. 수건과 옷가지, 화장품과 공부하던 책들, 매트를 덮은 하얀 천이 생리 중의 피로 보이는 얼룩진 자국이 서너 군데로 흰빛은 바랬었습니다. 옆자리의 염 양과 대충 면담을 끝내고 박스에 주섬주섬 세면도구와 화장품, 수건을 쓸어 담고 검정고시를 준비 중이던 책까지 한가득 담았습니다. 간호사실 앞을 지나며 오랜만에 본성을 찾은 듯이 자네들이 언니가 맞느냐? 간호사가 맞느냐?며 버럭 고함을 질렀습니다. 밤 근무자와 낮 근무자가 모두 놀라서 소생을 쳐다보더니 박 간호사가 미안한 듯이 대신 들고 가겠다며 엘리베이터까지 따라왔습니다. 자네들의 동생이고 딸이라면 세수도 못하고 눈치만 보고 있을 여고생에게 세면도구도 챙겨줄 마음이 없느냐며 잘들 생각해보라 하고는 6층으로 혼자 박스 채로 들고 가서 간호사실 문을 열자마자 바닥에 박스를 던졌습니다. 이 양이 아침 세수라도 하도록 가져다주라며 텔레비전 앞에서 말도 못하고 주치의 눈치만 보던 여고생이 속으로 나를 얼마나 원망하며 저주를 퍼붓겠는가를 생각해 보라고 했습니다.

아침밥을 먹으러 7층 식당으로 가면서 눈물이 어립니다. 아! 다는 고사하고 반의반도 아직 이룬 것이 없습니다. 입원환자 숫자와 전문의 숫자는 경영자에게는 중요하겠지만 의료인들의 자아정체감에 비하면 반의 반의 반도 안 됩니다. 거제에서의 지난 3년이 비록 많은 환우들과 근무자들이 뭔가를 이루어놓고 간다지만 아무것도 이룬 것이 없음을 보았습니다. 근무자 모두는 비인간화의 현장에서 쩔쩔매는 지옥의 관리자들이고, 떠나는 소생은 병원의 치료자였던 것이 아니라 지옥을 관리하는 괴수 중의 하나일 뿐이었습니다. 괴수들을 관리하는 염라대왕이 버티고 있을 뿐이었습니다. 정신병원이 건강한 치료적 공동체가 되도록 근무자들의 마음을 한 명도 돌려놓지 못하였다는 자책이 너무도 크게 다가왔습니다. 치료적 공동체란 모두가 한마음으로 끊임없이 건강한 사회가 되도록 노력해가는 과정입니다.

마음으로부터 아파하며 너무도 섭섭함을 많이 가지고 떠나는데 갑자기 우리 병원 뒷산이 무서워졌습니다. 소생이 마음으로부터 다 용서하며 떠날 수 있으면 좋은데 이 아픈 마음이 창조주의 분노로 나타날까 봐 두렵습니다. 소생은 그 많던 자산을 다 잃어버린 후 오히려 자유로워졌으며 축복으로까지 생각되었습니다. 그래서 보호사

기숙사에서 막걸리를 벗 삼아 하룻밤을 보내도 걸림돌이 없었습니다. 그 과정에서 소생의 마음을 할퀴게 하며 소생을 속이고, 사기치고, 한 건으로 빼앗아 간 분들은 이미 나이가 소생보다 10년이나 어려도 저세상으로 가는 모습을 몇 명 보았습니다. 지금 이 시각, 설날 새벽 3:20분 오로지 기도는 이곳에 남을 200명이 넘는 환우들과 70여 명의 근무자들을 긍휼히 여겨서 용서해 달라는 기도입니다. 어차피 흙으로 돌아갈 인생들인데 너무 빨리 흙더미로 나타날까 봐 소생을 용서해 달라는 기도 소리만 들려옵니다.

주여, 소생에게 용서의 마음을 더 크게 깨닫게 하시고 실행하게 하옵소서.

주여, 이곳에 와서 손양원 목사님을 책에서 알았나이다. 바다를 보았나이다.

주여, 소생에게 그런 순교의 마음을 주소서. 바다의 순교를 주옵소서.

2013. 2. 10. AM 3:40

비행청소년의 행동장애를 억지로 우리들의 모습과 견주어 보려고 자아정체감 장애란 진단을 함께 부여했습니다. 마침 청소년의 전형적인 자아정체감을 보이는 ㄱㅅㅎ가 있어서 2월 중에 사례 37로 올리며 한일병원에서의 사례를 마무리합니다.

사례
연구
37

identity crisis - 자청한 조현병

ㄱㅅㅎ (남, 26, 사학과 1년 중퇴, 입원기간 2013. 2. 5 ~ 2013. 2. 15)

거제에서의 근무가 불과 보름 남짓 남았던 2월 5일 서울에서 부모와 함께 내원한 환자는 키가 크고 잘생겼습니다. 몇 마디 왔다 갔다 하자 곧 조현병은 아니라는 생각이 들었고 자이프렉사 20mg 같은 과용량의 알 수 없는 처방전이었습니다. (자이프렉사 20mg+데파코트 1,250mg+라믹탈 100mg+리보트릴 1mg+렉사프로 20mg+스틸록스 20mg+자낙스 1mg+인데놀 20mg/day). 아마도 정신분열정동장애의 우울기로 본 처방일 것입니다만 우울증이어도 소생은 평생에 없었던, 사람 잡는 처방이었습니다.

신경성두통으로 정신과에서 5년 전부터 간헐적인 처방을 받았습니다. 진통제도 먹고 하다가 2011년 1년간은 약을 복용하지 않았다고 했습니다. 근데 2012년 9월 S의료원 정신과에 2개월간 입원하여 받은 진단이 정신분열정동장애로 일천만 원 비용이 들어서 받은 처방이라고 했습니다. 퇴원 후에도 위의 약을 3개월 반 동안이나 복용했고, 다시 S의료원 정신과에 입원시켜달라고 했다가 모친이 인터넷을 검색하여 소생을 찾아온 것이었습니다. 5년 전에 재수할 때부터 정신과에 간혹 다니는 것은 알았지만 아들이 정신병이라고는 생각한 적도 없는데 유명대학의 정신과에 두 달간 입원시킨 결과가 그러하니 약을 먹고 종일 잠만 자는 아들을 보며 무척 고민스러운 나날을 보냈다고 합니다.

5년 전 재수할 때에 전국 랭킹 안에 들 정도의 좋은 성적을 받으며 서로 위로하면서 함께 공부했던 여학생이 있었는데 자살한다고 연락이 와서 급히 갔다가 목을 매단 현장을 발견했던 모양입니다. 5년이나 지난 끔찍한 얘기를 뭐하러 꺼내느냐? 자기 자식이 죽어도 6개월이면 인간이 망각의 동물이라 원래대로 돌아가 있어야 한다. 성관계라도 맺었던 재수생이냐? 맨날 그런 얘기나 꺼내고 정신병원에 갇히는 게 그리 좋으냐? 대학병원 입원비가 1개월이면 500만 원이 드니 2주간 유럽이나 중국으로 여행을 다녀오면 네 통장에 100만 원 입금시켜주라고 부모님께 얘기하겠다고 했습니다. 여행비로 300만 원을 쓰고 내 통장에도 100만 원을 넣어주라고 했더니……. 싱긋이 웃습니다. 뒤에 앉은 부모는 더 좋아하는 모습이 눈에 보입니다. 고약한 녀석이 스스로 정신병이 아니라는 것을 알면서 뭐하러 정신병원에 또 입원한다고 거제까지 왔느냐고 나무랐는데도 굳이 입원을 해야겠다고 합니다. 입원할 때는 맘대로 하여도 퇴원은 네 맘대로 못한다고 엄포를 놓아도 폐쇄병동에 입원하겠다고 하여서 6병동으로 보냈습니다. 폐쇄병동에 환자가 너무 많아 빈자리가 없어서 하는 수 없이 3층 개방병동으로 가게 되었습니다. 부모는 외래에서 불과 1시간도 안 되어서 정신병이 아닐 것이라는 소생의 언급에 얼굴에는 만족한 웃음 가득 의성으로 데려가든, 잡아먹든, 아들을 사람으로 만들어달라는 부탁을 하고 가셨습니다.

입원 당일로 모든 약을 끊었고 안정제 한 알만 달랑 주었습니다. 새벽에 조깅을 하자고 깨우면 마지못해 일어났다가 흉내만 냈고 오전에는 눕지 못하게 하여도 소생이 병동을 떠나면 오전 내내 잠을 잤습니다. 잠은 새벽 3시가 넘어서야 드는 모양이었습니다. 밤무대에서 일했던 녀석이냐고 했더니 바텐더 생활을 오래 했다고 합니다. 쭉쭉빵빵들과 많이도 놀았겠다고 했더니 아직 숫총각이라 합니다.

바텐더하면 얼마나 버느냐고 물었더니 자기는 재주가 좋아서 제법 벌었다고 합니다. 호스트바에서 일한 것도 아닌데 어떻게 벌었느냐고 했더니 남대문에서 양주를 도매로 사다가 자신이 일했던 술집에 팔았고 몇 년 지나니 알게 된 술집이 많았답니다. 술 도매로 이문을 남기고 열심히 저축을 해서 5천만 원이 넘는다며 부모님께는 말하지 말아 달라고 합니다. 100만 원만 입 다무는 값으로 달라고 했더니 또 싱긋 웃습니다. 갈수록 호감이 가는 녀석이었습니다.

너, 유명대학의 정신과교수를 돌팔이로 만들어놓고 혼자 싱긋 웃으니 기분이 좋더냐? 스스로 정신병이 아니라는 것을 알면서 무슨 생각으로 그런 약을 5개월이 넘도록 먹으며 종일 잠만 잘 수 있느냐? 너, 이 녀석, 부모를 괴롭히고 너무 고약하지 않으냐? 이제 거제까지 와서 다 뽀록이 났는데 어쩔 것이냐 했더니 세무사나 법무사 시험을 보겠다고 했습니다. 야, 사내가 웃겼으면 더 큰 일을 해야지 너무 잔잔한 직업이다. 차라리 부친이 하는 부동산업이 어떻겠냐? 큰 부자가 될 수 있는 직업을 택해서 선생님처럼 환자만 볼 줄 아는 사람이 마음껏 일하게 해주는 것도 좋은 일이라고 했더니 또 싱긋 웃습니다. '선생님은 이런 좋은 시설의 병원에서 왜 나가려고 했는지 궁금하지 않으냐?' 하고 말했습니다.

입원 1주일 만에 중국에 친구가 있는데 3월 개학 전에 여행을 갈 터이니 퇴원시켜 달라고 했습니다. 들통이 다 났으니 빠져나가겠다는 생각인지 계속 퇴원을 졸라서 처음부터 나갈 때는 맘대로 못 간다고 했지 않느냐고 하며 내가 너 부모님께 설명할 말이 없다고 했습니다. 지금 부친께 1주 만에 퇴원시키라고 전화할 형편이 아니니 책을 읽고 독후감이 좋으면 보내준다고 했습니다. 진료실에서 내보내며 소생의 「사랑은 끝나지 않는다」 만 40세에 썼던 낡은 수필집을 주었습니다. 1부(靑春 禮讚), 2부(사랑·결혼·삶)로 나누어 하루 만에 써온 독후감은 이 청년의 머리가 소생의 머리 위에 있다는 생각이 들었습니다. 그런 독후감을 본 적이 없었습니다. 더구나 2부 독후감은 영작으로 써왔는데 소생은 그런 영작을 할 실력이 없어서 번역하여 달라고 했습니다. 즉석에서 하겠다고 해서 겨우 그 뜻을 이해할 수 있었는데 내가 받은 독후감으로는 천연기념물 감이니 가져가서 깨끗하게 번역해서 다시 써오라고 했더니 다 없애버려서 소생이 아쉬워했습니다.

10일 만에 부모님을 오게 했고 퇴원시키며 다시는 정신과에 얼찡

거리지 않기로 했습니다. 어려움이 생기면 배낭을 메고 1개월만 의성으로 와서 경상북도의 북부지방과 강원도를 넘나들며 소생과 여행을 하자고 했습니다. 나도 네 인생에 관심이 많으니 알고 지내고 싶다고 했습니다만 이 시각까지 올리겠다던 독후감을 우리들 이야기에 올리지 않고 있습니다. 너무 일찍 보내는 게 아니었는지도 모릅니다.

끝없는 가능성을 지닌 아이들, 청년들!
모두 내 사랑하는 아들딸들!
나는 이 땅의 청년들을 사랑하노라.
내가 죽어도 내가 죽어도
사랑스런 이 땅의 젊은이들이 어떤 이유로도 망가지는 꼴을 보고 싶지 않노라.

2013. 2. 28. 새벽 5:40
무주 스키장에서

사례연구 37번 녀석이 쓴 독후감
– [사랑은 끝나지 않는다] 1부 청춘예찬

베아트리체의 싱클레어와 데이지의 개츠비를 위하여

새는 알에서 나오려고 투쟁한다.
알은 하나의 세계이다.
태어나고 싶은 자는 하나의 세계를 깨뜨려야 한다.
새는 신에게로 날아간다.
그 신의 이름은 압락사스.

[데미안] 中에서

싱클레어는 자신의 사랑인 베아트리체의 모습을 그리기 위해 몇 날 며칠을 그림에만 몰두한다. 하지만 그녀의 모습은 쉽게 그려지지 않는다.

그러던 어느 날 술에 취해 돌아온 싱클레어는 그림에서 베아트리체의 완전한 모습이 아닌 데미안(즉 자신의 모습)의 형상을 발견한다. 그리고는 데미안에게 이 시를 보낸다.

사람은 누구나 사랑을 갈구하지만 그 시작은 자신을, 자신의 세계를 깨뜨리는 것에서부터 출발해야 한다. 그래야만 진정한 사랑을 할 수 있고 그 사랑은 신에게로 도달한다.

청춘은 항상 고뇌하고 부딪히며 때로는 좌절을 맞는다.

하지만 그 시련은 알을 깨어 나오려는 하나의 과정이다.

싱클레어는 자신을 추종하는 금욕주의자에게 말한다.

사랑하기 위한 몸부림은 부끄러워할 것도 아니고 금욕으로 해결할 수 있는 것이 아니라고…….

개츠비는 자신이 사랑하는 여자 데이지를 위해 모든 걸 바친다.

이스트에그 해변가에서 데이지의 녹색 불빛을 바라보며 언젠가는 도달하고자 하는 미래의 세계를 위해 본래 자신의 틀을 부숴버린다.

개츠비는 비록 속물적인 데이지에 의해 파멸을 맞이하게 되지만 그가 갈구했던, 깨뜨렸던 세계는, 그의 사랑은 역설적이게도 '위대한 개츠비'로 표현된다.

[위대한 개츠비]의 저자 스콧 피츠제럴드는 사랑 소설을 안 쓴다는 비평가들에게 이렇게 말한다.

"사랑, 그것은 제가 쓸 수 있는 전부입니다."

사랑, 그것은 인간이 할 수 있는 가장 숭고한 축복이지만 진정한 사랑을 이루는 자는 끊임없이 자신과 싸우고 이겨내는 사람만 쟁취할 수 있다는 것을 잊지 말아야겠다.

2013. 2. 13. ㄱㅅㅎ

사례 연구 38

2년 만에 딸을 살려낸 모친의 집념 (클로자핀 효과)

이ㅇㅈ (여, 23, 대학 2학년. 2013. 8. 1일부터 입원중)

거제에 근무할 때에 외래에서 처음으로 만났던 23세의 여성 환우입니다. 2011년 7월에 발병했고 '누가 나를 주시한다. 남자들이 나를 지켜보고 따라온다. 나에 대한 소문을 입으로 옮긴다.'는 망상 증상을 보였다고 합니다. 당시 자이프렉사 10mg을 복용하고 있었고 과다수면과 식탐을 호소하여 외래에서 로나센 8mg을 복용하게 했습니다. 간혹 의미 없는 웃음을 보여서 로나센 12mg으로 증량했으나 자이프렉사 10mg을 복용했을 때나 로나센을 증량했을 때나 웃는 모습은 여전했다고 합니다.

경남에서 의성으로 찾아왔지만 C, D 학점을 받으며 좋은 성적은 아니어도 대학을 다니고 있었고, 묻는 질문에도 곧잘 대답을 했었습니다. 외래 진료시간에는 심하게 웃는 모습도 없었습니다. 2013

년 5월 23일 의성으로 처음 왔는데 설피던 600mg+벤즈트로핀 1mg을 처방했습니다. 두 달 후 7월 22일 다시 내원했는데 자이프렉사를 복용할 때에 잠을 너무 많이 자서 자이프렉사 5mg으로 감량하자 더 자주 웃는 모습을 보였다고 합니다. 설피딘도 1000mg으로 증량하자 웃는 모습이 덜 하다고 했습니다. 부산에 있는 친구들이 내가 아프다는 것을 안다며 침대에서 혼자 울기도 했다 합니다. 솔리안 600mg+벤즈트로핀 1mg을 한 달간 처방 받아서 집으로 갔는데 10일 후인 8월 1일 입원 준비를 해서 딸을 데리고 다시 내원했습니다.

2년 전 발병 당시부터 항정신병약물을 복용하기 전보다 증상은 나아졌지만 원래의 건강하던 모습이 아님에 모친이 속상해하며 약이 남아 있는데도 다시 찾아온 것이었습니다. 소생의 책을 자세히 읽으면 원래의 모습이 아니라면 그냥 있어서는 안 된다는 내용이 나오는데 다소 호전된 모습이지만 저렇게 의미 없는 웃음을 보이고, 때로는 대답도 안 하는데 도저히 어디로 시집을 보낼 정신상태가 아니라는 것이었습니다. 집에서 모친이 솔리안 1000mg으로 올려보기도 하고 800mg으로 유지하자 덜 웃기는 하지만 눈이 침침하고 머리도 무겁다 하며 몸동작이 느려져서 과량의 약물을 복용하고 있다는 것이 느껴진다는 것이었습니다.

'모친께서 혹 클로자핀이 필요한 경우가 아닌가 해서 다시 찾아오신 것입니까?'하며 제가 물었습니다. 제가 클로자핀을 언급할 때까지 기다린 눈치였습니다. 그동안 클로자핀이 2차 약인지라 계속 정신병적인 상태에 있으면서 헛소리를 하는 경우엔 하루 이틀 만에 호전됨을 보았으나 지금 따님은 대학을 다니고 있고 지난 1학기 학점까지 받지 않았느냐? 이런 경우의 경험은 없었다고 하면서 그래도 원래 모습이 아니라니 1주간만 클로자핀을 복용시켜보고 결정하자며 개방병동에 8월 1일 입원시켰습니다.

입원 첫날부터 클로자핀 150mg을 4일간, 이후 125mg을 3일간 복용하고 1주 만에 모친이 면회를 와서 먼저 딸을 만나고 원장실로 환우와 함께 왔습니다. 모친의 얼굴엔 밝은 웃음 가득, 이제 웃지 않는다는 것이었습니다. 모친과의 대화내용이 원래의 모습으로 돌아왔다는 것이었습니다. 물론 모친이 오기 전 입원 5일째 너무 졸려 하고 클로자핀 125mg으로 감량할 때에 환우가 머리가 맑고 생각이 잘 정리되며 전과는 다르다는 얘기를 하여서 호전이 왔을 것이라는 짐작은 했었으나 자주 웃는 모습은 제가 목격한 것이 아니었기에 모친의 면회 결과가 아주 궁금한 경우였습니다.

제가 얼마나 기뻤는지요! 모친께 '축하합니다.'를 연발했습니다. 다함께 박수를 치자고 제안하여서 모녀와 저까지 세 명이 원장실에서 크게 박수를 쳤습니다. 입원 8일째부터 클로자핀 100mg을 4일간 복용하고 너무 졸여하여서 입원한 지 열하루 밤을 자고 난 월요일 클로자핀 75mg으로 감량하였습니다. 그래도 오전에 많이 잔다면, 빠르면 입원 보름 만에 클로자핀 50mg까지는 감량할 예정입니다.

우리 카페 회우 여러분!

본 사례의 환우 모친은 의사인 저를 깨닫게 하는 좋은 동역자입니다. 이 일을 계기로 앞으로 얼마나 많은 젊은이들이 원래의 제정신으로 돌아오겠는지요? 책을 자세히 읽은 부모가 거제에서부터이니 반년이 넘도록 제 주변을 맴돌며 원래의 모습을 찾아달라는 호소가 오늘의 결과를 있게 한 것입니다. 자칫하면 조현병은 헛소리하던 모습이 사라졌으니 항정신병약물의 효과를 본 것이고 스스로 웃지 않아야 한다, 자기 일을 열심히 해야만 한다며 다그칠 제 모습이 그려집니다. 전문의의 지시에 따랐음에도 3개월 이내에 원래의 모습이 아니라면 주치의를 바꾸라, 병원을 바꾸라는 「정신분열병을 이겨낸 사람들」 책의 문구에 매달린 모친의 집념으로 현재 호전된 모습을 찾은 것입니다. 또한 자주 막대기를 들고 새벽부터 독려하기만 하는 저의 진료 태도를 깨우치게 하는 것입니다.

척박한 의성에 와서 몸도 마음도 지쳐가는 요즈음 너무도 반가운 실례를 경험하며 다시 사례연구를 혼자 하는 독백처럼 올립니다. 진갑의 나이가 되도록 정신과의사로서 느낀 진실은 가장 좋은 스승이 환우들이고, 그 부모들이었습니다. 정신과의사가 너무 바빠지거나 환우들을 대하는 태도에 성의가 없으면 저절로 스스로 도태되는 인생을 살아가게 됩니다. 그런 인생을 살아가는 의사들을 회우 여러분들이 가엽게 여기고 깨우치게 할 수 있습니다. 원래의 사랑하는 내 자식이 아니라면 이렇게 끝까지 매달려보고, 원래의 일상으로 돌아오지 못한다면 그 이유라도 알아내어서 이해가 되어야만 합니다. 조현병은 어떤 경우에도 정상생활이 가능한 질병임을 염두에 두시고 발병 2, 3년 이내에 꼭 이렇게 하기만 하면 된다는 최선의 길을 찾아야 합니다.

바른 길을 찾고자 하는 여러분에게는 틀림없이 바른 길이 보일 것입니다.

2013. 8. 13. 오전 1:15

* 이와 비슷함을 느끼는 분들은「정신분열병을 이겨낸 사람들」책의 사례 19번도 읽어보시기 바랍니다.

댓글 20

예진맘 13. 08. 13. 21:37

/ 선생님 저희 모녀의 사례를 올려주셔서 감사합니다. 그리고 송구스럽기도 합니다. 처음 발병하여 대학병원의 과량의 약을 먹을 때 약에 취해 정신이 없는 아이의 손을 잡고 애기한 것이 생각나네요. "엄마는 어떤 방법을 써서라도 너의 병을 낫게 할 거다, 걱정하지마라."라구요. 눈물을 흘리면서 그렇게 다짐했던 일들이 주마등같이 스쳐가네요. 그 다짐이 오늘날 선생님을 만날 수 있는 행운까지 안겨주었습니다. 고맙고 감사드립니다. 앞으로도 카페에서 선생님 글 열심히 읽고 공부하겠습니다. 편안한밤되세요.

psyfree 13. 08. 14. 02:20

/ 대학병원의 과량의 약을 먹을 때 약에 취해 정신이 없는 아이의 손을 잡고 애기한 것이 생각나네요, "엄마는 어떤 방법을 써서라도 너의 병을 낫게 할 거다, 걱정하지마라."라구요. 눈물을 흘리면서 그렇게 다짐했던 일들이 주마등같이 스쳐가네요. → 모친

의 이런 모습이 좋은 결과가 있게 한 것입니다. 이젠 조현병 치료에서 할 일이 다 끝나갑니다. 클로자핀 100mg짜리 반 알만 복용하면 아무런 문제 없이 살아갈 것입니다. 친구 관계도 조금씩 다 회복되어 갈 것입니다. 병이 없는 다른 집 딸들과 같이 시집도 가고, 자녀들을 낳고 건강하게 살아갈 것입니다.

psyfree 13. 08. 21. 03:21

/ 입원한 지 보름 만에 클로자핀 50mg까지 감량했으며 환우는 책을 읽으며 좋은 시간을 보내는 중입니다. 감량하여서 현재는 아침 식사 후 오전에 잠을 많이 자던 모습이 사라지고 총기 발랄한 여성입니다. 약물로 인한 아무런 부작용이 없습니다. 클로자핀이 2차 항정신병 약물이지만 잘 활용하면 아주 유용하고, 좋은 약물입니다. 매달 백혈구 수치를 검사하게 한 건강보험공단의 불편한 지시도 1년만 지나면 연 3회로 줄일 수 있습니다. 1년에 3번만 병원에 오도록 할 것입니다.

psyfree 13. 08. 24. 14:49

/ 사례연구 38번 글 이후 일어난 세 명의 부모님 모두께 제가 정신과의사로서 미안한 마음 금할 길이 없습니다. 특히 ㅁㄱ 아버님께는 거제에서 입원 중일 때 ㅁㄱ는 없고 일거수일투족 부친이 다 조정하며 부친이 움직이는 것 같다는 핀잔까지 드렸으니……. 이런 더 나은 길이 있음을 진작에 알아차리지 못하고, 진짜 죄송한 마음입니다. 실은 저도 38번 글의 당사자인 ㅇㅈ양을 보면서 얼

마나 흥분이 되었는지 모릅니다. ㅁㄱ가 모친과 함께 부산서 의성까지 피검사를 받으러 왔다가 본인의 의사에 반하여 부모를 설득하여 입원까지 시켰는데, 아무런 득이 없이 수능시험만 방해하면 어쩌나 하는 우려도 있었습니다.

psyfree 13. 08. 24. 14:56

/ 3명의 부모님 모두 사랑하는 원래의 아들딸을 찾으신 기분일 것입니다. 끝까지 저를 믿고 좇아온 부모님들의 절대적인 신뢰의 결과가 오늘 원래의 아들딸 모습을 찾게 했습니다. 거듭 축하합니다. 아울러 의사는 때에 따라 편안한 상태로 명상하며 자신을 관조하는 여유가 필요함을 느낍니다. 밤을 밝히며 스스로 쓴 글에서 예진맘의 날카로운 지적에 시행해본 결과였으니 두고두고 예진맘께 고마움을 전합니다. 수시로 창조주의 손길이 느껴지는 순간입니다.

psyfree 13. 08. 19. 11:07

/ 금일도 재수 중인 여성이 자주 웃어서 클로자핀을 시도하기 위하여 찾아와서 내주말까지 입원하기로 하였습니다. 금일 입원한 환우는 확실한 호전이 있을 것으로 기대됩니다.

psyfree 13. 08. 24. 03:22

/ 위의 사례연구 38번 글을 보고 모친이 데려와서 입원시켰는데 재수 중이라 금일 4일 만에 모친을 오게 했습니다. 대성공입니다.

클로자핀의 대단한 효과를 다시 한 번 느끼게 하고 있습니다. 무언가 깨끗하지 않았던, 증상이 남았던 환우들에게는 대단한 희소식입니다. 아침에 일찍 오셔서 1시간 이상을 함께 보낸 모친은 불필요하게 웃는 모습이 사라졌다고 합니다. 축하합니다. 성적도 나날이 나아질 것으로 기대됩니다.

psyfree 13. 08. 23. 11:21

/ 위의 3명 부모님들께는 진작에 클로자핀을 권할 생각을 하지 못했던 정신과의사로서의 부족함에 제가 송구할 뿐입니다.

psyfree 13. 08. 24. 03:34

/ 클로자핀이 만병통치약은 아닙니다. 가성 망상이나 체계화된 망상, 가성 환각(가성 환청, 가성 환시, 가성 환촉, 가성 환후), 혼자 중얼거림 같은 습관적인 태도에 기인한 증상에는 클로자핀이 아무런 도움이 되지 않습니다. 오로지 본인이 가성에 휘둘리지 않으려는 노력이 필요할 뿐인데 불필요한 클로자핀 400~500mg의 과용량을 복용하며 모든 일상이 엉망인 경우도 보게 됩니다. 위의 3명 모두 클로자핀 125~150mg에서 시작하여 단시일(2주) 내에 클로자핀 50mg까지 내려갔고, 수면시간은 8시간 이내, 부작용은 없으며 모든 게 정상으로 돌아오고 있는 중입니다.

psyfree 13. 08. 24. 03:34

/ 그동안 덜 치료된 정신병적인 증상들이 말끔히 사라지는 느낌

입니다. 거듭 축하드립니다.

예진맘 13. 08. 23. 23:17

/ 클로자핀으로 여러 환우들이 치유되고 있는 과정을 보니 저 또한 신이나네요. 많은 젊은이들이 치유되어 학교생활과 사회생활 모두 잘해나갈 수 있다면 더 바랄게 없겠습니다. 그리고 선생님께서 계속 의성에 계신다 하니 저에게는 행복이 두 배가되는 느낌입니다. 매일 해안병원이 웃음과 행복이 넘쳐나는 병원이 되길 기원합니다.

psyfree 13. 08. 24. 03:38

/ 가장 크게 달라질 사실은 도저히 직장생활이나 결혼생활이 가능하겠는가 하는 의구심이 앞으로 사라지리라 기대됩니다. 본인이 하는 만큼 학업 능력은 물론이거니와 대인관계에 아주 긍정적인 변화가 오리라 기대합니다. 즉 다른 조현병 환우들과 마찬가지로 이대로 하기만 하면 다른 젊은이들과 하나도 다를 게 없다는 생각이 들게 될 것입니다. 거듭 축하드리고 예진맘께 제가 정신과 의사로서 더 큰 감사한 마음을 전합니다. 클로자핀의 효과를 아예 몰라서 임상에 도입시키지 못하는 전문의들도 많지만 진갑의 나이에 와서야 약물치료의 마지막 단계를 터득한 기분입니다.

새로미 13. 08. 24. 17:24

/ 저의 딸도 권생생님을 만나기 전 오랜 세월을 서울의 최고의 대

학병원을 전전하며 입원과 퇴원을 반복하면서 주치의도 바꿔보고 약도 바꿔 보았지만 별 호전이 없었지요. 약을 계속 복용 중인데도 입·퇴원을 반복했고 대학병원 2인실 병원비에 경제적으로나 정신적으로 지쳐서 반 포기하다시피 시립병원을 입원시켰고 클로자핀 350mg을 과용량인지도 모르고 호전됐다고 이대로만 유지해주길 바라며 지내고 있던 중 간질로 쓰러져서 해안병원 한 달 입원 후 150mg 복용하며 한 번도 간질증세 없이 잘 지내고 있어요. 이달 말쯤 다시 감량을 의논하러 병원으로 갈 예정입니다.

예진맘 13. 08. 24. 18:22

/ 매번 선생님의 과찬을 받으니 몸 둘 바를 모르겠습니다. 이 모두가 선생님이 올려놓으신 클로자핀 소고를 몇 번이나 읽고 한 줄기 희망과 함께 이번이 마지막 시도일지도 모른다는 조금의 긴장감과 비장함을 안고 입원을 하게 됐습니다. 그리고 저의 딸뿐 아니라 다른 환우들까지 좋은 결과를 보니 선생님의 보석 같은 칼럼의 글들이 많은 사람들이 보고 배우고 행동으로 실천해나갈 수 있는 지름길이라 여겨집니다. 그리고 칼럼을 통해 많은 지식을 얻을 수 있고 선생님이 쓰시는 좋은 약들이 너무나 많기에 좌절하거나 실망할 필요가 없다고 봅니다. 환우 여러분 모두 힘내십시오.

저자약력

권 영 탁

- 1952. 9　대구 출생
- 1968. 2　대구중학교 졸업
- 1971. 2　경기고등학교 졸업
- 1977. 2　서울대학교의과대학 졸업
- 1980. 4　공군군의관 제대
- 1984. 2　서울대학교병원 정신과 전문의 취득
- 1985. 9　안양정신병원
- 1991. 8　권영탁신경정신과의원
- 2008. 4　한국정신과의원
- 2009. 2　밝은마음정신과의원
- 2010. 1　의료법인 보령엘피스병원
- 2013. 2　21세기한일병원
- 2014. 8　대구 허병원
- 현　재　안산연세병원

저 서

- 정신분열병을 이겨낸 사람들(1991)
- 사랑은 끝나지 않는다(1993)
- 그대, 사랑만으로는 안 된다 하는가?(1998)
- 정신분열병을 이겨낸 사람들 · 4판(2010)

안산연세병원

경기 안산시 상록구 광덕1로 386 캠퍼스타운 4층

Tel (031) 415 - 7515

E-mail psyfree@hanmail.net

다음카페 「정신분열병을 이겨낸 사람들」 카페지기

회복의 정신병원 이야기

초판인쇄일 2013년 10월 25일
초판발행일 2013년 10월 30일
2쇄발행일 2019년 04월 29일
저　　자 권영탁
펴 낸 이 소정영
펴 낸 곳 도서출판 하나의학사
출판등록 제25100-2013-000061호(1988. 4. 1)
주　　소 서울특별시 서대문구 거북골로 7-7(홍은동) 하나빌딩 1층
전　　화 (02)730-2555, 2556
팩　　스 (02)730-2557
홈페이지 www.hanampc.co.kr
E-mail hanampc1@naver.com

정가 18,000원

ISBN 978-89-92141-98-7 93510